系統看護学講座

基礎分野

# 人間関係論

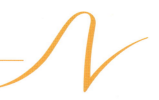

| | |
|---|---|
| 石川ひろの | 帝京大学大学院教授 |
| 奥原　　剛 | 東京大学大学院准教授 |
| 岡田　佳詠 | 国際医療福祉大学教授 |
| 太田　加世 | C-FEN 代表 |
| 片桐由紀子 | 上智大学助教 |
| 塚本　尚子 | 上智大学教授 |
| 宮本　有紀 | 東京大学大学院准教授 |

医学書院

| 系統看護学講座　基礎分野　人間関係論 | |
|---|---|
| 発　　　行 | 1997年2月1日　第1版第1刷 |
| | 2003年2月1日　第1版第11刷 |
| | 2004年1月6日　第2版第1刷 |
| | 2017年2月1日　第2版第18刷 |
| | 2018年1月6日　第3版第1刷© |
| | 2025年2月1日　第3版第8刷 |
| 著者代表 | 石川ひろの |
| 発 行 者 | 株式会社　医学書院 |
| | 代表取締役　金原　俊 |
| | 〒113-8719　東京都文京区本郷 1-28-23 |
| | 電話　03-3817-5600（社内案内） |
| | 　　　03-3817-5650（販売・PR 部） |
| 印刷・製本 | 三美印刷 |

本書の複製権・翻訳権・上映権・譲渡権・貸与権・公衆送信権（送信可能化権を含む）は株式会社医学書院が保有します．

ISBN978-4-260-03170-7

本書を無断で複製する行為（複写，スキャン，デジタルデータ化など）は，「私的使用のための複製」など著作権法上の限られた例外を除き禁じられています．大学，病院，診療所，企業などにおいて，業務上使用する目的（診療，研究活動を含む）で上記の行為を行うことは，その使用範囲が内部的であっても，私的使用には該当せず，違法です．また私的使用に該当する場合であっても，代行業者等の第三者に依頼して上記の行為を行うことは違法となります．

**JCOPY** 〈出版者著作権管理機構　委託出版物〉
本書の無断複製は著作権法上での例外を除き禁じられています．複製される場合は，そのつど事前に，出版者著作権管理機構（電話 03-5244-5088，FAX 03-5244-5089，info@jcopy.or.jp）の許諾を得てください．

＊「系統看護学講座／系看」は株式会社医学書院の登録商標です．

# はしがき

　看護職にとって，人間関係を築くことは，その職務の前提でもあり，中心にもなっている。「看護師等養成所の運営に関する指導ガイドライン」（以下，ガイドライン）では，看護師教育の基本的考え方として，第一に「人間を身体的・精神的・社会的に統合された存在として幅広く理解し，看護師としての人間関係を形成する能力を養う」ことを掲げている。「保健師助産師看護師学校養成所指定規則」において，基礎分野は「科学的思考の基盤」と「人間と生活・社会の理解」の2つに分けられ，ガイドラインではその具体的な留意点として「家族論，人間関係論，カウンセリング理論と技法等を含むものとすること」としている。

　多様化する社会の中で，ケアの対象である患者のもつ価値観や期待を理解し，尊重することはますます重要となっている。同時に，ケアの実践においては，患者との関係はもちろん，ほかの保健医療専門職，家族，地域社会と密接に連携していくことが不可欠である。いずれの場面においても，相手の思い，考え，期待などを理解するとともに，専門職として必要な情報提供や説明を行い，協働でケアを提供していくための合意と人間関係を築いていくための態度や能力が求められる。

### ●第3版の構成とねらい

　本書の第1版は1997年に刊行され，版を重ねてきた。第3版は，上述のような看護教育における必要性にこたえるため，大きく3部から構成されている。
　第1部では，人間関係を理解するための基礎となる心理学（おもに社会心理学）の概念や理論を中心に学ぶ。まず，第1章では，人間関係を構成する自己と他者について，私たちが自分自身についての理解や意識をどのようにもち，他者をどのようにとらえているのかを知る。これは，第2章で扱う，他者との関係の形成や，それを維持または崩壊させようとする気持ち，第3章で扱う，他者に対する態度や行動にかかわってくる。これらはおもに，1対1の人間関係や特定の他者に対する態度や行動が中心になるが，第4章では，私たちがより大きな単位の人間関係，すなわち集団の中におかれたとき，どのような影響を受け，どのように行動するのかを考える。
　これらをふまえ，第2部では，とくに他者を理解し，人間関係をつくるために役にたつ理論や技法に焦点をあてて学ぶ。人間関係を形成するための，最も基本的な手段の1つがコミュニケーションである。人間と人間，あるいは人間

と社会との間の相互関係という複雑な現象を理解するうえで，コミュニケーションについて理解しておくことは不可欠である。第5章では，コミュニケーションがどのような特徴をもち，どのような機能を果たすのかを理解したうえで，1対1の対面でのコミュニケーションから，集団や組織，マスメディアやインターネットを通じたコミュニケーションまで，さまざまなかたちのコミュニケーションについて考える。年々利用が広がっているインターネットやソーシャルメディアなどの新たなコミュニケーションの形態は，人間関係も変化させていく可能性がある。第6章からは，代表的な対人関係の理論と技法を取り上げて紹介し，看護の領域においてどのように応用可能であるかを考えていく。第6章ではカウンセリングと心理療法，第7章ではコーチング，第8章ではアサーティブ-コミュニケーションを扱う。ここでは，看護における応用についてイメージしやすいよう，できるだけ具体的な例を示しながら解説している。

　最後に，第3部では，第1部で概観した人間関係を，看護の文脈でとらえ直す。保健医療とくに看護において，どのような人間関係が重要であり，どのような意味をもつのか，組織，地域社会といった背景を含めて考える。第9章では職場（医療スタッフ間），第10・11章では患者や家族，第12章では地域における人間関係に関する特徴や課題について理解を深めるとともに，看護師としてどのような関係をどうやって築いていくのかを考える。

　本書を通して，看護師を志す方が，人間関係についての理解を深め，よりよい関係をつくっていくためのさまざまな視点やスキルを得て，よりゆたかなケアの実践にいかしてくださることを期待したい。

2017年11月

著者ら

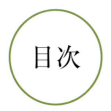

## 第1部　人間関係基礎論

### 第1章　人間関係の中の自己と他者
石川ひろの

- **A** 人間関係論とは……4
  - ① 関係的存在としての人間……4
  - ② 人間関係論の始まり……6
  - ③ 人間関係の発達……7
    - ① エリクソンの発達段階……8
    - ② 自己の発達段階における
      さまざまな人間関係の影響……8
  - ④ 看護における人間関係……11
- **B** 自己認知……12
  - ① 自己概念……12
  - ② 関係的自己……13
  - ③ 自己評価……14
  - ④ 自己呈示……16
- **C** 対人認知……18
  - ① 印象形成……18
  - ② 対人認知の個人差とバイアス……19
  - ③ 対人認知の他者への影響……21

### 第2章　対人関係と役割
奥原　剛・石川ひろの

- **A** 対人関係の成立……24
  - ① 類似性……24
  - ② 相補性……25
  - ③ 近接性……25
  - ④ 身体的魅力……26
  - ⑤ 人格的特徴……27
  - ⑥ 生理的喚起……27
- **B** 対人関係の維持と崩壊……28
  - ① 社会的交換……28
    - ① 投資モデル……28
    - ② 衡平モデル……29
    - ③ 互恵モデル……30
    - ④ 共同的関係……30
  - ② 個人の利益と全体の利益……30
    - ① 囚人のジレンマ……30
    - ② 応報戦略……31
- **C** 対人葛藤と対処……32
  - ① 対人葛藤の分類……32
  - ② 葛藤を生む認知バイアス……33
    - ① 原因帰属のバイアス……33
    - ② 公正バイアス……34
    - ③ 敵意バイアス……34
    - ④ 対立の過大視……34
  - ③ 不合理な思考……34
  - ④ 葛藤の対処方法……36
- **D** 社会的役割……37
  - ① 社会規範……37
  - ② 社会的役割……37
  - ③ 役割葛藤……38
  - ④ 社会的役割とバーンアウト……38

## 第3章 態度と対人行動

奥原　剛・石川ひろの

- **A 態度と態度変化** …… 42
  - ① 態度のアクセシビリティ …… 42
  - ② 認知的不協和 …… 42
  - ③ サンクコストの誤り …… 43
- **B 説得的コミュニケーション** …… 44
  - ① 自動的な反応 …… 45
    - ① 互恵性のルール …… 45
    - ② 一貫性のルール …… 45
    - ③ 社会的証明 …… 46
  - ② 行動に影響を与える要因 …… 47
    - ① 計画的行動理論 …… 47
    - ② 保健信念モデル …… 47
  - ③ 説得される側の心理 …… 49
    - ① コミュニケーション・説得マトリックス …… 49
    - ② 精緻化見込みモデル …… 51
- **C 攻撃** …… 52
  - ① 攻撃の要因 …… 52
    - ① 内的衝動説──攻撃は本能 …… 52
    - ② 情動発散説──攻撃は反応 …… 52
    - ③ 社会的機能説──攻撃は手段 …… 53
  - ② 攻撃の抑制 …… 54
- **D 援助** …… 54
  - ① 傍観者効果 …… 54
  - ② 援助行動の心理的基盤 …… 55
    - ① 進化心理説 …… 56
    - ② 社会的交換理論 …… 56
    - ③ 共感的利他性説 …… 56
    - ④ 不快解消説 …… 56
    - ⑤ 学習説 …… 56
  - ③ 援助要請 …… 57
  - ④ 援助成果 …… 57

## 第4章 集団と個人

石川ひろの

- **A 集団の特性** …… 60
  - ① 集団凝集性 …… 60
  - ② 集団規範 …… 61
  - ③ 地位と役割 …… 61
    - ① 集団の構造化 …… 61
    - ② 役割 …… 62
  - ④ コミュニケーションネットワーク …… 63
- **B 集団での課題遂行** …… 64
  - ① 社会的促進と社会的抑制 …… 64
  - ② 社会的手抜きと社会的補償 …… 65
    - ① 社会的手抜き …… 65
    - ② 社会的補償 …… 66
- **C 集団での問題解決と意思決定** …… 67
  - ① 同調 …… 67
  - ② 少数者の影響 …… 69
  - ③ 集団による意思決定 …… 70
  - ④ 集団思考 …… 71
- **D リーダーシップ** …… 72
  - ① PM 理論 …… 73
  - ② 状況に応じたリーダーシップ …… 75

# 第2部 人間関係をつくる理論と技法

## 第5章 コミュニケーション　　石川ひろの

- **A コミュニケーションとは**……82
  - ① コミュニケーションの定義……82
  - ② コミュニケーションの目標……83
- **B 対人コミュニケーション**……84
  - ① コミュニケーションの機能……84
  - ② コミュニケーションのチャネル……85
    - ① 言語的コミュニケーション……85
    - ② 非言語的コミュニケーション……86
  - ③ 口頭と書面によるコミュニケーション……86
    - ① 口頭でのコミュニケーション……86
    - ② 書面でのコミュニケーション……87
  - ④ コミュニケーションのコンテクストと文化差……88
  - ⑤ コミュニケーションの障害……90
    - ① 物理的ノイズ……90
    - ② 心理的ノイズ……90
    - ③ 意味的ノイズ……90
- **C マスコミュニケーション**……91
  - ① 映像メディアと活字メディア……91
  - ② マスメディアの影響力……92
    - ① 強力効果説……93
    - ② 限定効果説……93
    - ③ 効果の新しい考え方……94
    - ④ メディアリテラシー……95
- **D ICTの発達とコミュニケーション**……96
  - ① インターネット……96
    - ① 利用状況と目的……96
    - ② 保健医療における利用……98
  - ② ソーシャルメディア……98
    - ① 利用状況……98
    - ② 保健医療における利用……98
  - ③ 人間関係とコミュニケーションへの影響……100
    - ① 情報格差の縮小と拡大……100
    - ② 利用者の責任……100
    - ③ インターネット依存による新たな問題……101

## 第6章 カウンセリングと心理療法　　岡田佳詠

- **A カウンセリング・心理療法の理論とスキル**……104
  - ① 支持的精神療法……105
    - ① 支持的精神療法の理論……105
    - ② 支持的精神療法のスキル……106
  - ② 来談者(クライエント)中心療法……107
    - ① 来談者(クライエント)中心療法の理論……107
    - ② 来談者(クライエント)中心療法のスキル……108
  - ③ 精神力動的精神療法……109
    - ① 精神力動的精神療法の理論……109
    - ② 精神力動的精神療法のスキル……112
  - ④ 行動療法……113
    - ① 行動療法の理論……113
    - ② 行動療法のスキル……114
  - ⑤ 認知療法……115
    - ① 認知療法の理論……115
    - ② 認知療法のスキル……117
  - ⑥ 認知行動療法……117

① 認知行動療法の理論‥‥‥‥‥‥117
　　② 認知行動療法のスキル‥‥‥‥‥119
　Ｂ 看護への応用‥‥‥‥‥‥‥‥‥‥‥121

## 第7章 コーチング　太田加世

**Ａ コーチングの理論とスキル**‥‥‥‥‥126
　① コーチングの定義‥‥‥‥‥‥‥‥126
　　① コーチングとほかのアプローチ技法
　　　との違い‥‥‥‥‥‥‥‥‥‥‥127
　　② コーチとメンターとの違い‥‥‥127
　② コーチングの歴史‥‥‥‥‥‥‥‥128
　③ コーチングの効果と限界‥‥‥‥‥128
　　① コーチングを受けることの効果‥‥128
　　② コーチングを行うことの効果‥‥‥129
　④ コーチングの限界‥‥‥‥‥‥‥‥129
　⑤ コーチングの原理‥‥‥‥‥‥‥‥129
　⑥ コーチングのスキル‥‥‥‥‥‥‥130
　　① 認める‥‥‥‥‥‥‥‥‥‥‥‥130
　　② 聴く‥‥‥‥‥‥‥‥‥‥‥‥‥132
　　③ 質問する‥‥‥‥‥‥‥‥‥‥‥133
　　④ フィードバックする‥‥‥‥‥‥134
　　⑤ 励ます‥‥‥‥‥‥‥‥‥‥‥‥134
**Ｂ 看護への応用**‥‥‥‥‥‥‥‥‥‥‥135

## 第8章 アサーティブ-コミュニケーション　片桐由紀子・塚本尚子

**Ａ アサーションの理論とスキル**‥‥‥‥142
　① アサーティブ-コミュニケーションとは
　　‥‥‥‥‥‥‥‥‥‥‥‥‥‥‥‥142
　② アサーションの歴史と人権‥‥‥‥143
　③ 自己表現のタイプ‥‥‥‥‥‥‥‥144
　　① アサーティブな自己表現‥‥‥‥144
　　② ノン-アサーティブな自己表現‥‥144
　④ アサーティブな問題解決法‥‥‥‥147
**Ｂ 看護への応用**‥‥‥‥‥‥‥‥‥‥‥149
　① 現代の医療の特徴と看護の役割‥‥149
　② 患者・看護師間のコミュニケーション
　　‥‥‥‥‥‥‥‥‥‥‥‥‥‥‥‥149
　③ 医師・看護師間のコミュニケーション
　　‥‥‥‥‥‥‥‥‥‥‥‥‥‥‥‥152
　④ 看護師どうしのコミュニケーション
　　‥‥‥‥‥‥‥‥‥‥‥‥‥‥‥‥154

# 第3部 保健医療における人間関係

## 第9章 保健医療チームの人間関係　石川ひろの

**Ａ 医療におけるチームと看護師の役割**‥‥162
　① チームとは‥‥‥‥‥‥‥‥‥‥‥162
　　① 達成すべき明確な目標の共有‥‥162
　　② メンバー間の協力と相互依存関係
　　　‥‥‥‥‥‥‥‥‥‥‥‥‥‥‥163
　　③ 各メンバーが果たすべき役割の
　　　割りふり‥‥‥‥‥‥‥‥‥‥‥163
　　④ チームの構成員とそれ以外との
　　　明瞭な境界‥‥‥‥‥‥‥‥‥‥163
　② チーム医療とは‥‥‥‥‥‥‥‥‥163

- ③ 医療チームにおける人間関係……164
- ④ チームにおける看護師の役割……166
  - ① 専門看護師……166
  - ② 認定看護師……167
  - ③ 特定行為に係る看護師の研修制度……167

**B チームワークとチームエラー**……168
- ① チームワークとは……168
- ② チームワークを促進・阻害する要因……169
- ③ チームエラーと医療事故の防止……170
  - ① スノーボールモデル……171
  - ② チームエラー……171
  - ③ チームエラーを防ぐ看護師の役割……173

**C チームにおけるコミュニケーションエラーとその予防**……174
- ① コミュニケーションエラーとは……174
  - ① 誤伝達……175
  - ② 省略……176
- ② コミュニケーションによる医療安全……177
  - ① コミュニケーションエラーの発生を減らす……177
  - ② チームエラーを防ぐコミュニケーション……178

**D 多職種連携に向けて**……179
- ① 多職種連携とは……179
- ② 多職種連携教育……180

# 第10章 患者を支える人間関係

塚本尚子・片桐由紀子

**A 患者・医療者関係**……塚本尚子…184
- ① 患者となった人の体験……185
  - ① 日常の喪失が引きおこす患者の世界の変化……185
  - ② 患者になるということ……185
- ② 患者・看護師の関係性を通じてまもるべきもの……186
- ③ 日本人の病に向かう姿勢……188
- ④ 認知枠組みが他者理解に及ぼす影響……189
- ⑤ 看護理論にみる患者・看護師関係……189
  - ① ペプロウの看護理論……190
  - ② トラベルビーの看護理論……190

**B 患者・看護師間の相互作用の評価**……片桐由紀子…191
- ① リフレクション……192
  - ① リフレクションとは……192
  - ② リフレクションのプロセス……192
  - ③ 看護におけるリフレクション……193
- ② プロセスレコード……193
  - ① プロセスレコードの目的……193
  - ② プロセスレコードの記述方法……193
  - ③ プロセスレコードの評価……194

**C さまざまな看護場面における人間関係**……196
- ① クリティカルな状況の患者を支える人間関係……塚本尚子…196
  - ① クリティカルな状況の患者の体験と特徴……196
  - ② クリティカルな状況を理解するための理論……197
  - ③ クリティカルな状況下の患者と看護師とのかかわり……199
  - ④ 看護師のかかわりの実際……200
- ② 慢性疾患をかかえて生きる患者を支える人間関係……202
  - ① 慢性疾患をかかえて生きる患者の体験と特徴……202
  - ② 慢性疾患をかかえて生きる状況を

　　　　理解するための理論……………203
　　③ 慢性疾患をかかえて生きる患者と
　　　　看護師のかかわり……………204
　　④ 看護師のかかわりの実際…………205
　③ 死に向かう患者を支える人間関係……210
　　① 死に向かう患者の体験と特徴……210
　　② 死に向かう状況を理解するための
　　　　理論………………………210

　　③ 死に向かう患者と看護師との
　　　　かかわり………………………213
　　④ 看護師のかかわりの実際…………214
　④ 人間関係構築がむずかしい患者との
　　　関係構築……………片桐由紀子…215
　　① 子どもと看護師のかかわり………215
　　② 精神障害をもつ患者と看護師との
　　　　かかわり………………………219

## 第11章　家族を含めた人間関係　　塚本尚子

**A　家族関係論**……………………………224
　① 家族という存在……………………224
　② 現代社会の家族の特徴……………225
　③ 家族の定義…………………………226
　④ 家族の機能…………………………227
　⑤ 家族を理解するための理論………228
　　① 家族発達理論…………………228
　　② 家族システム理論……………229
　　③ 家族ストレス対処理論………230
**B　家族看護の展開**………………………232
　① 家族の問題への看護アプローチ……232
　② 家族をエンパワーメントするための
　　　看護モデル………………………233
　　① 家族と看護師のかかわり……233
　　② 家族が危機を乗りこえるための
　　　　看護師のかかわりの実際……235
**C　さまざまな状況・患者と家族の看護**……239

　① 終末期患者と家族，遺族……………239
　　① 家族の誰かを失うということ……239
　　② 家族に生じる変化……………239
　　③ 終末期患者の家族と看護師の
　　　　かかわり………………………240
　　④ 家族とのかかわりの実際………241
　　⑤ 遺族へのケア…………………242
　② 在宅療養中の患者と家族……………243
　　① わが国の在宅医療……………243
　　② 在宅で患者をケアする家族の経験
　　　　………………………………243
　　③ 看護師のかかわり……………244
　③ 保護を必要とする患者と家族
　　　（子ども・高齢者）………………245
　　① 保護を必要とする子どもと家族……245
　　② 保護を必要とする高齢者と家族……247

## 第12章　地域をつくる人間関係　　宮本有紀

**A　個人を取り巻く人間関係**……………252
　① ソーシャルサポートの定義…………252
　② ソーシャルサポートの分類…………253
　　① ソーシャルサポートの
　　　　機能による分類……………253

　　② ソーシャルサポートの
　　　　提供元による分類……………253
　③ ソーシャルサポートの効果…………254
**B　ピアサポートを通した人間関係**……256
　① ピアサポート………………………256

① ピアサポートとは……………256
　　　② ピアサポートの効果…………256
　　　③ ピアサポートの提供される形態……257
　　② セルフヘルプグループ……………258
　　③ 患者会………………………………259
　　④ エンパワメント……………………261
　　⑤ リカバリー…………………………262
　C 人間関係の集合としての地域の力………263
　　① ソーシャルキャピタル……………263
　　　① ソーシャルキャピタル（社会関係資本）とは……………………263
　　　② ソーシャルキャピタルの効果……264
　　　② ソーシャルキャピタルを高める取り組み……………………264
　D 人間関係の力が最大になる社会…………266
　　① ノーマライゼーション……………266
　　② ソーシャルインクルージョンと共生社会……………………268
　　③ バリアフリーと障害者差別解消法……269
　　　① バリアフリー………………269
　　　② 障害者差別解消法……………269
　　　③ 合理的配慮……………………270

事項索引……………………………………273
人名索引……………………………………278
図表索引……………………………………280

### ■事例

うつ病患者への認知再構成法，行動活性化を用いた介入例／121
看護師が減量の必要な患者への指導にコーチングを取り入れた事例／135
教育担当看護師が新人看護師への指導にコーチングを取り入れた事例／137
患者・看護師間のコミュニケーション（非主張的）／150
患者・看護師間のコミュニケーション（攻撃的）／151
医師・看護師間のコミュニケーション（非主張的）／153
医師・看護師間のコミュニケーション（攻撃的）／153
看護師どうしのコミュニケーション（非主張的）／155
看護師どうしのコミュニケーション（攻撃的）／156
救急搬送されたAさんに安心感を与えた看護師のかかわり／200
Bさんの病気のはじまりからゆるやかに進行するプロセス／206
Bさんの合併症を発症し，病と向き合うまでのプロセス／207
Bさんが病と折り合いをつけるまでのプロセス／208
末期がんのCさんに癒しをもたらした看護師のかかわり／214
家族員の健康問題によって生じた家族システムの揺らぎ／235
家族システムをたて直すための看護師の意図的なかかわり／237
終末期患者の家族に生じる役割の変化と苦悩／241
病児の母親の不安が引きおこす家族への影響／246
認知症の夫の在宅ケアで生じた妻の心理的問題と行動／248
地域の資源を患者につなぐ／260

# 第1部 人間関係基礎論

# Introduction 第1部

　第1部では，人間関係を理解するための基礎となる心理学（おもに社会心理学）の概念や理論を中心に学ぶ。

　第1章では，人間関係を構成する自己と他者について，私たちが自分自身についての理解や意識をどのようにもち，他者をどのようにとらえているのかを知る。第2章では，他者との関係の形成や，それを維持または崩壊させようとする気持ちについて学ぶ。第3章では，他者に対する態度や行動について学ぶ。これらはおもに，1対1の人間関係や特定の他者に対する態度や行動が中心になるが，第4章では，私たちがより大きな単位の人間関係，すなわち集団の中におかれたとき，どのような影響を受け，どのように行動するのかを考える。

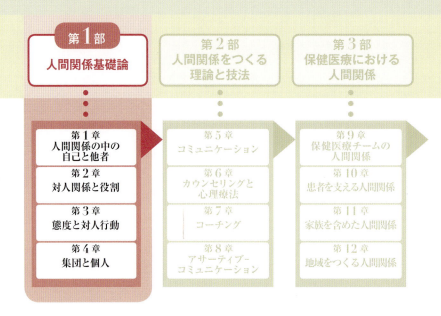

人間関係論

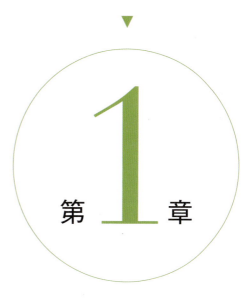

第1章

# 人間関係の中の自己と他者

> **本章で学ぶこと**
> - □ 人間関係論とはなにかを知り，保健医療の専門職として，人間関係に関連する概念や理論，スキルを学ぶ意味を考える。
> - □ 私たちは自己をどのように認識し，それはどのように発達しているのか，またその過程で人間関係はどのような影響をもつのかを知る。
> - □ 自己に影響を与える他者について，私たちはどのように認識しているのか，それが逆に他者にどのような影響を及ぼすのかを知る。

# A 人間関係論とは

## ① 関係的存在としての人間

**ヒトから人間へ▶** 「人間関係」と聞いて，誰とのどのような関係を思い浮かべるだろうか。家族，友だち，恋人，アルバイト先の上司や仲間，学校の先輩・後輩，近所の住民など，私たちの意思にかかわらず与えられて存在している関係も，自分が選んで意識的に築いた関係も含め，私たちは周囲の複数の人々とのさまざまな関係の中で生きている。人間は生きている限り，周囲からまったく独立した孤立状態では存在することはできない。ホモ・サピエンスという生物としての「ヒト」は，確かに個体であり，それぞれ独立して存在するように思えるが，ヒトは生まれた瞬間から生きるために他者の手を必要とし，他者との関係の中でこそ「人間」として成長していく。

**生理的早産▶** 動物学者のポルトマン Portman, A. は，人間は**生理的早産**であるという説を提唱している。動物には，生まれてすぐに巣から離れ，親と同じ行動をとる**離巣性動物**と，生後一定期間，巣の中にとどまり，親の手厚い保護のもとに成長する**就巣性動物**がいる。ヒトは，脳の発達，妊娠期間の長さ，原則的に1個体を出産することを考えると，離巣性動物の特徴をもっている。にもかかわらず，生まれた直後のヒトは，運動能力的には未発達で，歩くどころか立つこともできず，見かけ上きわめて無力な状態である。生後1年ほどたってようやく，歩く，食べる，話すなど，離巣性動物の特徴とされる親と同じような行動が少しずつできるようになってくる。ここから，ポルトマンは，ヒトが人間になるためには，10か月間の子宮内での成長と，その後，子宮外に出て，人間関係の中で成長する過程が欠かせないと考えた（▶図1-1）。これは，ほかの動物とは異なり言葉を使う人間の脳の大きさによるものでもある。子宮内の環境だけでは，脳の成長が十分に進まず，人間関係の中での刺激がその成長に不可欠であるためと考えられている。

**野生児の報告▶** 人間関係の中での成長が，「ヒト」が「人間」として育つために不可欠であ

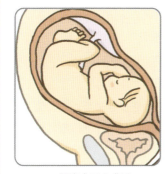
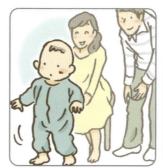
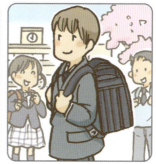

a. 子宮内での成長　　　　b. 子宮外での成長：「ヒト」から「人間」へ

▶図1-1　「ヒト」から「人間」へと成長する過程

ることを示す例としてしばしば引用されてきたのが，人間社会で育てられなかった**野生児**の例である。赤ん坊のときにさらわれたり，遺棄されたりして，オオカミやクマなどほかの動物に育てられたとされる子どもや，ある程度成長したあとに森林などで遭難したり捨てられたりして，ほかの人間とほとんど接触することのないまま成長した子どもの例などが報告されている。たとえば，インドで狼とともに発見された2人の少女，アマラとカマラの姉妹の話は，日本でも『狼にそだてられた子』などの書籍で広く知られている[1]。

　このような野生児の報告については，その真実性に疑問が投げかけられているものもあり，不確実な記述も多いともいわれている。しかし，多くの事例に共通する特徴として，四つ足歩行をする，言葉を話さない，情緒が乏しく人間社会を避ける，羞恥心がなく衣服を着用しようとしないことなどがあげられており，あたり前とも思われる人間としての発達が失われていたことがうかがえる。また，多くの場合，発見されたあとに人間社会での教育が試みられているが，ある程度の発達がみられた事例もあるものの，とりわけ言語については習得が困難であったとされる。これは，私たちが人間として成長していく過程には，人間社会の中でほかの人間と相互に関係し合うことを通して習得するものが大きな影響をもっていることを示唆している。

**相互作用と社会**　このように，私たちの成長や生存と切り離すことのできない人間社会をかたちづくっているのが，まさに人間と人間との関係である。社会学者のジンメルSimmel, G. は，人々が互いに他者にはたらきかけ合う過程である**相互作用**に着目し，人間と人間との間の相互作用によって，社会が生成されているとした。すなわち，人間も社会もそれぞれ独立に存在するのではなく，社会とは人間と人間との直接的あるいは間接的なかかわり合い，相互作用からなっていると考

---

1）ゲゼル，A. 著，生月雅子訳：狼にそだてられた子．家政教育社，1967．

えた。たとえば,「日本社会」「地域社会」など私たちが社会とよんでいるものも,外部に独立して存在するのではなく,人間の相互作用の反復や連鎖によって生まれているという考え方である。

本書では,人間関係が人間としての存在に備わる基本的条件の1つであり,社会的に生きるということは他者とのかかわりの中で生きるということであるという前提にたち,私たちが生きていくうえでもつさまざまな人間関係とそれを形成するためのスキルや方策,またそうした人間関係が保健医療においてもつ意味や影響について考えていく。

## ② 人間関係論の始まり

**ホーソン実験▶** 私たちが生きていくうえで不可欠な他者との関係は,私たちにとって,意識的・無意識的にさまざまな意味や影響をもち,ときにトラブルや悩みの種ともなり,ときに幸せや生きがいをもたらすものともなる。こうした人間関係のもつ影響が注目され,人間関係論が生まれてきたのは,20世紀初頭の経営学における研究からである。ハーバード大学の研究者メイヨー Mayo, G. E. とレスリスバーガー Roethlisberger, F. J. らは,アメリカのシカゴにあるウェスタン・エレクトリック社のホーソン工場で1924年から1932年にかけて,ある実験を実施した。これがいわゆる**ホーソン実験**とよばれる実験である。

当初,この実験はとくに人間関係に注目して行われたものではなく,工場における室温や照明などの物理的な作業条件と作業能率との関係を明らかにすることを目的としていた。ところが,一連の実験の結果,物理的な作業条件と作業能率との関連は証明されなかった。むしろ,職場での良好な人間関係や,自分の仕事に対する満足感などの感情との関連が示唆された。

**人間関係論の▶ 体系化** これに基づいて,レスリスバーガーは,労働者の生産性や労働意欲は,物理的で客観的な作業条件や雇用待遇よりも,精神的で主観的な職場の人間関係に左右されるという人間関係論を体系化させていった。とくに,企業における社会的組織のうち,**非公式(インフォーマル)な組織**が決定的に重要であるとし,組織における仲間意識や感情的側面に着目した。これは,人間が孤立的で打算的で合理的な存在ではなく,連帯的で献身的で感情的な存在であるという前提にたつ。こうした人間関係論は,その後,人間関係を重視した管理者教育や人事カウンセリング,職場におけるコミュニケーション向上などの提唱にもつながっていった。

**保健医療と▶ 人間関係** 保健医療の領域においても,人間関係の重要性は同様に注目されてきた。とりわけ,看護職では,職場における人間関係がストレスやモラール,離職にも大きな影響を与えることが指摘されている。しかし,保健医療職,介護福祉職,教育職などのヒューマン-サービス職では,人間関係の重要性はそれだけにとどまらない。ヒューマン-サービス職では,知識・技術に基づく無形の成果(=

サービス)を顧客に提供することで，その代償として賃金を受け取っている。つまり，そこでは人間関係は単に目的を達成するための手段ではなく，相手を理解すること，人間関係を形成することそのものがその職務の前提であり，中心になっている。その意味で，ヒューマン-サービス職にとって，人間関係についての理解は不可欠であるといえよう。

## ③ 人間関係の発達

前述のように，人間は，生まれた瞬間から他者との関係の中にいる。しかし，私たちは，いつから「自分」と「他者」を意識するのだろうか。

**自己の発達と他者** ▶ 赤ちゃんが自分の指をじっとながめるようなしぐさをするのを見たことがあるだろうか。これは**ハンド-リガード** hand-regard とよばれている(▶図 1-2)。生まれたばかりの赤ちゃんは，明確に自分を意識することはない。このように自分の指をじっとながめたり，握ったり，吸ったりしながら，自分の身体と外の世界との境を探索していくとされる。また，鏡に映った自分の姿を自分だと認識できるようになるのは，2歳近くになってからである。他者とは身体的にも心理的にも独立した存在として自己を認識できるようになるのも，2歳くらいであるとされる。こうした自己の発達にも，他者との関係性が密接にかかわっている。

**発達段階と** ▶ このような人間の発達を，発達心理学では年齢にそったいくつかの段階(**発**
**発達課題** **達段階**)に分け，その特徴と各段階で達成すべき社会的・心理的課題(**発達課題**)を議論してきた。この発達課題という概念を最初に提唱したのが，教育学者の**ハヴィガースト** Havighurst, R. J. であり，乳幼児期から老年期まで6つの段階と，各段階における身体的成熟(歩行の学習など)，社会の文化的要請(読み書き計算など)，個人的な動機や価値意識(職業の選択など)に伴う発達課題を示した。

これに対して，より内面的な自己の発達段階を，他者や社会との関係に着目

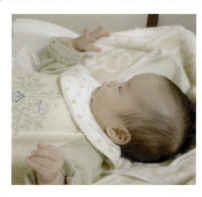

乳児は，自分の指をじっとながめたり，握ったり，吸ったりしながら，自分の身体と外の世界との境を探索していく。

▶ 図 1-2　乳児のハンド-リガード

▶表1-1　エリクソンによる8つの発達段階と心理・社会的課題

| 時期 | 心理・社会的課題 | おもな人間関係 |
|---|---|---|
| ①乳児期 | 基本的信頼 対 基本的不信 | 母親 |
| ②幼児期初期 | 自律性 対 恥, 疑惑 | 両親 |
| ③遊戯期 | 自主性 対 罪悪感 | 家族 |
| ④学童期 | 勤勉性 対 劣等感 | 地域, 学校 |
| ⑤青年期 | 同一性 対 同一性混乱 | 仲間, ロールモデル |
| ⑥前成人期 | 親密 対 孤立 | 友人, パートナー |
| ⑦成人期 | 生殖性 対 停滞 | 家族, 同僚 |
| ⑧老年期 | 統合 対 絶望, 嫌悪 | 人類 |

（エリクソン, E. H.・エリクソン, J. M. 著, 村瀬孝雄・近藤邦夫訳：ライフサイクル, その完結, 増補版. p.73, みすず書房, 2001による）

して提唱したのが心理学者のエリクソン Erikson, E. H. である。以下では，エリクソンの発達段階と，各段階においてどのような他者や人間関係が自己の発達に影響するとされているのか見てみよう。

## 1 エリクソンの発達段階

　エリクソンは，8つの時期と各時期に固有の心理・社会的課題を提唱している（▶表1-1）。それぞれの課題は「基本的信頼」対「基本的不信」というように，肯定的要素により獲得される人格的基盤と，否定的要素により阻害される心理社会的危機との対として示されている。これは，単にこの課題が解決できるかどうかということや，対立する2つの要素のうちどちらかが残り，どちらかが消滅するということではなく，各段階で両者を経験しつつ，その葛藤を克服していくことによって，基本的な自己認識が獲得されると考えるところに特徴がある。つまり，このような葛藤をいかに解決していくかということが発達課題となっている。そして，ここには各段階における重要な他者との関係が示されている。

## 2 自己の発達段階におけるさまざまな人間関係の影響

### ●乳児期

▶基本的信頼対基本的不信

　乳児期は，子どもが母親との一体感や信頼を経験する時期であり，自分の欲求が外界，とくに母親によってどのように満たされるか，または満たされないかによって，基本的信頼もしくは基本的不信を学習する。基本的信頼感とは，他人からありのままを受け入れてもらえる安心感と，他人に受け入れてもらえる自分を価値のある人間だと思える自分への信頼感などからなるとされる。こ

れは，他人と情緒的で深い人間関係を築くための基盤にもなる。この課題が達成されず，基本的信頼感が十分にはぐくまれないと，安心感や自信がもてず，自分や他人に対する不信感をもつようになる。このような不信感はその後，消し去ることがむずかしく，その後の人生を通して心の中に残ることが多い深刻なものになりがちである。

### ● 幼児期初期

**自律性対恥，疑惑▶** しだいに運動機能も発達し，食べる，歩く，話す，排泄するなどの行動を自分の意思でできるようになる時期である。この時期，子どもは自分の意思の行使，選択の仕方，自己制御の仕方を学習する。排泄や食事など日常生活でのしつけで，成功すれば両親からほめられ，失敗すると恥ずかしい思いをする経験を通して，「自分でなんでもできる」という自信，自律性の感覚を身につけていく。一方で，この時期に保護者から過剰に干渉されたり，高すぎる期待をかけられて失敗が続いたりすると，自分に自信がもてなくなり，「自分ではなにもできない」「恥ずかしい」と感じるようになる。そして，自分でなにができるかについて不安をもったり，疑問をいだいたりするようになってしまう。

### ● 遊戯期

**自主性対罪悪感▶** 子どもは自分で活動を開始し，やりとげることを学習し，行為に方向性や目的をもたせることを学習する。自分の意思で行動する一方で，ルールを守ったり，家族や友だちに合わせたりすることができるようになる。なんでも積極的にやってみようとする自主性が高まる。逆に，この時期におこられてばかり，ほかの子どもと比較されてけなされてばかりなどの経験をすると，子どもは，失敗して叱られたり，あきれられたりするのではないかという恐れから，自分で積極的にやってみようとすることに罪悪感をいだくようになる。周囲の目を気にして，自主性を発揮することができなくなってしまう。

### ● 学童期

**勤勉性対劣等感▶** 子どもは学校に入り，好奇心をもって学ぶことに熱心になり，勤勉性の意識を発達させていく。また，対人関係も大きく広がり，友だちとの集団生活に適応していく時期である。勤勉性とは，自分のまわりの社会に関心をもち，自発的に加わろうとしたり，学校の宿題など自分がやるべきことを完成させることで周囲から認められたりすることを学習することである。逆に，いくら努力してもうまくいかなかったり，周囲に認められなかったりする経験が積み重なると，自信をなくし，劣等感をつのらせてしまう。このような劣等感が強まると，自分の前にある課題に興味を示さなくなり，不登校や不適応など，学校生活や友だちとの関係にも大きな影響を及ぼすことがある。

### ● 青年期

<u>同一性対</u>
<u>同一性混乱</u> ▶ 　第二次性徴などによって男らしさや女らしさを意識するようになる時期でもあり，「自分とはどんな人間か」「どんな人間になりたいのか」に関心が向くようになる。この時期は，**仲間集団やロールモデルとなるような他者**とのかかわりが大きな影響をもつ。自我同一性（アイデンティティ）は，自分らしさを形成し，「自分は自分である」という確信や自信につながるものである。それを得るためにもがき苦しむなかで，自分なりの価値観や仕事などを見いだして，社会生活を送っていくようになる。一方，それが得られないと，自分のことや自分の生活になにを求めるかがわからなくなり，混乱した状態に陥ってしまう。これが同一性混乱であり，自己探求を続ける青年期に，多くは一過性的に経験する自己喪失の状態であるとされる。ただし，うまく同一性を確立できないままになると，人格や情緒が安定せず，社会にもうまく適応できなくなってしまう。

### ● 前成人期

<u>親密対孤立</u> ▶ 　就職や結婚などを経験する時期であり，自分を自分以外の他者とかかわらせ，他者との親密な関係を築くことができるようになる。自分のかかわるものごとに親密さを感じ，他者との間に互いに親密性をもつことで，就職，恋愛や結婚などにつながっていく。重要な対人関係も，**友人**，**恋愛や結婚などのパートナー**，**仕事での競争や協働の相手**など，より深いものになっていく時期である。この親密性が獲得できないと，情緒的で長期的な人間関係が維持できず，表面的で形式的な人間関係しか築けなくなってしまう。そして，孤立感を深め，自分が社会から切り離され，孤立して存在するような感じをいだくようになる。

### ● 成人期

<u>生殖性対停滞</u> ▶ 　子どもが生まれた場合には，**親**として過ごすことになる時期である。子どもの世話をすることや，仕事や共通の善のためにつくすことに意欲を示す。これが生殖性であり，**子どもなど自分にとって親密な存在**や，**職場の後輩や地域の後継**を育てるなど，次の世代を育てていくことに関心をもつようになる。そこから自分自身を犠牲にしても自分以外のなにかにかかわり，自分１人では得がたいものを得るようになると考えられる。この生殖性がうまく獲得できないと，「自分が第一」という感覚が抜けず，人間関係が停滞し，しだいに疎遠になってしまう。

### ● 老年期

<u>統合対絶望，嫌悪</u> ▶ 　子育てや仕事を終えて余生を過ごす時期であり，身体の老化と直面し，死と向き合うことになる時期でもある。これまで獲得してきたものをふり返って統

合し，自分の人生が有意味であったと確信することで，静かな気持ちで死を迎えられる心境になる。このような統合性を獲得することで，情緒的にも安定し，円滑な人間関係を維持することができるようになる。また，家庭や職場，地域といった身近な他者だけでなく，**人類全体**へのかかわりにも考えをめぐらせるようになる。一方，自分の人生を受け入れられないままだと，人生を後悔して新たな自分を探し求め，身体の老化や時間のなさに不安やあせりがつのり，目的を果たさなかったことや失敗，無意味な人生を悔いる，絶望の時期となってしまう。

このような発達段階の区分や課題の設定は，社会や文化，時代などによっても変化するものであり，さまざまな考え方がある。前述のエリクソンによる発達段階についても，これが提唱された1950年代と現在では，平均寿命だけでなく，仕事，結婚や出産などに関する考え方や社会的規範も大きく変化しており，現代では発達課題やそこにかかわる人間関係もさらに多様化している可能性がある。

しかし，各発達段階において，さまざまな他者とのかかわりが自己の発達に影響を及ぼしているという点は大きくかわらないと考えられる。重要となる人間関係は，発達段階とともに変化し，より複雑で深く，拡大したものになっていくが，いずれの段階においてもそれぞれの課題を達成していくために欠かせない役割を果たしている。

## ④ 看護における人間関係

看護師としてケアを提供するためには，その対象となる相手との援助的関係・信頼関係を形成することが第一歩となる。コミュニケーションはそのための重要な手段であり，さまざまな状況にある相手を深く理解したり，態度や行動の変容を促したり，効果的に自分の意見を主張したりするためのスキルを身につけておくことは役にたつだろう。これは，対象者個人との関係だけでなく，対象者を取り巻く家族や地域との協働的な関係を築くものでもある。

また，このような人間関係の形成が必要とされるのは，ケアの対象者との間だけではない。チーム医療，多職種協働が推進されるなかで，職場における保健医療スタッフどうしの人間関係の形成もますます複雑で重要なものになってきている。異なる視点をもつほかの専門職との円滑なコミュニケーションや合意の形成，チームとして効果的に目的達成に向かうためのリーダーシップや人間関係の調整は，コミュニケーションエラーによる医療事故やインシデントを防ぎ，ケアの質を向上させていくうえでも重要な要因になる。

本書では，看護職がおかれたこのような背景をふまえ，人間に対する理解，他者を理解し，自分を伝えようとする態度とコミュニケーション能力，またそ

れを通じて人間関係を築いていく能力の基礎となる，心理学やコミュニケーション学などの概念や理論，スキルを紹介するとともに，実際に看護という文脈でそれらがどのように必要とされ，使われているのかを具体的に検討していく。

# B 自己認知

人間関係を構成する片側が私たち自身，すなわち自己である。あなたは自分をどのような人間だと考えているだろうか。まわりの人はあなたをどのような人間だと考えているだろうか。あなたはみんなにどのような人間にみられたいと思っているだろうか。

前項では，私たちの生涯を通じて自己が発達していくことと，そこには重要な他者との関係が影響することを紹介した。ここでは，その自己とはなにかについて，もう少し詳しく考えてみよう。

## ① 自己概念

**自己の分類▶** 私たちが，自分自身についてもっている構造化された知識を**自己概念** self-concept という。心理学者のジェームズ James, W. は，自己を**主我(I)** と**客我(Me)** に分類している(▶図 1-3)。主我とは自分を知るもの(主体)，自分自身を見つめている自分であり，客我とは知られるもの(客体)，視線の先にとらえられた自分である。この知られるもの，客我としての自分が自己概念を形成する。自己概念の中には，身体・衣服・家族・財産などの**物質的自己**，他者がもつイメージや認識である**社会的自己**，自分の性格・価値観など，自分の意識状態や心的能力，さまざまな傾向の集合としての**精神的自己**がある。

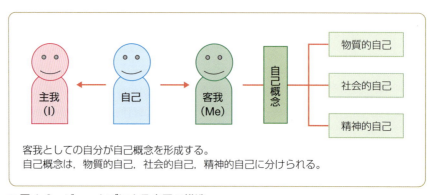

客我としての自分が自己概念を形成する。
自己概念は，物質的自己，社会的自己，精神的自己に分けられる。

▶図 1-3 ジェームズによる自己の構造

**鏡に映った自己** ▶　このように，自己概念とは，他者の自分に対する言動や態度を手がかりとして，自分という人間が他者にどう思われているかを推測し，それに基づいてつくりあげた「自分はどのような人間か」についての理解であるといえる。社会学者のクーリー Cooley, C. H. は，これを**鏡に映った自己** looking-glass self と表現している。私たちは，自分の顔や姿を自分で直接に見ることはできないが，鏡に映すことによってそれを知ることができる。それと同じように，私たちは他者を鏡として，そこに映った自分から，自己の特徴や状態を知る。その意味で，自己は孤立して存在するものではなく，ほかの人間との関係を通して形成される，社会的なものであると考えられる。

**自己概念と社会・文化** ▶　そのように考えると当然のことだが，自己のとらえ方は，その人間が所属する社会や文化によっても異なってくる。たとえば，心理学者のマーカス Markus, H. R. と北山は，西欧的な**相互独立的自己観**と東洋的な**相互協調的自己観**を対比させている[1]。相互独立的自己観では，自己は1人の独立した人間であることに価値がおかれる。自己は他者から分離され，単一で安定的であり，その思考・感情・行為は他者とはかかわりなく統合されている。これに対して，日本や中国などにみられる相互協調的自己観では，他者との結びつきが強調され，社会的関係の一部として自己をとらえる。自己は特定の文脈における他者との関係によって規定される。英語で自分をあらわす表現は，誰と話す場合でも基本的には「I」であるのに対し，日本語では「ぼく」「おれ」「わたし」「わたくし」など，相手との関係や状況に応じて変化させることなどにも，このような自己のとらえ方の違いがあらわれているといえるだろう。

## ② 関係的自己

**重要他者** ▶　ここまで，私たちの自己概念は，他者や社会から独立して存在しているものではなく，他者や社会との関係性のなかで，相互作用を通して形成され，維持され，変化していくものであることを述べてきた。このような自己概念の変動に大きく関係してくるのが，自分にとって重要な他者（**重要他者** significant other）の存在である。

**複数の自己** ▶　エリクソンの発達段階において，自己とは確立するものとしてとらえられていた。一方，自己はつねに流動的で変幻自在であり，複数の自己が集まったものであるとする考え方もある。両親に対しては「子どもとしての私」，学校の先生に対しては「学生としての私」，恋人に対しては「彼氏・彼女としての私」などである。前述のような相互協調的自己観をもつ文化では受け入れられやすい考え方だろう。

---

1) Markus, H. R. and Kitayama, S.：Culture and the self：Implications for cognition, emotion, and motivation. *Psychological Review*, 98(2)：224-253, 1991.

とくに，家族や友人など重要な他者とのこれまでの関係の中でつくりあげてきた**関係的自己** relational self は，その人がこれからどのように行動し，どのような感情を経験するかを方向づけるものであるとされる。このような複数の自己はばらばらに存在するのではなく，分散された自己が関係を維持しながら統合を保ち，自分と他者は密接に結びついて記憶されていると考えられている。ここでは，他者との関係において自分がどういう人間であるかということが自己概念の重要な一部となっている。

## ③ 自己評価

自己概念の内容である自己の行動や態度に対する評価を**自己評価**という。自己評価というと，自分自身の中だけで行う自分の評価のように思うかもしれないが，実は他者との比較などを通して現実の自分を価値づける過程であり，そこには他者の存在が大きくかかわっている。

### ● 社会的比較

とくに，直接的・物理的な基準がない場合，私たちは他者と比較することによって，自分を評価しようとする。このような自分と他者との比較を**社会的比較**という。この社会的比較によって，私たちは，社会で適応的に生きていくために，自分の能力の程度や意見の妥当性を正しく評価しようとする。

下方比較 ▶ 　一般に，私たちは，自分とよく似た他者と比較することが多い。しかし，なにか失敗やよくないことがおこり，自己評価が下がるような脅威にさらされた場合，自分よりも下位の者と比較することによって，自尊感情を上昇させようとするといわれている。これを**下方比較** downward comparison という。たとえば，心理学者のウッド Wood, J. V. らは，乳がん患者を対象としたインタビューで，患者が生命にかかわる病気に対処するためにどのような社会的比較を行っているかを分析した[1]。その結果，乳房の一部を切除した患者は全切除の患者と，全切除した患者はがんがほかへ転移した患者と自分自身を比較するなど，多くの患者がこの下方比較を行っていたことを報告している。これは自分よりわるい状態にあるほかの患者と比較することによって，自分自身のつらい状況を受け入れ，自己評価が下がらないようにしようとする心のはたらきによると考えられる。

上方比較 ▶ 　この逆が，自分よりよい状況にある人と比較する**上方比較** upward comparison である。一般に，自分よりすぐれた他者と比較すると，自己評価が下がり，落ち込む危険性が高いため，私たちは上方比較を避けることが多い。失敗のあ

---

1) Wood, J. V. et al.：Social comparison in adjustment to breast cancer. *Journal of Personality and Social Psychology*, 49(5)：1169-1183, 1985.

となどで自尊感情が下がっているような場合はとくにそうである。しかし，自分よりすぐれた他者と比較するほうが，次の機会に同じ失敗をせず，よりうまくやりとげるために役にたつ情報を得られる可能性が高く，有益であるともいわれている。

### ● 自己評価維持モデル

私たちは，基本的に自己評価が下がらないよう維持するように動機づけられている。このような自己評価の心理的なメカニズムをモデル化したのが，心理学者のテッサー Tesser, A. の**自己評価維持モデル** self-evaluation maintenance (SEM) model である。このモデルでは，他者との関係性が自己評価に重要な影響を与えること，人間は自己評価を維持・増大するように行動することを前提として，自己評価の変動にかかわる要因として，①他者と自己の心理的距離 closeness，②課題が自己に関連する度合いの自己関連性 relevance，③他者の成績や遂行 performance という3つに着目した（▶図1-4）。そのうえで，自己評価の変動を導く2つの過程を示している。

**比較過程** ▶　1つは，自分と他者を比較する**比較過程**である。自己関連性の高い課題や活動において他者の遂行が自分よりすぐれたものであるとき，その他者が心理的に近ければ近いほど，自己評価は脅威にさらされ，嫉妬や欲求不満を味わうこ

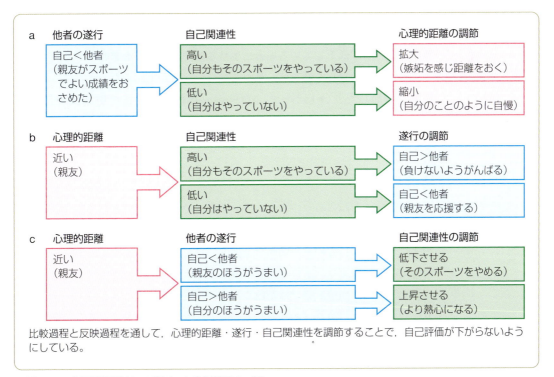

▶図1-4　自己評価維持モデルによる調節のしくみ

とになる。自己評価に大きく影響する（つまり，脅威となる）のは，「心理的に近い他者」「課題の自己関連性が高い」「他者の遂行がすぐれている」という場合である。

　たとえば，あなたがテニス部に所属しているとしよう。あなたはテニスが好きで，毎日一生懸命練習している（＝自己関連性が高い）。ところが，次の大会のメンバーに同学年のあなたの親友（＝心理的に近い他者）は入ったけれど，あなたは入れなかった（＝他者の遂行がすぐれている）としたら，どうだろうか。あなたの自己評価は脅威にさらされ，親友に対して嫉妬を感じ，少し距離をおこうとするかもしれない。

**反映過程▶** 　もう1つは，他者を自分と結びつけて同一視する**反映過程**である。「自己関連性が低い課題」において，「他者の遂行が自分よりもすぐれたものである」とき，「その他者が心理的に近ければ近い」ほど，その成功を誇る気持ちが強くなる。つまり，他者の栄光を自分に引き寄せて，自己評価が引き上げられる。

　たとえば，野球部に所属している弟（＝心理的に近い他者）がいるとしよう。あなた自身は野球にはとくに関心はない（＝自己関連性が低い）が，弟のチームが全国大会で活躍し優勝したとしたら（＝他者の遂行がすぐれている），どうだろう。先ほどの例とは異なり，むしろ誇らしく，自慢したい気持ちにならないだろうか。自分と同じ出身校の俳優やタレントが人気になったり，自分が所属していなくても同じ学校の部が全国大会で優勝するような活躍をしたりすると，自慢したい気持ちになるのもそうである。これは，**栄光浴**ともよばれ，高い評価を受けている個人・集団と自分との結びつきを強調することによって，自己評価や他者からの評価を高めようとする心のはたらきである。とくに，一時的に自尊心が低下している場合に生じる傾向があるともされている。

**自己評価の調節▶** 　これら2つの過程を通して，私たちは自己評価が下がらないように，心理的距離を調節したり（▶15ページ，図1-4-a），遂行を調節したり（▶15ページ，図1-4-b），自己関連性を調節したりする（▶15ページ，図1-4-c）。

## ④ 自己呈示

**自己呈示とは▶** 　私たちは，つねにありのままの自分を誰にでも見せているわけではない。前項で，さまざまな他者との関係によって，複数の自己をもっていると述べたが，相手によって，自分のある側面を選択的に見せることによって，相手が自分に対してもつ印象をコントロールしようとすることがある。これが**自己呈示**である。たとえば，面接試験では茶色くしていた髪を黒く染め直してスーツを着たり，付き合いはじめたばかりの恋人の前では少食のふりをしたりした経験はないだろうか。私たちは，自分にとって望ましい印象を他者に与えるために意図的にふるまうことがある。

**自己呈示の目的▶** 　では，なぜ私たちはこのような自己呈示を行うのだろうか。1つは，それに

よって金銭，地位，援助などの報酬を得たり，それを失わないようにしたりするためである。就職の面接試験で，望ましい自分を見せようとするのはその例だろう。ほかにも，お世辞を言う，意見に同調するなどの行為や，自分の能力をアピールする行為は，他者から望ましい評価を得て，報酬を得るための自己呈示といえるだろう。

また，自己呈示によって，他者からの賞賛や好意的評価を得たり，非難を回避することで，自尊心を高めようとしたり，自分のもつ自己概念と他者からの評価が一致しないとき，自己概念に合わせた自分を示すことでアイデンティティを確立しようとしたりすることもある。たとえば，ソーシャルネットワーキングサービス social networking service（SNS）で，おしゃれなレストランで食事をしたことや海外旅行に行ったことばかりを投稿するのは，裕福で恵まれた自分を見せたいからかもしれないし，手づくりの料理の写真や子どものことをのせるのは，家庭的で子ども好きな自分を見せたいからかもしれない。そのように他者から賞賛を得ることによって，自尊心を維持したり，自己概念に合った評価を他者から受けることによって，アイデンティティを確立させていったりすることにつながると考えられる。

一方，自己呈示の目的は，必ずしも他者から好かれることばかりではなく，特定の印象を与えることによって，相手に対する影響力を維持することにもある。このため，たとえば，自分の命令に従わない他者を威嚇し，相手に罰を与える力と意図をもっていることを見せつけたり，逆に自分が弱い存在であることを示して同情を引き，他者からの援助を引き出そうとしたりすることも自己呈示といえる。

**自己呈示の内在化** ▶ このような自己呈示は，偽りの自分を見せて，相手をだましているのではないかと思うかもしれない。確かに，自己呈示では，ありのままの自分ではない自分を演じて見せることもある。しかし，それも自分の一部であり，偽りであるというよりは，自己のある部分を選択的に示していると考えられる。また，他者に向けてある自己呈示を繰り返し行うことによって，逆に自己概念がその方向に変化することもある。これを**自己呈示の内在化**とよぶ。たとえば，本当は自分は社交的な人間ではないと思っていても，職場では仕事を円滑に進めるために立場上，社交的にふるまい，それによって周囲からも「社交的な人」として肯定的に評価されると，しだいに「社交的ではない自分」という自己概念がかわっていくことがある。

以上のように，自己とは私たち自身のことでありながら，自分だけで完結した存在ではない。それは，他者との関係の中で社会的につくられ，また変化していくものなのである。

# C 対人認知

**対人認知とは ▶** 自己を取り巻く他者について，その人物がどのような性格で，なにを考え，どう感じているのかなどを理解することは，その人物との関係をうまく形成するために重要になる。このように，人間の外面・内面的特徴を知るはたらきを**対人認知**という。ここでは，前項で述べたように，自己にさまざまな影響をもつ他者について，私たちがどのように認知しているのか考えてみよう。

## ① 印象形成

**印象形成とは ▶** 誰かに出会ったとき，あるいは誰かについての話を聞いたとき，私たちは，容貌，話し方，しぐさ，風評など直接的・間接的に得たさまざまな断片的な情報を統合して，その他者についてまとまりのある全体像をつくりあげる。これを**印象形成**といい，対人認知の主要な側面の1つである。

たとえば，ある人物の性格特性として，

　A：知的な→器用な→勤勉な→**温かい**→決断力のある→実際的な→用心深い

と聞いたとき，あなたはこの人物について，どのような印象をもっただろうか。では，

　B：知的な→器用な→勤勉な→**冷たい**→決断力のある→実際的な→用心深い

と聞いたら，どうだろう。

これは，心理学者のアッシュ Asch, S. E. が行った実験である[1]。実験では，被験者を2群に分け，それぞれ上記AとBに示した2種類の性格特性をあらわす語のリストを読み聞かせた。すると，AとBでは，「温かい」と「冷たい」という1つの語が異なるだけなのにもかかわらず，「温かい」が含まれたAのリストを聞いた被験者のほうが，その人物についてはるかに好意的な印象をいだいていた。

**中心特性と周辺特性 ▶** ここから，アッシュは，全体を統合する印象は，個々の特性の単なる足し算のように形成されるのではなく，個々の特性を統合する全体（ゲシュタルト）がまず成立し，この全体が個々の特性のもつ意味を規定すると考えた。また，全体印象の成立には，各特性語が均等な重みで寄与するのではなく，「温かい」「冷たい」のように中心的機能を果たす特性（**中心特性**）とそうでない特性（**周**

---

1) Asch, S. E. : Forming impressions of personality. *The Journal of Abnormal and Social Psychology*, 41(3) : 258-290, 1946.

辺特性)があると考えた。すなわち,「温かい」人の「知的な」と,「冷たい」人の「知的な」では,同じ語でも私たちは異なった意味でとらえているということである。

### ●ネガティビティ-バイアス

印象形成では,すべての情報が同じように手がかりとして重視されるわけではない。他者について望ましい(ポジティブな)情報と望ましくない(ネガティブな)情報が与えられたとき,望ましくない情報のほうが印象形成の手がかりとして重視される傾向がある。これを**ネガティビティ-バイアス** negativity bias という。

人間は,一般に他者に対してポジティブな期待をするため,望ましい情報に目がいきやすいが,そのなかで望ましくない情報があると目を引きやすく,情報価値が高いと判断されるために生じるとも考えられている。また,望ましくない情報に基づく印象のほうが,望ましい情報に基づく印象よりもくつがえしにくく,時間が経過しても持続しやすい。出会ったはじめに相手からわるい印象をもたれてしまうと,その後よいことをしてもなかなか認めてもらえないのは,このためである。

### ●後光効果

私たちは他者について評価をする際に,必ずしも相手の特性や行動の1つひとつを個別に判断したうえで,それを総合して評価しているのではないことがある。その人物がある側面で望ましい(もしくは望ましくない)特徴をもっていると,その側面に対する評価をその人物に対する全体的な評価にまで広げてしまう傾向がある。これは,**後光効果** halo effect とよばれている。「あばたもえくぼ」ということわざにみられるように,自分が高く評価している相手の特性や行動はなんでもすばらしいように思えたり,逆に「坊主憎けりゃ袈裟まで憎い」のように,きらいな相手の特性や行動はすべて否定的に思えたりすることがあるのは,この効果によるものである。

## ② 対人認知の個人差とバイアス

**個人差▶** あなたが「まじめで一生懸命だ」と思っていた相手について,別の友人が「自己中心的で協調性がない」と言っているなど,共通の知り合いに対して,まったく違う印象をもっていたという経験はないだろうか。同じ他者に対してもつ印象が,人によって異なることがある。これは,私たちがそれぞれ異なる視点から他者を見たり,自分なりに意味づけをしてその行動を評価したりしているためである。つまり,私たちの他者に対する認知は,他者自身の特性だけでなく,それを知覚する私たち自身にも大きく影響されている。

バイアス▶　こうした影響が，あるかたよった方向にはたらくと，対人認知のバイアスを生むことがある。実際，なんらかの先入観や期待をもって相手を見ると，対人認知がゆがむことはよく知られている（期待効果）。

　心理学者のダーリー Darley, J. M. らは，ある少女の学力を評価してもらう実験で，実験参加者を2群に分け，1つのグループ（**A**）には「その少女が社会経済的地位の高い家庭の子どもである」，もう1つのグループ（**B**）には「その少女が社会経済的地位の低い家庭の子どもである」という異なる事前情報を与えた[1]。その後，両グループにその少女の学習場面の映像を見せ，少女の学力を判断させた。その結果，同じ映像を見せたにもかかわらず，社会経済的地位の高い家庭の少女だと思っているグループ（**A**）のほうが，社会経済的地位の低い家庭の少女だと思っているグループ（**B**）よりも，少女の学力を高く評価したことが明らかになった。これは，事前に与えられた情報（社会経済的地位）によって，各グループの参加者がもった期待の内容が異なり，その期待にそう方向で映像からの情報が収集・認知されたため，学力の判断が異なったと考えられる。

## ●ステレオタイプ

　このような期待効果をつくり出す要因の1つが**ステレオタイプ** stereotype である。私たちは，対象がなんであるかを理解するために，それがどのようなカテゴリーに属するものか，カテゴリー化して認識する。相手が人間であれば，「若者」「女性」「学生」など，その対象者が属するカテゴリーの情報を用いて相手を判断している。特定のカテゴリーや社会的集団に対して，人々がもっている固定化された知識・信念・期待を**ステレオタイプ**という。たとえば，「（血液型が）A型」だから「きちょうめん」，「看護師」だから「やさしい」，「長男」だから「しっかりしている」のように，私たちは自分自身のこれまでの経験やメディアなどの情報を通じて，さまざまなステレオタイプを形成しており，それをそのカテゴリーに属する個人すべてにあてはめようとすることがある。

　対象をカテゴリー化して理解することは，人間にとって，複雑な世界を効率よく認知し，それに適応して行動するために不可欠な情報処理のしくみではある。しかし，ステレオタイプは実際の個人の特性とはしばしば異なるため，性別や年代，職業など特定の集団に対する偏見や差別と結びつくことがある。

　こうしたステレオタイプや認知のバイアスは，他者について得られている情報があいまいなときや，自分が否定的な評価を受けるなど自己が脅威にさらされたときなどにおこりやすいとされる。これを完全に取り除くことはなかなかむずかしいが，どのようなバイアスがあり，どのような状況で生じやすいかを意識しておくことは，私たちを取り巻く他者やさまざまな事象を正しく理解し

---

1) Darley, J. M. and Gross, P. H.：A hypothesis-confirming bias in labeling effects. *Journal of Personality and Social Psychology*, 44(1)：20-33, 1983.

ていくためのたすけとなるだろう。

# ③ 対人認知の他者への影響

**予言の自己成就** ▶ 私たちのもつ他者に対する認知は，単に私たち自身の中での理解にとどまらず，他者の態度や行動に実際に影響を及ぼすことも知られている。たとえば，私たちが他者に関してある期待（予言）をもつと，その期待に基づいてその他者への行動をとるようになる結果，他者がその期待に合致するような行動をとるようになることがある。このように，他者に対していだいた期待が，実際に成就するように機能してしまうことを**予言の自己成就**という。たとえ最初の期待が誤ったものであっても，それが現実となってしまうことがある。

**ピグマリオン効果** ▶ これは，**ピグマリオン効果** Pygmalion effect ともよばれ，とくに教育場面では，教師が児童に対してある期待をもつと，実際にその期待が実現されてしまう現象をさす。ピグマリオンとは，ギリシャ神話に登場するピグマリオン王が，自分で彫刻した理想の女性に恋をするようになり，その思いの強さに動かされた神の力で石像が人間になったという伝説に由来している。

この効果を実証したものとして有名なのが，心理学者のローゼンタール Rosenthal, R. らの実験である[1]。彼らは，小学校の児童を対象として，クラスの中から実際の成績とは無関係にランダムに児童を選び，その児童について「今後，成績がのびる児童である」と担任教師に告げた。すると，「成績がのびる」とされた児童は，一定期間後のテストで実際に成績が上昇していたことが示された。そこから，この現象について，「成績がのびる」とされた児童に対しては，教師がその期待を込めたまな差しを向け，児童も期待されていることを意識するため，成績が向上していったと主張した。すなわち，教師の期待が，意識・無意識にかかわらず，児童に対する態度や行動としてあらわれ，その期待に児童の反応も促されるという相互作用の結果として生じたと考えた。この実験については，のちに実験の方法などに対する批判もあり，因果関係はないともされているが，他者への期待が他者に実際に影響を及ぼす例としてしばしば引用されている。

このように，私たちの他者に対する理解も，他者自身だけではなく，私たちがあらかじめもっている知識や期待，周囲から与えられるさまざまな情報によって影響を受けていることがわかる。人間関係をより円滑なものにするためには，相手の気持ちや考えを理解し，相手がどのような行動をとるか予測しておくことが重要である。対人認知における私たち人間の認知の特性や，ゆがみ

---

1) Rosenthal, R. and Jacobson, L.：Pygmalion in the classroom. *The Urban Review*, 3(1)：16-20, 1968.

を知っておくことは，自分のもつバイアスを意識して，より正しく相手を理解して関係を築いていくうえで役にたつだろう。

## ゼミナール
### 復習と課題

❶ あなたは自分をどのような人間だと考えているだろうか。思いつく自己の特性をあげてみよう。それは，自己概念の分類のどれに該当するだろうか。
❷ 自己評価維持モデルの「比較過程」と「反映過程」を，自分や身近な例を使って説明してみよう。
❸ あなたが他者の特性についてもっているステレオタイプの例をあげてみよう。

**参考文献**
1) 池田謙一ほか：社会心理学．有斐閣，2010．
2) エリクソン，E. H.・エリクソン，J. M. 著，村瀬孝雄・近藤邦夫訳：ライフサイクル，その完結，増補版．みすず書房，2001．
3) 岡堂哲雄：人間関係論入門．金子書房，2000．
4) 柏木惠子ほか：発達心理学への招待――人間発達をひも解く30の扉．ミネルヴァ書房，2005．
5) 日本社会学会社会学事典刊行委員会編：社会学事典．心的相互作用としての社会――ジンメル．pp.32-33，丸善出版，2010．
6) ポルトマン，A. 著，高木正孝訳：人間はどこまで動物か――新しい人間像のために．岩波書店，1961．
7) 吉原正彦：メイヨー＝レスリスバーガー――人間関係論．文眞堂，2013．

人間関係論

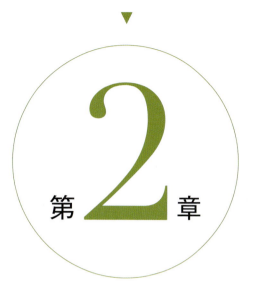

第2章

# 対人関係と役割

| 本章で学ぶこと | □他者に対する魅力や行為が形成される条件はなにか。対人関係の成立について学ぶ。<br>□人と人との関係はどのような条件のもとに進展し，維持され，あるいは崩壊するのかを知る。<br>□対人葛藤の原因と対処法を学ぶ。<br>□役割の視点から対人関係と自己管理について学ぶ。 |
|---|---|

# A 対人関係の成立

　私たちは人生の中で多くの人たちと知り合う。しかし，知り合ったすべての人と親密な関係が成立するわけではない。では，どのような他者と親密になりやすいのだろうか。親密な関係が成立し，長く維持されている場合，その相手になんらかの魅力を感じていることが多い。他者に対する魅力や好意が形成される条件には，以下のようなものがあげられる。

## ① 類似性

　表2-1は，アメリカの3つの州で調査した夫婦の名字とその数である。縦軸と横軸の名字は，アメリカで最も多い5つの名字である。夫婦の数を見ると，スミスとスミス，ジョンソンとジョンソンなど，同じ名字どうしで結婚した夫婦が圧倒的に多いことがわかる。なぜ同じ名字どうしの夫婦が多いのだろうか。
　「類は友を呼ぶ」という言葉どおり，私たちは自分と似た特性をもつ他者に

▶表2-1　夫婦の名字と数

| | | 夫の名字 | | | | | |
|---|---|---|---|---|---|---|---|
| | | スミス | ジョンソン | ウィリアム | ジョーンズ | ブラウン | 計 |
| 妻の名字 | スミス | 198 | 55 | 43 | 62 | 44 | 402 |
| | ジョンソン | 55 | 91 | 49 | 49 | 31 | 275 |
| | ウィリアム | 64 | 54 | 99 | 63 | 43 | 323 |
| | ジョーンズ | 48 | 40 | 57 | 125 | 25 | 295 |
| | ブラウン | 55 | 24 | 29 | 29 | 82 | 219 |
| | 計 | 420 | 264 | 277 | 328 | 225 | 1,514 |

(Jones, J. T. et al.：How do I love thee? Let me count the Js：implicit egotism and interpersonal attraction. Journal of Personality and Social Psychology, 87(5)：665-683, 2004 による)

魅力を感じることがある。価値観，趣味，服装，出身地，経歴，社会的地位など，さまざまなものが**類似性の効果**をもたらす。自分と似た意見や価値観の人といると，「自分は正しい」と思うことができる。また，相手の行動を予測しやすいので，良好な関係を維持しやすい。そうした理由から，私たちは自分と似た特性をもつ他者を好むことがある。

**カメレオン効果** ▶ 話をしているとき，無意識に相手と同じしぐさをすることがある。たとえば，相手が足を組むと自分も無意識に足を組み，自分が腕組みをすると相手も腕組みをする。とくに相手と親しくなりたいと思っているときに，無意識に相手のしぐさや表情などを模倣する。そして実際，模倣が行われた場合に，相手への好感度が上がり，コミュニケーションが円滑になることが実験で示されている[1]。これは**カメレオン効果** chameleon effect とよばれる。もし互いにしぐさや表情の模倣があり，会話が盛り上がっているならば，その一因はカメレオン効果である。

# ② 相補性

似た者どうしが魅かれ合うことがある一方で，人は自分にない特性をもつ相手に魅かれることもある。これは**相補性の効果**とよばれる。たとえば，内向的な人と外交的な人とが魅かれ合い親密になるなどである。異なる性格や能力が補い合うことで良好な関係が成立したり，チームワークが機能したりすることもある。

ただし，相補性の効果を支持しない研究もある。これは類似性と相補性を区別することがむずかしいケースがあるからだと考えられる。たとえば，支配的な夫とそれに従う妻という組み合わせは，両者が正反対の特性をもっているという意味で相補性の例であるとともに，「夫が主導し，妻は従う」という共通の性役割観をもっているともいえるかもしれない。

# ③ 近接性

家が近い者どうしや，教室の席の近い者どうしで仲良くなった経験があるだろう。大学寮の住人を対象にした調査では，部屋の近い者どうしが友だち関係や恋愛関係になりやすいことが示されている[2]。部活やサークルで友だちや恋人ができることも多い。人は物理的に近くにいる相手に好意をいだきやすい。

---

1) Chartrand, T. L. and Bargh, J. A.：The chameleon effect：The perception-behavior link and social interaction. *Journal of Personality and Social Psychology*, 76(6)：893-910, 1999.
2) Festinger, L. et al.：*Social pressures in informal groups：A study of human factors in housing*. Stanford University Press, 1950.

**単純接触効果** ▶ 物理的に近い相手とは頻繁に会いやすい。人は頻繁に接触する対象に好意をいだくことがある。これを**単純接触効果** mere exposure effect という。単純接触効果を検証した研究によると，接触回数が増えるほど，好意が高まる。ザイアンス Zajonc, R. B. は，実験で大学生に意味のわからない漢字や見知らぬ人の顔写真を繰り返し見せた。その結果，見せられた回数が多いほど，その漢字や顔写真を好きになる傾向があった[1]。この研究以来，人物，図形，商品，音楽などさまざまな対象で単純接触効果が確認されている。ただし，単純接触効果は，第一印象がよい場合か，好きでも嫌いでもない中立な場合には生じるが，第一印象がわるい場合には生じない。

## ④ 身体的魅力

外見のよい他者に魅力を感じる人は多い。図2-1は，写真だけを手がかりに，写真の人物の性格を予想してもらった実験の結果である。このように，私たちは外見の魅力的な他者に対して，その人の性格や能力まで無意識に高く評価しがちである。したがって，選挙では，外見が魅力的な候補者は，魅力的でない

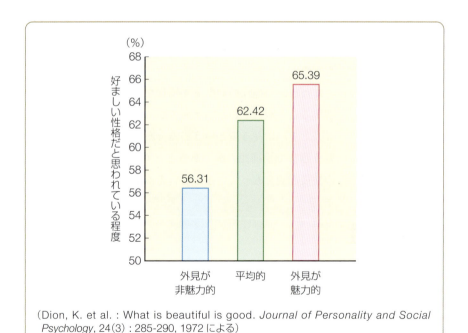

▶ 図2-1　外見と中身の評価

1) Zajonc, R. B.：Attitudinal effects of mere exposure. *Journal of Personality and Social Psychology*, 9：1–27, 1968.

候補者よりも多くの票を集める傾向がある[1]。裁判では，外見が魅力的な被告は，魅力的でない被告よりも刑が軽くなる傾向がある[2]。

## ⑤ 人格的特徴

ただし，人は他者を外見だけで評価するわけではない。タンネンバウム Tannenbaum, P. の研究によると，メッセージの送り手の外見と内面の魅力を，公平な-不公平な，清潔な-不潔な，趣味のよい-趣味のわるい，愉快な-不愉快な，価値のある-価値のない，よい-わるい，という項目で評価したところ，魅力が高い送り手ほど，受け手の意見を変容させる影響力をもっていた[3]。外見と内面ともに，他者の評価に影響するようである。

▶ 好かれる性格・嫌われる性格

では，どのような性格が好かれるのだろうか。日本人の男女大学生と勤労者を対象に，455個の性格表現語の望ましさについて調査した結果，好かれる性格として，「親切」「やさしい」「がんばる」「ほがらか」「明るい」「責任感がある」「努力する」「寛大な」「ねばり強い」などの性格が上位にあげられている[4]。一方，嫌われる性格としては，「二枚舌を使う」「他人のせいにする」「みにくい」「人をあざける」「人を軽蔑する」「中傷する」「告げ口をする」「残忍な」などが上位にあげられている。

## ⑥ 生理的喚起

心拍数の上昇などの生理的喚起が他者の評価に影響することがある。女性調査員が，男性の通行人に，アンケート調査への協力を依頼した[5]。通行人の約半数は，小川から3mの高さにある頑丈な橋の上で呼びとめられた。残り半数の通行人は，長さ135m，高さ70mの揺れるつり橋の上で呼びとめられた。アンケートが終わると，女性調査員は自分の電話番号が書かれたメモを手渡した。その後，女性調査員に電話をかけてきた男性の数を比べたところ，頑丈な橋の上で呼びとめられた男性では，電話番号のメモを受け取った16人のうち電話をかけてきたのはわずか2人であったのに対して，揺れるつり橋の上で呼

---

1) Rosenberg, S. W. et al.：The image and the vote：The effect of candidate presentation on voter preference. *American Journal of Political Science*, 30(1)：108-127, 1986.
2) Stewart, J. E.：Defendant's attractiveness as a factor in the outcome of criminal trials. *Journal of Applied Social Psychology*, 10(4)：348-361, 1980.
3) Tannenbaum, P. H.：Initial attitude toward source and concept as factors in attitude change through communication. *Public Opinion Quarterly*, 20(2)：413-425, 1956.
4) 青木孝悦：性格表現用語の心理辞典的研究——455語の選択，分類，および望ましさの評定．心理学研究 42：1-13，1971.
5) Dutton, D. G. and Aron, A. P.：Some evidence for heightened sexual attraction under conditions of high anxiety. *Journal of Personality and Social Psychology*, 30(4)：510-517, 1974.

びとめられた男性では18人中9人が電話をかけてきた。この違いはなぜ生じたのだろうか。

**錯誤帰属** ▶ 揺れるつり橋にいた男性たちは，高所にいる恐怖から心拍数が上昇するなどの生理的喚起の状態にあったと考えられる。生理的に喚起していたときに女性調査員に声をかけられたため，彼らはその原因を女性調査員の魅力だと錯覚したのだろう。なんらかの刺激によって生じた生理的喚起やそれに伴う行動の原因を，別の刺激が原因であると誤って帰属することを**錯誤帰属**という。このような錯誤帰属によって，生理的喚起が他者の魅力の評価に影響することがある。したがって，遊園地のお化け屋敷や絶叫マシーンなどは，恋心が生まれやすいかもしれない。

# B 対人関係の維持と崩壊

良好な人間関係を築き，維持できる人がいる一方で，人間関係が長続きしない人もいる。両者の違いを「性格のせい」でかたづけることはできない。人間関係には暗黙のルールがはたらいているからである。対人関係が維持され，あるいは崩壊する条件には，以下のようなものがあげられる。

## ① 社会的交換

**社会的交換とは** ▶ 私たちは日々，他者とさまざまなものを「交換」している。たとえば，商品を買うために代金を払う。アルバイトで働くかわりに賃金をもらう。授業ノートを貸してくれた友人にランチをおごる。物の交換以外にも，「前回慰めてくれたから，今度は自分が話を聴いてあげる」など，サポートの交換もある。このような物・労力・好意など有形無形の交換を**社会的交換** social exchange という。

人間以外の生物にも，交換の行為はみられる（毛づくろいなど）。しかし，動物の協力関係は遺伝的に近い血縁どうしに限定され，赤の他人と社会的交換を行うのは人間だけだといわれている。人間が現在のような複雑な社会を築くうえで，社会的交換は重要な役割を果たしてきた。

**社会的交換理論** ▶ 社会的交換のルールやプロセスの観点から対人関係を理解しようとする理論を**社会的交換理論** social exchange theory という。社会的交換理論に基づき対人関係を説明したモデルを以下で紹介する。

### 1 投資モデル

ラズバルト Rusbult, C. E. の**投資モデル** investment model によると，関係を

続けようとする意図は，次の3点をもとに決定される[1]。

### ● 関係への満足度

関係への満足度は，関係から得ている利益から，関係に費やしているコストを差し引いたものである。ここでいうコストは，時間やお金，労力，思いなどさまざまな資源を含む。たとえば，恋愛相手との関係から得られる楽しみなどの利益が小さいにもかかわらず，その相手から傷つけられることが多い（コストは大）なら，満足度は低い。ただし，満足度は過去の経験に基づく基準（比較水準）に影響される。現在の相手が前の相手と比較してすぐれているならば，相対的に満足度は上昇する。

### ● 現在までの投資

現在までの投資には，関係に費やしてきた時間やお金や思いに加え，共通の友人や持ち物なども含まれる。投資の量が大きくなるほど，関係を解消しにくくなる。たとえば，恋愛相手と過ごした年月が長く，費やした金額が大きく，共通の友人も多く，同じ家に住んでいるとなると，関係の解消によって失うものが大きいため，別れがたくなる。

### ● 魅力的な代替関係

現在の相手のかわりとなる魅力的な相手がほかにいるかどうか。関係への満足度が低く，現在までの投資量が小さくて，ほかに魅力的な相手がいれば，関係を解消する意図は強くなる。一方，ほかに魅力的な相手がいなければ，現状維持の意図が強くなる。

## 2 衡平モデル

先の投資モデルでは，自分の利益とコストをもとに意思決定する。しかし，人はしばしば他者の利益も考慮する。他者との関係で，自分が損をしていると思うと不満や怒りを感じるが，自分が得をして相手が損をしていると感じると，罪悪感をいだく。人間関係には，「割に合う関係」と「割に合わない関係」がある。ウォルスター Walster, E. らの**衡平モデル**によると，自分の利益と相手の利益が均衡を保つ場合に喜びと満足が感じられ，関係が安定する[2]。たとえば，1人がつねにもう1人の自己中心的な主張に合わせている関係は不衡平であるため，心理的苦痛が伴う。心理的苦痛を減らすために，衡平な関係を築こうと努めるが，それがむずかしいとわかると，関係解消へと傾くことになる。

---

1) Rusbult, C. E.：Commitment and satisfaction in romantic associations：A test of the investment model. *Journal of Experimental Social Psychology*, 16(2)：172-186, 1980.
2) Walster, E. et al.：New direction in equity research. *Advances in experimental social psychology*, 9：1-42, 1976.

### 3 互恵モデル

　グールドナー Gouldner, A. W. の**互恵モデル**によると，人間社会には「たすけてくれた人をたすけるべきだ」「たすけてくれた人を傷つけてはいけない」という規範意識があるという[1]。たしかに，プレゼントをもらったら，お返しをしたい（しなければ）と思うし，なにかを手伝ってもらったら，今度は自分が相手をたすけてあげたい（たすけなければ）と思うだろう。この**互恵性の規範** norm of reciprocity は，私たちの対人関係に影響力をもつと考えられる。つまり，相手が与えてくれた利益に対して自分がお返しをして，自分が与えた利益に対して相手もお返しをするならば，両者の関係は持続するだろう。一方，他者のおかげで利益を受けたにもかかわらず，お返しをしない人物は，やがて誰からも援助されなくなり，孤立するだろう。

### 4 共同的関係

　家族や恋人，親友などきわめて親密な相手との間では，見返りを求めない関係もある。これは**共同的関係** communal relationship とよばれる[2]。共同的関係においては，社会的交換のルールははたらかない。相手が困っていると，損得を考えずに援助する。共同的関係では，自分と相手が不可分に結びついていて，一体感があるため，相手につくすことが，すなわち自分のためになる。

## ② 個人の利益と全体の利益

　前述の社会的交換理論では，基本的に人間は利己的であるという前提にたち，他者との関係における個人の利益に着目して，人間関係の維持や崩壊を考えてきた。衡平モデルや**互恵モデル**のように，自分と他者の利益や互恵性のバランスがとれていると，良好な関係が維持される。しかし，現実の対人関係では，つねに相手がお返しをしてくれるとは限らないし，自分がお返しをしないこともある。また，自分の目先の利益を優先するだけの人物もいるだろう。はたして，各自が目先の利益を追求することは，良好な対人関係を維持するうえでよい方法なのだろうか。

### 1 囚人のジレンマ

　次のようなケースを考えてみよう。2人組の囚人が別々の部屋で取り調べを受けている。刑事は2人に次のような司法取引をもちかける。

---

1) Gouldner, A. W.：The norm of reciprocity：A preliminary statement. *American Sociological Review*, 25（2）：161-178, 1960.
2) Clark, M. S. and Mills, J.：Interpersonal attraction in exchange and communal relationships. *Journal of Personality and Social Psychology*, 37（1）：12-24, 1979.

①お前が自白して，相棒が黙秘を続けた場合，お前を懲役1年の刑にして，相棒は懲役15年にする。
②お前が黙秘を続け，相棒が自白した場合，お前は懲役15年で，相棒は懲役1年にする。
③お前が自白して，相棒も自白した場合，それぞれ懲役10年にする。
④お前が黙秘を続け，相棒も黙秘を続けた場合，それぞれ懲役3年にする。

このとき，囚人はどの選択をするのが賢明だろうか。2人を集団として考えてみよう。もし2人の囚人がともに自分の利益を最大にする（懲役1年にする）ために自白した場合は，2人ともそれぞれ懲役10年で，2人合わせて20年の刑になる（上記③）。一方，2人とも黙秘した場合は，それぞれ懲役3年，2人合わせて6年の刑ですむ（上記④）。このように，自分の利益だけを追求すると，集団としての損失が大きくなってしまうのである。

この寓話は囚人のジレンマとよばれ，現実の世界にも同じような例が散見される。たとえば，A社とB社が値下げ競争をやめれば価格破壊はおきずにすむのに，市場シェアを奪われることを恐れて値下げを続け，両社とも利益を減らしてしまうなどである。また，有料駐車場にとめるお金と手間を惜しんで道端に駐車する人が増えると，道路が渋滞し，全体にとって損失となる。このように，利害関係者が多数いる場合は社会的ジレンマとよばれる。

以上のように，個人が自分の利益だけを追求すると，集団や社会全体として損失が生じ，結果的に個人としても損失をこうむる結果となることがある。対人関係においても，個人の直接的な利益だけでなく，集団や社会全体として利益を最大化するという視点は大切だろう。

## 2 応報戦略

しかし，人がつねに全体としての利益のために協力的な行動をとるとは限らない。もし相手が協力的な行動をとらなかった場合，前述の囚人のジレンマの②のように，自分だけが損失をこうむるのではないかという不安が生じるからである。では，どうしたら全体としての利益や損失による影響を含めた視点から，個人の損失を最小限にできるだろうか。

政治学者のアクセルロッド Axelrod, R. は，さまざまな研究者が考えた64個の戦略をコンピュータ上でたたかわせ，最も強い戦略を特定した[1]。その戦略は，応報戦略 tit for tat とよばれる，次のシンプルな2つのルールである。

①初回は必ず協力する。
②2回目以降は，相手がとったのと同じ行動をとる。

---

1) アクセルロッド, R. 著, 松田裕之訳：つきあい方の科学. ミネルヴァ書房. 1998.

つまり，最初のやりとりでは必ず相手に協力する。そして，2回目以降のやりとりでは，前回相手が協力していたら今回自分も協力し，前回相手が裏切ったならば今回自分も裏切り返す。この戦略をとると，相手がずっと裏切りつづけた場合，初回は協力するので損をするが，その後は相手に合わせてこちらも協力しないので，初回の損失だけですむ。また，相手が気まぐれに協力と裏切りを行う場合も，2回目以降は相手に合わせて行動するので，損失は初回分だけですむ。つまり，応報戦略をとる限り，相手に搾取されることがないのである。一方，相手がいつも協力してくれる場合は，お互いにずっと協力し合うため，両者の利益は衡平である。

# C 対人葛藤と対処

**対人葛藤とは**▶ 「自分はいつもたすけてあげているのに，相手はぜんぜん感謝してくれないし，お返しもしてくれない」というように，自分の支払うコストに対して利益が少ない場合は，不満がたまる。不満がたまれば気まずくなり，口論になることもある。対人関係でおきる利害対立やいさかいを**対人葛藤 interpersonal conflict** という。

## ① 対人葛藤の分類

対人葛藤に対する私たちの認知について，ブレーカー Braiker, H. B. とケリー Kelley, H. H. は以下のように分類している[1]。

第一は，**行動の水準**であり，相手の特定の行動に関連するものである。「試験勉強をしているそばで大音量で音楽をかけた」など，一方が他方に損失を与える行動をした場合，その相手の行動によって葛藤が生じる。

第二は，**規範と役割の水準**であり，互いの権利と義務にかかわる問題によって生じるものである。「グループで課題レポートを作成することになったのに，自分の分担の作業をしない」など，その行動が規範や役割に反する場合に生じる。

第三は，**個人的傾性の水準**であり，行動自体ではなく，その背後にある相手の動機や人格特性が問題とされる。「待ち合わせに遅れたのは，自己中心的で他者に対する配慮がないからだ」など，ある行動が相手の持続的な特性に帰属

---

1) Braiker, H. G. and Kelly, H. H. : Conflict in the development of close relationships. In Burgess, R. L. and Huston, T. L. (Eds.) : *Social exchange in developing relationships*. pp.135-168, Academic Press, 1979.

された場合である。

　行動の水準，規範と役割の水準，個人的傾性の水準の順に，対人葛藤は深刻となり，修復がむずかしくなるとされる。

## ② 葛藤を生む認知バイアス

　対人葛藤を解決するための対処行動の1つが**対話**である。とりわけ，自分にとって重要な対人関係である場合，私たちは問題について話し合ったり，妥協をはかったりするなど，自分や相手をかえようと努力する。しかし，葛藤に向かい合って話し合おうとすることで対立がエスカレートする場合もある。前項で述べたような葛藤の水準についての認識を含め，そもそもの互いの認識が一致していないことがあるからである。

　第1章では対人認知におけるさまざまなバイアスについて学んだが，他者だけでなくさまざまな事象に対する私たちの知覚や評価は，自分の利害や期待に合う方向にゆがめられたり，きわだった特徴に引きずられたりすることがある。このような**認知バイアス**によって生じる互いの認識のズレが，対話のすれ違いを生み，対人葛藤を増幅することがある。では，対人葛藤にかかわる認知バイアスにはどのようなものがあるのか，どのように対処したらよいのか，以下でみてみよう。

### 1 原因帰属のバイアス

　自分や他者の行為やできごとを見聞きしたときに，その原因がどこにあるかを考えることを**原因帰属** causal attribution という。たとえば，友人が待ち合わせに遅刻してきたうえにきげんがわるい場合，その原因の帰属先は2つに大別できる。1つは，「この人は自己中心的な人なのだ」というように，個人の性格などその人自身の内面的な要因への帰属である。もう1つは，「なにかトラブルがあったのだろう」というように，周囲の環境や社会制度などの外的な状況要因への帰属である。

　一般的に，人は他者の行動の要因を考えるとき，性格などの内的な要因のせいにしがちである（例：「この人は自分のことしか考えない人だから」）。一方で，自分の行為を他者からせめられた側は，外的な状況要因のせいにしがちである（例：「私はわるくない。事情があったんだからしょうがない」）。このように，両者の間での異なる原因帰属が，葛藤解決を妨げることがある。

　対人葛藤がおきたときに，相手の人格など内的な要因のせいだと考えると，関係が悪化しやすい。それに対して，一時的で外的な状況要因のせいだと考えると，関係が悪化しにくい。

## 2 公正バイアス

なにを公正だと感じるかは，その人の価値観や立場によって異なる。そのため人は，対立している相手よりも，自分のほうが正しいと思うことがある。これを**公正バイアス**という。公正バイアスにとりつかれた場合，妥協すると自分の利益をそこなうだけでなく，正義に反すると感じる。それゆえ双方が自分の正しさを信じ，譲歩せず，葛藤解決がむずかしくなる。

## 3 敵意バイアス

他者の心の中を見ることはできない。「なぜあの人はあの行動をとったのか」という他者の行動の動機は，推測するしかない。したがって，同じできごとに対して，ある人は好意的に，あるいは中立的に受けとめ，またある人は悪意を読みとることがある。他者の行動に対して，悪意や敵意を深読みする傾向を**敵意バイアス**とよぶ。敵意バイアスのある人は，他者のなにげない行動にも敵意を読みとり，攻撃的な反応をするため，対人葛藤が生じやすい。

## 4 対立の過大視

対立している人たちは，あるできごとに対する相手の反応を，実際以上に極端な方向へゆがめて推測する傾向がある。そうして，お互いの間の見解の相違を，実際以上に大きいと考えてしまう。**対立の過大視**がある場合，話し合うほど相手との間の溝が大きくなり，葛藤解決がむずかしくなる。

# ③ 不合理な思考

ふだんの自分をふり返って，次の3つの台詞を読んでみよう。自分にあてはまるものはないだろうか。

> ①「私は絶対にものごとをうまくやりとげ，それを人から認められなければならない。そうでなければ私は価値のない人間だ」
> ②「ほかの人たちは絶対に私に対して思いやりをもち，私に親切にすべきである。そうでない人はろくでなしだ」
> ③「私を取り巻く状況はいつでも私の望みどおりであるべきだ。そうでなければ学校も世の中も人生も最悪だ」

これら3つは，アルバート＝エリス Albert, E. が，人が陥りやすい**不合理な思考**としてあげたものである[1]。1つ目は自分に対する要求，2つ目は他人に対

---

1) アルバート，E. 著，齋藤勇訳：性格は変えられない，それでも人生は変えられる．ダイヤモンド社，2000．

する要求，3つ目は環境に対する要求である。この3つに共通するのは，「ねばならない」という思考である。現実の私たちは失敗をし，親切にされないことがあり，望まない状況におかれることもある。にもかかわらず，人はしばしば自分に都合のよい「ねばならない」思考をするため，要求がかなえられず，自己嫌悪に陥ったり，対人葛藤を生じたりする。

不合理な思考を合理的な思考に修正し，対人葛藤などの問題を解決するための心理療法が，アルバート=エリスの提唱した**論理療法**である。

**ABC法**　論理療法の中心をなすのが**ABC法**である。ABCは，逆境や失敗 adversity, 考え belief, 結果 consequence の頭文字である。逆境や失敗を経験したとき，「失敗した私なんてもう終わりだ」「親切にしてくれないなんて許せない」といった不合理な考えをすれば，憂うつや対人葛藤といった不健全な結果に陥る。一方，逆境や失敗に対して，「ねばならない」という不合理な思考をしなければ，健全な結果を生むことができる（▶図2-2）。

たとえば，試験の成績がわるかった（A）ときに，「よい点数がとれなかった私は価値のない人間だ」と不合理な思考をすると（B），無気力や引きこもりなどの不健全な結果をまねく（C）。それに対して，「今回は悔しい結果だったが，次の試験でよい点数がとれるようにがんばろう」と考えるならば（B），勉強の仕方を工夫するなどのよい結果が生まれる（C）。このように，ものごとは受けとめ方しだいといえる。同じ逆境や失敗に対して，受けとめ方をかえることによって，結果をかえることができる。

逆境や失敗を経験したときに，つい不合理な思考をしてしまうことがある。論理療法では，不合理な思考をした自分に対して，合理的な思考で反論して，

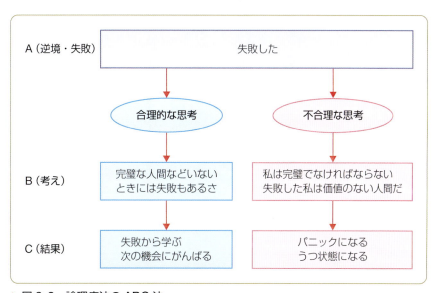

▶図2-2　論理療法のABC法

受けとめ方をかえることをすすめている。

## ④ 葛藤の対処方法

　対人葛藤がおきたときの対処方法は人それぞれだが，大別すると，問題をがまんし相手を避けて遠まわしに不満を示す「回避型」，不満を隠して相手に合わせる「同調型」，自分の望みどおりになるよう依頼・説得・命令する「個別型」，理解を求め解決案を示し話し合う「統合型」の4つがある。

　表2-2は，大学生がどの対処方法をどの程度使い，葛藤をどのくらい解決できたかを調査した結果である。最も使われることの多い方法は「回避型」（47.6％）だが，「回避型」の対処で葛藤を解決できるのは2回に1回である（43.6％）。それに対して，「統合型」は使われることが最も少ない（12.2％）が，5回のうち4回は葛藤を解決できる（80.0％）。「統合型」が，葛藤を最も解決しやすい方法であるといえる。

　夫婦を対象にした調査によると，けんかはできるだけ避けるべきであると考えている夫婦より，けんかすることを避けるべきでないと考えている夫婦のほうが，関係が良好で幸福感が高い[1]。対人葛藤がおきたときに，相手を避ける，無視するなどの対処をすると，関係が悪化しやすい。また，がまんして表面をとりつくろっても不満はつのる。対人葛藤は，互いの考え方の違いなどを明らかにし，よりよい関係を築くための機会といえる。対人葛藤がおきた場面では，理解を求め解決案を示し話し合う「統合型」の対処を心がけるのがよいといえる。

▶表2-2　解決方法の種類と有効性（％）

| 種類 | 使用状況 | 解決 | 未解決 |
| --- | --- | --- | --- |
| 回避型 | 47.6 | 43.6 | 56.4 |
| 同調型 | 22.0 | 61.6 | 38.9 |
| 個別型 | 18.3 | 73.3 | 26.7 |
| 統合型 | 12.2 | 80.0 | 20.0 |

（藤森立男・藤森和美：人と争う．松井豊編：対人心理学の最前線．pp.141-151, サイエンス社，1992 による）

1) Crohan, S. E.：Marital happiness and spousal consensus on beliefs about marital conflict：A longitudinal investigation. *Journal of Social and Personal Relationships*, 9(1)：89-102, 1992.

# D 社会的役割

学校や将来の職場などの社会には暗黙のルールがあり，そのルールをまもる者は歓迎され，まもらない者は敬遠（けいえん）される。社会の暗黙のルールは私たちの生活にどう影響しているのか，規範と役割の視点から考えてみよう。

## ① 社会規範

　たすけてもらったらお礼をいい，迷惑をかけたら謝罪する。うそをつくべきではないし，物を盗んではいけないし，暴力をふるってはいけない。駅のホームでは整列して電車を待ち，電車が来れば順番に乗り込む。このように，人々に了解され受け入れられている行動の規則を**社会規範** social norm という。

　私たちはお互いが社会規範にそった行動をとることを期待している。だから，割り込み乗車をする者がいると当惑する。盗みや暴力をおかした者は，法のもとに裁かれる。

　食事のマナーなどの礼儀作法（れいぎ）や，「うそをついてはいけない」といった道徳，各種制度や法律はすべて，社会規範のもとにつくられている。時間をまもり，あいさつをするというように，社会規範をまもる者は，その社会集団から仲間として認められ，迎え入れられる。それに対して，社会規範をまもらない者は，人々から嫌われ，避けられ，あるいは裁かれて，社会から孤立していく。

## ② 社会的役割

　人にはそれぞれ**社会的役割** social role がある。社会的役割とは，「しなくてはいけないこと，してはいけないこと」「適切な行動と不適切な行動」の規範のことである。子であり，姉であり，看護学生である場合，子として親の意見に耳を傾け，姉として弟妹のめんどうをみて，学生として勉強に励むべきであるというように，1人ひとりに複数の社会的役割がある。

　それぞれの役割に寄せられる暗黙の期待のことを**役割期待** role expectation という。授業では，学生は講義に参加して学ぶ役割を期待され，教員は教える役割を期待される。学生が私語をするなど，学生として期待される役割を果たさないと，授業は崩壊する。授業が成立するには，学生と教員がそれぞれの役割を果たすことが必要である。

　就職すれば，看護師として周囲から期待される役割がある。その役割を果たそうとしなければ，注意を受ける。期待される社会的役割にそった行動をとることは，社会で生きていくための基本である。

## ③ 役割葛藤

社会的役割を果たすことに伴う葛藤を，**役割葛藤** role conflicts という。

**役割間の葛藤▶** 前述のとおり，人は複数の社会的役割を期待される。それゆえ，役割間の葛藤が生じる場合がある。たとえば，子どもをもつ人が残業や休日出勤をする場合，職業人としての役割と，子どもの世話をする親としての役割が衝突する。また，運動部に所属する学生の場合，勉強に励むという学生としての役割と，試合に向けて練習に励むという運動部員としての役割が衝突するのも，役割間の葛藤である。

**役割内の葛藤▶** 看護師になると，患者と医師とのはざまで役割葛藤を経験するかもしれない。たとえば，治療方針に関して，医師から患者への説明が不足していると感じたとしよう。患者へのよりていねいな説明を医師に求めることは，患者の心理面を含め包括的にケアする看護師としての役割である。しかし，医師が看護師の役割を単なる診療補助とみなしている場合，看護師のその求めは「でしゃばった行為」とみなされ，聞き入れられないかもしれない。このように，ある役割に対する定義や期待が関係者の間で一致していない場合は，役割内の葛藤が生じる。

**個性と役割との▶ 葛藤** 個性と役割との間に葛藤が生じることもある。自分の個性が期待される役割に合わないと感じて，役割に抵抗を覚えたり，役割を果たせなかったりする場合である。たとえば，「注射の演習がうまくできないし，患者さんとのコミュニケーションに自信がないから，看護師は向いていないかもしれない」と悩む看護学生がいるかもしれない。就職したあとも，「自分はこの仕事に向いていないのではないか」という悩みは，社会人の多くが一度はいだくものである。

## ④ 社会的役割とバーンアウト

**バーンアウトとは▶** 人は「こうありたい」という理想的な自己像をもっている。そして，その理想的な自己像と，自分に期待される社会的役割の完璧な遂行とを，結びつけることがある。たとえば，新人看護師が，理想的な自己像と，看護師としての役割遂行とを重ね合わせているとする。まじめな人ほど，理想的な自己像に近づこうと努力する。理想的な自己像と社会的役割とを結びつけて努力している人は，周囲からは「がんばり屋だ」と称賛される。しかし，がんばり屋だった人が突然燃えつきたように意欲を失い，休職あるいは離職してしまう場合がある。これは**バーンアウト** burnout（燃えつき症候群）とよばれ，ストレスの結果生じるストレス反応の1つと考えられる。バーンアウトは理想に燃え，使命感にあふれた人をおそう病といわれる。勤勉さは大切だが，バーンアウトしないための自己管理も重要である。

**リスク要因▶** 前述の役割葛藤に伴うストレスが，看護師のバーンアウトに関係していると

の報告がある。集中治療室で働いている看護師を対象とした調査では，若い看護師ほどバーンアウトしやすいことが報告されている。反対に，年齢が高く，勤務年数が長い人ほどバーンアウトしにくいという報告がある。年齢を重ね，経験を積むことにより，現実に即した理想をもつようになる，ストレスへの対処法を学ぶ，人間関係が広がりサポートを得やすくなる，などの理由が考えられる。

性格との関連では，心配性で不安になりやすく，怒りっぽい人は，バーンアウトしやすい。反対に，社交的で活動的な人は，バーンアウトしにくいとの報告がある。仕事の内容との関連では，1日に接する患者数が多いほど，バーンアウトしやすい傾向がある。また，自分の意思で仕事のスケジュールや方法を決定できるかどうかの「自律性」が低い場合，バーンアウトしやすいとされる[1]。

**突き放した関心** ▶ 　看護師には，患者に共感するという役割が期待されている。患者の立場で考え，判断し，行動することが望まれている。しかし，深い悩みをかかえる患者に共感しケアすることで心身が消耗し，バーンアウトしてしまう危険性もある。患者に対してあたたかく共感的に接すると同時に，冷静で客観的な態度を保つ必要がある。このような，つかず離れずの態度は，**突き放した関心** detached concern とよばれる。患者に共感しながら一定の距離を保つ突き放した関心は，看護師としての社会的役割を果たしながらバーンアウトを回避するための効果的な対処法であると考えられる。

## ゼミナール
### 復習と課題

❶ 「A. 対人関係の成立」（▶24ページ）で学んだ類似性の原理や近接性の原理などを，自分の親しい人との関係にあてはめて考えてみよう。
❷ 「B. 対人関係の維持と崩壊」（▶28ページ）で学んだ社会的交換理論のモデルなどを，自分の対人関係にあてはめて考えてみよう。
❸ 「C. 対人葛藤と対処」（▶32ページ）で学んだ認知バイアスや不合理な思考などを，自分の対人関係にあてはめて考えてみよう。
❹ 「D. 社会的役割」（▶37ページ）で学んだことをもとに，自分がどのような社会的役割を果たしているかを考えよう。また，自分の悩みを社会的役割の視点から分析してみよう。

---

1) 久保真人：バーンアウトの心理学——燃え尽き症候群とは．サイエンス社，2004．

**参考文献**

1) 相川充：人づきあいの技術――ソーシャルスキルの心理学．サイエンス社，2009．
2) アルバート，E. 著，齋藤勇訳：性格は変えられない，それでも人生は変えられる．ダイヤモンド社，2000．
3) 大渕憲一：紛争と葛藤の心理学――人はなぜ争い，どう和解するのか．サイエンス社，2015．
4) 奥田秀宇：人をひきつける心――対人魅力の社会心理学．サイエンス社，1997．
5) 久保真人：バーンアウトの心理学――燃え尽き症候群とは．サイエンス社，2004．

人間関係論

第3章

態度と対人行動

# 第3章 態度と対人行動

**本章で学ぶこと**
- □ 人の態度と行動に影響する要因について学ぶ。
- □ 人の態度・意図・行動の変容にかかわる理論やモデルを学ぶ。
- □ 人の攻撃性の理由と抑制について学ぶ。
- □ 人の援助行動の特性について学ぶ。

# A 態度と態度変化

**態度とは**　日常的に使う「態度」は，たとえば「彼女は堂々としている」というように，目に見える動作や表情をさす言葉である。一方，心理学における「態度」は，「ある対象に対する好き嫌い」や「賛成反対」「良し悪し」の判断のことである。「うそをつく人は嫌い」というとき，それは心理学における態度のことである。

**態度と行動**　社会心理学では「態度とは行動の準備状態である」と定義され，態度が行動を予測するかどうかが研究されてきた。たとえば，「健康によい食生活に賛成である」という態度をもっている人が，実際に健康によい食生活を送っているかどうかなどである。

## ① 態度のアクセシビリティ

　研究の結果，態度は行動を予測しないという報告がある一方，予測できるという報告もあり，決定的な結論にはいたらなかった。やがて，「態度は行動を予測できるか」という研究から，「どのような場合に態度が行動を予測できるか」という研究へとシフトした。

　そうして，態度が強い場合は，行動の予測力が高いことがわかってきた。その一例が，**態度のアクセシビリティ**である。態度のアクセシビリティとは，態度を聞かれてからの返答の早さなど，態度の想起のしやすさのことをいう。たとえば，「次の選挙で○○党と△△党のどちらに投票するか」と聞かれた人が「○○党」と即答した場合，その態度のアクセシビリティは高く，その態度は強く，行動の予測力が高いと考えられる。このように，人から態度をたずねられて，どれくらい早く返答できるかは，行動を予測する目安といえる。

## ② 認知的不協和

**合理化する動物**　もし人がつねに合理的に行動するならば，健康によいとわかっていることを容易に実行できるだろう。しかし実際は必ずしもそうではない。心理学者のフェ

スティンガー Festinger, L. は，人間を合理的な（必ずつじつまの合う行動をとる）動物ではなく，合理化する（つじつまを合わせる）動物であるととらえて，**認知的不協和理論** cognitive dissonance theory を提唱した[1]。

**矛盾の解消** ▶ 認知的不協和理論によると，人間は一貫性を求める生き物であり，矛盾する状態（不協和）を嫌う。もし自分の中に矛盾を感じた場合は，その矛盾を解消しようとする。たとえば，喫煙者にとって，「喫煙は健康を害する」ことと，「自分は喫煙者である」ことが矛盾する。認知的不協和理論によると，喫煙者はその矛盾を解消するために，次のような4つの可能性をさぐるだろう。

[1] **行動をかえる**　例：決心して禁煙する。
[2] **認知をかえる**　例：「健康を害するものはいろいろあるから，たばこだけやめても意味がない」などと考える。
[3] **新たな認知を加える**　例：「喫煙者にも長寿者はいる」「たばこにはストレス解消のプラス面もある」などと考える。
[4] **情報を選ぶ**　例：たばこの有害性を主張する情報を避けるなど。

**自己の正当化** ▶ もともとの態度とは矛盾する行動をとると，人は態度のほうを行動に合わせてかえることがある。行動を正当化するのである。

行動に伴う苦労が多いほど，行動を正当化するためにかえた態度が強固になりやすい。一部のカルト教団や，従業員に過重労働をしいる職場は，このような心理を巧みに利用することがある。信者が「自分はこれだけ教団につくしている」という行動を正当化するために，「この教団こそが救いである」と狂信的になっていく場合などである。

人間は，自分の意思で合理的に行動していると思いながら，実はさまざまな矛盾から目をそらし，つじつまを合わせて生きている。人間のそのような不合理な一面を知ることは，自分と他者を知り，より賢く生きるたすけとなるだろう。

# ③ サンクコストの誤り

認知的不協和の例が示すように，人間は行動を正当化するために，本当は望まない状況にとどまってしまうことがある。では，どうすればそのような状況を回避できるだろうか。

心理学者のカーネマン Kahneman, D. は，著書の中で以下の例をあげている[2]。

> ある会社が，あるプロジェクトに，すでに5000万ドルを投資している。

---

1) フェスティンガー，L. 著，末永俊郎監訳：認知的不協和の理論——社会心理学序説. 誠信書房，1965.
2) カーネマン，D. 著，村井章子訳：ファースト＆スロー——あなたの意思はどのように決まるか？下. pp.167-169, 早川書房，2011.

> このプロジェクトは計画どおりに進んでおらず，予想していたほどの利益を期待できないことがわかってきた。このプロジェクトを続けるには，さらに6000万ドルの追加投資が必要である。一方で，そのプロジェクトを中止して，6000万ドルを新しいプロジェクトに投じることもできる。しかし，新しいプロジェクトのほうがはるかに大きな利益をもたらすことが予想できても，行きづまったプロジェクトに資金を投じる会社が多い。

**サンクコストとは▶** この例におけるすでに投資した5000万ドルは，**サンクコスト** sunk cost とよばれる。サンク sunk は，沈んでしまったという意味である。水底に沈んだものは取り戻せないのと同じように，すでに使った資金・時間・労力などは，すべて取り戻せないサンクコストである。人はしばしば，すでに使ってしまったお金や時間にこだわるあまり，それらが返ってこないにもかかわらず，「もとをとらなくては」などと考えて，見切りをつけることができない。これを**サンクコストの誤り**という。

**損失回避性▶** なぜ人はサンクコストに縛られるのだろうか。人間には，同じ規模の利得と損失を比較すると，損失のほうが重大にみえるという傾向がある。たとえば，ジャンケンをして，負けたら相手に1,000円を払わなければいけないゲームがあるとする。勝ったときにいくらもらえるなら，このゲームに参加しようと思うだろうか。利得と損失を同じ価値と考え，「負けたら1,000円払うのだから，勝ったときに1,000円もらえるなら参加する」と答える人は，実は少ない。多くの人は，「勝ったときに2,000円程度もらえないと割が合わない」と考える。1,000円の損失の可能性に対して，その2倍程度の利得がないと，バランスがとれないと考えるのである。このように，私たちには，利得を歓迎するよりも，損失を強く嫌う傾向がある。この傾向は**損失回避性**とよばれる。

# B 説得的コミュニケーション

前述のように，人はみずから態度をかえることがあるが，他者からはたらきかけられて，態度をかえることもある。そして私たちは，他者の態度や行動をかえるために，依頼や要請，説得をすることがある。医療・看護分野では，患者が納得して治療を受けることが重要であるが，患者に生活習慣をかえてもらいたい場合などには，**説得的コミュニケーション**が必要となる。

本節では，社会心理学や公衆衛生学の代表的な理論・モデルを，①自動的な反応，②行動に影響を与える要因，③説得される側の心理に分けて解説する。日常や看護の場面で，なにをどのように伝えたら，うまく他者の態度や行動をかえることができるのか。効果的な説得的コミュニケーションのポイントを考

えてみよう。

# ① 自動的な反応

七面鳥の母鳥は，ヒナが「ピー，ピー」と鳴くとめんどうをみる。しかし，イタチの人形の中に，ヒナの声を録音したレコーダーを仕込んで近づけた場合にも，母鳥は天敵であるはずのイタチの人形を翼の下に抱き込んでめんどうをみる。七面鳥の母鳥は，ヒナの鳴き声に自動的に反応しているのである。社会心理学者のチャルディーニ Chaldini, R. B. は，これと同様の自動的な反応が人間にもあると考えた。そして，販売員など説得のエキスパートが使っているテクニックを研究し，次のような自動的な反応のルールを示した[1]。

## 1 互恵性のルール

人間社会には，「他者から恩恵を受けたら，お返しをしなくてはいけない」という互恵性の規範があると考えられる（▶30ページ）。この規範があることで，人は他者になにかを与えてもむだにならないと確信できた。そして，個人と個人，集団と集団との交流や取引が発達し，互恵関係のある人間社会ができた。

互恵性のルールは，さまざまなところに例がみられる。無料の試供品配布や試食サービスは，互恵性のルールの力で売上を上げる手法である。海外旅行で観光名所に行くと，見知らぬ人物が，頼んでもいないのにガイドをしたあとに，チップを要求してくる。互恵性のルールがはたらくため，旅行者はしかたなく払うことになる。これは互恵性のルールを悪用した例である。

**説得技法の例▶** 相手が譲歩した場合には，自分も譲歩する傾向があるという互恵性のルールを応用した説得技法が，**ドア-イン-ザ-フェイス-テクニック** door-in-the-face technique である。最初に相手が承諾しないような大きな要請をして，拒否されたあとに，承諾してもらえそうな要請をする方法である。たとえば，ある人に「新入生歓迎会の幹事をやってほしい」と要請して断られたとする。しかしそのあとに，「では，幹事はほかの人に頼むから，準備委員会のメンバーに入ってほしい」と要請すると，承諾の可能性が高くなると考えられる。

## 2 一貫性のルール

ニューヨークのビーチで行われた，こんな研究がある[2]。研究者が1人の海

---

1) チャルディーニ，R. B. 著，社会行動研究会訳：影響力の武器——なぜ人は動かされるのか，第3版．誠信書房，2014．
　同書では，自動的な反応として，本文でとりあげた3つのほかに，「好意」「権威」「希少性」も解説している。
2) Moriarty, T.: Crime, commitment, and the responsive bystander: Two field experiments. *Journal of Personality and Social Psychology*, 31(2): 370, 1975.

水浴客の近くにシートを敷き，ラジオを聴きながら少し寝ころんだあと，その場を去る。すると，置き引き犯を装った別の研究者がやってきて，ラジオを盗んで立ち去ろうとする。この実験を20回繰り返したところ，置き引き犯を呼びとめた海水浴客は，20人中4人だけであった。しかし，ある手続きを加えた次の20回では，20人中19人が置き引きを阻止した。その手続きとは，シートを離れるときに「荷物を見ていていただけませんか」と，海水浴客に頼むことであった。なぜ，この一言がこれほどの効果を発揮したのだろうか。

前節で述べたように，人間は**一貫性**を求める生き物である（▶43ページ）。ひとたび決定を下すと，その決定と一貫した行動をとるよう圧力がかかる。上記の例では，荷物を見ていてほしいという依頼を引き受けたこととの一貫性を保つために，置き引きを阻止するという行動をとったと考えられる。

発言と行動が一貫しない人は「裏表がある」「信用できない」と思われる。一方，言行一致している人は誠実だと思われ，信用される。一貫性があることには高い価値がおかれており，私たちは自動的な反応として一貫性を保とうとする。

**説得技法の例**▶　一貫性を利用した説得技法に，段階的要請法やロー-ボール-テクニックがある。

**段階的要請法** foot-in-the-door technique は，最初に小さな提案をし，段階的に大きな要請をする方法である。人は，最初の小さな提案を承諾したこととの一貫性を保つために，その後の大きな要請まで承諾する傾向がある。たとえば，アパレルの店員が客に試着をすすめるのは，客が試着する（小さな承諾）と，試着したこととの一貫性を保つ力がはたらいて，購入する（大きな承諾）可能性が高くなると考えられるからである。人になにかをしてほしいときは，受け入れやすい小さな提案から始めるとよい。

一方，**ロー-ボール-テクニック** low-ball technique は，最初に相手が受け入れやすい条件で承諾を取りつけ，そのあとで，よい条件を取り除いたり，わるい条件をつけ加えたりする方法である。たとえば，チャルディーニらの研究では，「朝7時の実験に参加するように」と要請するよりも，最初に「実験に参加するように」とだけ要請し，承諾を得たあとで「朝7時に来るように」とつけ加えるほうが，参加率が高い[1]。承諾したこととの一貫性を保とうとして参加するからだと考えられる。

## 3　社会的証明

あるストリートミュージシャンは，歌いはじめる前に，開いたギターケースの中に，自分の小銭と千円札を何枚か入れておく。からっぽよりもすでにお金

---

1) Cialdini, R. B. et al.：Low-ball procedure for producing compliance：commitment then cost. *Journal of personality and Social Psychology*, 36(5)：463-476, 1978.

が入っているほうが，聴衆がお金を入れやすくなるからである。人間は，ある行動をとる人が多いほど，それが正しい行動だと判断する傾向がある。この傾向を**社会的証明** social proof という。「300万人が愛用」「7秒に1本売れている」などの宣伝文を見ると，「そんなにおおぜいが愛用しているのだから，よい商品なのだろう」と思う人は多いだろう。テレビ番組で録音された笑い声が多用されるのも同じ理由からである。

**説得技法の例▶** アメリカのある大学で行われた調査では，「エレベータのかわりに階段を使うのはよい運動になる」というはり紙をした場合には，階段の利用者は増えなかったが，「この校舎の人たちは9割以上の場合，エレベータのかわりに階段を使っている」というはり紙をすると，エレベータの利用者が半減した[1]。このように，ほかの人たちの行動を具体的な数字で示すと，説得力が増す。

## ② 行動に影響を与える要因

ある行動（生活習慣を改善するなど）の必要性について，他者からどのようなことを言われ，それに対してどのようなことを感じたら，人は行動をかえようと思うだろうか。2つの理論をもとに考えてみよう。

### 1 計画的行動理論

**計画的行動理論** theory of planned behavior は，人は4つの要因の影響を受けて行動するととらえている（▶図3-1）。行動に対して最も大きな影響を与えるのは，**意図**である。そして，行動の意図に影響を与える要因として，①行動への態度，②主観的規範（家族や親友など重要な他者からの期待），③コントロール感（自分にできそうかどうか）をあげている。たとえば，「自分は禁煙すべきだ」という行動への態度があり，家族も「禁煙すべきだ」と言っていて（主観的規範），「禁煙できる」と自身が感じている（コントロール感）場合に，「禁煙する」という行動意図ができ，行動の準備が整う。つまり，①行動への態度，②主観的規範，③コントロール感の3つを高めるはたらきかけが，説得力を高めることになる。

計画的行動理論は，前節で述べた態度と行動の間の溝を意図で埋め，すぐれた理論として認知された。対象となる行動を限定しない汎用性のある理論で，生活習慣の改善など，公衆衛生分野でしばしば使われている。

### 2 保健信念モデル

**保健信念モデル** health belief model は，健康行動の要因に関するモデルであ

---

1) Burger, J. M. and Shelton, M.: Changing everyday health behaviors through descriptive norm manipulations. *Social Influence*, 6(2): 69-77, 2011.

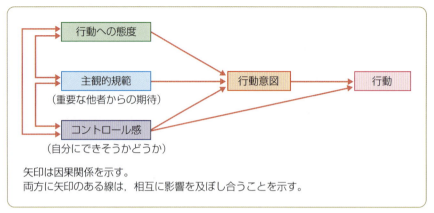

▶ 図3-1　計画的行動理論の概要

り，以下の式であらわされる。

> 行動＝(健康上の問題が生じる可能性×問題が生じた場合の深刻さ)
> 　　　×(行動によって得られる利益−行動を妨げる障害)

　人は，①健康上の問題が生じる可能性と，②問題が生じた場合の深刻さを認識すると，病気に対する恐れを感じる。その恐れに加え，③健康行動によって得られる利益が，④行動を妨げる障害を上まわると感じる場合に，健康行動をとる可能性が高まるとされる。たとえば，喫煙者に禁煙を促す場合，本人のもっている考えをこのモデルにそって分析してみると，以下のような考えが明らかになるかもしれない。

- 喫煙者は，非喫煙者に比べ，肺がんや喉頭がんで死ぬリスクが約5倍も高い(①健康上の問題が生じる可能性)。
- でも，自分の父もずっと喫煙していたが元気だし，自分もだいじょうぶなのではないか(②問題が生じた場合の深刻さ)。
- 禁煙は健康によいし，お金の節約にもなるし，家族も喜ぶ(③健康行動によって得られる利益)。
- 職場に喫煙者が多いので，自分だけ禁煙すると付き合いがむずかしい(④行動を妨げる障害)。

　この場合，②問題が生じた場合の深刻さの認識と，④行動を妨げる障害のところに，禁煙という行動をとりにくくする考えがあることがわかる。つまり，この人の禁煙行動を促すには，単に肺がんや咽頭がんのリスクについて客観的なデータを示すだけでなく，「自分にもおきるかもしれない，そうなったらたいへんだ」と問題の深刻さを認識してもらったり，行動の障害を取り除くような提案ができたりすると，禁煙する可能性が高まると考えられる。

## ③ 説得される側の心理

### 1 コミュニケーション・説得マトリックス

マクガイアー Mcguire, W. J. のコミュニケーション・説得マトリックス communication/persuasion matrix によると，人が他者から説得され行動するまでのプロセスには，コミュニケーションへの接触から態度変化，行動，そして新しい行動パターンの強化にいたる12段階がある[1]。この12段階を簡略化すると，人は他者からの説得に対して，①興味を示し，②その内容を理解し，③態度をかえて，④記憶し，行動にいたるといえる。では，他者を説得するときに，どのように話したり書いたりすれば，これら4つを促すことができるだろうか。

#### ● 興味を引くために

##### ● 驚き

人は，自分の常識や想定をくつがえされ，驚きを感じたときに，興味を引かれる。たとえば，食習慣の改善が必要な人に対して，「お菓子を減らしてください」というだけでは興味を引けない。しかし，「スナック菓子1袋には約30gもの油が入っているんですよ」と計量カップの油を見せると，驚きによって興味を引くことができるだろう。

##### ● クイズや質問

人間は謎が好きである。知らないこと，わからないことがあると，興味を引かれる。雑誌などの見出しには「やせられる人，やせられない人，その意外な違いとは？」といった謎かけが散見される。テレビのバラエティ番組が随所でクイズを使うのは，視聴者の興味を途切れさせない工夫である。人はクイズを出されるなどして自分で考えると，その内容を記憶しやすい。これを**生成効果** generation effect という。したがって，クイズや質問を使うと，相手の興味を引きやすくなり，記憶に残りやすくなる。

#### ● 理解をたすけるために

勉強でむずかしい問題をときつづけていると，「もうなにも考えられない！」と投げ出したくなることがあるかもしれない。人間は，ものごとを考えるなどの負荷をできるだけ少なくしようとする「認知的倹約家」であると考えられる。

##### ● 読みやすさ・わかりやすさ・情報量

したがって，難解な内容を一度にたくさん聞かされたり，読まされたりする

---

[1] McGuire, W. J.：Attitudes and attitude change. In Lindzey, G. and Aronson, E. (Ed.)：*Handbook of social psychology, Vol.2, Special fields and applications, 3rd ed.* pp.233-346, Random House, 1985.

と，理解力も記憶力も低下する。とくに医療に関する情報は，医療者以外にはなじみのない専門用語やむずかしい内容が頻出し，情報が詰め込まれていることが多い。英語圏では，医療情報は小学6年生前後でも読みやすいものであることが望ましいとされている。看護師として患者・市民とコミュニケーションをとるときは，小中学生でも読みやすくわかりやすいように伝えることと，一度に伝えるポイントをしぼることを意識するとよい。

### ●視覚的に伝える

　絵や写真などを使い，視覚的に伝えることも，理解をたすける。絵や写真が使えないときは，相手が視覚的にイメージできるように具体的に伝えたり，たとえを使ったりするとよい。「動脈硬化」という抽象的な言葉では，そのリスクが理解されにくい。しかし，「動脈硬化は，交通量が多くてアスファルトがひび割れた道路のようなものなので，血管が破れて心筋梗塞や脳梗塞になる危険がある」と，たとえ話で伝えるとわかりやすい。このように言語と非言語（視覚など）の両方で情報を伝えると，理解と記憶が促される。

## ●態度変化を促すために

　エビデンスを示すと説得力が高まり，受け手の態度変化が促される。エビデンスは統計的根拠とナラティブに大別できる。

### ●統計的根拠

　統計的根拠は，「女性が生涯でがんで死亡する確率は16％」「5年生存率20％」など，統計データに基づく数字である。また，「社会的証明」の項（▶46ページ）で述べた「ほかの人たちの行動を示した数字」（例：40代女性の2人に1人が乳がん検診を受けている）も統計的根拠である。

### ●ナラティブ

　体験者のエピソードなどは**ナラティブ** narrative とよばれ，説得力を高める。たとえば，「『菓子パンを食べない，階段を使う』という2つだけで5kg減量した人の体験談」などは，ダイエットを促す説得力が高いだろう。がんをわずらった芸能人が，メディアでがん検診の受診を呼びかけると，医療機関に受診者が殺到するという。共感をよぶストーリーは，興味を引き，わかりやすく，記憶に残り，説得力がある。

## ●記憶に残すために

### ●感情に訴える

　とてもうれしかったことやショックだったことは長く記憶しているものである。感情に強く訴えるメッセージは記憶に残りやすい。他者を説得するときは，望ましい行動をとることのメリットと，その行動をとらない場合のリスクやデメリットを強調して，感情に訴えると効果的である。たとえば，子宮頸がん検診の受診をすすめる場合，「子宮頸がんは早く見つけると10人のうち9人が

治る(メリット)が,発見が遅れると5人に1人しかたすからない(デメリット)」と感情に訴えると,記憶に残り,説得力も高まるだろう(グラフで視覚的に比較するとなおよい)。

## 2 精緻化見込みモデル

説得に対する人の反応はそれぞれである。同じ人物からの同じ内容の説得に対して,説得を受け入れ態度をかえる人がいる一方で,態度をかえない人もいる。その違いはどのようなプロセスで生まれているのか。ペティ Petty, R. E. とカシオッポ Cacioppo, J. A. の**精緻化見込みモデル** elaboration likelihood model [1]では,説得の受け手がどの程度よく考えるか(精緻化するか)によって,その人の説得のされ方が異なると考える(▶図3-2)。どの程度よく考えるかは,説得メッセージに対する個人的関与の度合いなどの動機と,よく考えるための能力に左右される。

▶ 中心ルートと周辺ルート

よく考えるための動機と能力が高い場合は,説得メッセージそのものに注意が向けられ,内容が吟味される。このプロセスは**中心ルート**とよばれる。一方,よく考えるための動機と能力が低い場合は,説得的メッセージの送り手の魅力,論拠の数,受け手の気分など(周辺的手がかり)の影響を受ける。このプロセスは**周辺ルート**とよばれる。

中心ルートで情報処理している相手に対しては,質の高い論拠を示し,メッセージそのものの説得力を高めるとよいと考えられる。一方,周辺ルートで情報処理している相手に対しては,気分などの周辺的手がかりに訴えて説得する

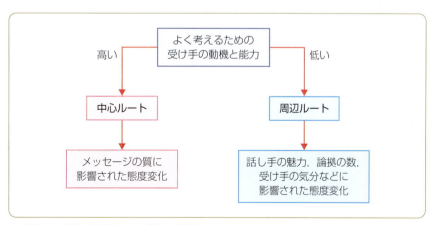

▶図 3-2　精緻化見込みモデルの概要

---

1) Petty, R. E. and Cacioppo, J. A.: The elaboration likelihood model of persuasion. In Berkowitz, L. (Ed.): *Advances in experimental social psychology, Vol. 19.* pp.123-205, Academic Press, 1986.

とよいと考えられる。

# C｜攻撃

　私たちの日常では，攻撃的に家族に八つあたりをしたあとに乗った電車で，見知らぬ人に席をゆずり援助することがある。世界では，戦争のかたわらで，人道支援が行われている。人は，他者を攻撃することもあれば，他者をたすけることもある。人は，なぜ，どのような場合に，他者を攻撃し，他者を援助するのか。人は生まれながらに援助的なのか，それとも生来，攻撃的なのか。本節と次節では，精神分析学や心理学などの知見をふまえ，攻撃行動と援助行動を入り口に，人間に対する考察を深めてみよう。

## ① 攻撃の要因

**攻撃とは ▶** 　ここでは，「他者に危害を加えようとする意図的な行動」を**攻撃**とよぶ。なぐる蹴るなどの身体的攻撃に限らず，暴言などの言語的攻撃，他者を孤立させるなどの関係的攻撃や，インターネット上の匿名（とくめい）の誹謗（ひぼう）中傷などの間接的攻撃も含む。「なぜ人は傷つけ合うのか」という本質的な問いに答えようと，人が攻撃的になる理由について，次のような仮説や理論が提唱されてきた。

### 1 内的衝動説──攻撃は本能

**攻撃本能説 ▶** 　フロイト Freud, S. は，人間の中には破壊や殺傷を求める衝動が存在する，つまり攻撃は本能であると主張した。フロイトの攻撃本能説は，**死の本能説**ともよばれる。

**エロスとタナトス ▶** 　フロイトは，人間には生の本能と死の本能があると考えた。生の本能は**エロス** eros，死の本能は**タナトス** thanatos とよばれる。生の本能は，生命体が成長し，自己を充実させるための意欲や願望などである。一方，死の本能は，みずからを破壊して死にいたらしめようとする自己破壊衝動である。人間の攻撃行動は，自身の生命を維持するために，死の本能の破壊衝動を他者に向けたものである，というのがフロイトの主張である。

**きずなと攻撃 ▶** 　さまざまな動物の行動を研究したローレンツ Lorenz, K. らも同様に，攻撃本能説を主張した。親しみや友情といったきずなは，攻撃衝動からお互いをまもるために生まれたとローレンツは考え，攻撃性は愛より古いと述べている。

### 2 情動発散説──攻撃は反応

**欲求不満説 ▶** 　会社でいやなことのあった男性が，家庭で妻や子どもに八つあたりする。こ

の例のように,「攻撃は不快な感情の表出や発散である」と主張するのが,**情動発散説**である。この立場の代表的な理論が,ダラード Dollard, J. らの**欲求不満説**である。欲求不満説では,ストレスなどの不快な経験が攻撃の動機を生み,不快な感情を発散するために攻撃行動がおきると考える。攻撃行動のほこ先は,多くの場合,不快感情の原因そのものではなく,家族への八つあたりなど,原因とは無関係な対象である。

攻撃動機を生むストレスはおもに2つある。1つは,不快な気温や空腹,睡眠不足などが原因の生理的欲求不満である。眠くてきげんがわるい,暑くてイライラするなどである。

▶疎外感と攻撃　もう1つが,人間関係などの社会的欲求不満である。生理的欲求不満より,社会的欲求不満のほうが,攻撃の原因となりやすい。社会的欲求不満は,「職場で上司に叱られた」などのストレスだけではない。人間関係に所属できない疎外感も,攻撃の動機となりうる。

なぜ,人間関係で感じる疎外感が,攻撃行動につながるのだろうか。人間は社会的動物であるといわれる。人間関係をもち,人間関係に所属することは,人の基本的欲求である。したがって,所属は快感情を生み,別離や疎外は不快感情を生む。その不快感情を発散するために,他者への攻撃行動がとられると考えられる。

## 3　社会的機能説——攻撃は手段

攻撃行動には強制力という機能があると主張したのが,テダスキー Tedeschi, J. T. である。テダスキーによると,攻撃行動には3つの目的がある。

▶攻撃の目的　1つ目の目的は,社会的な力,つまり他者への影響力をもつことである。日常生活では,衣食住などの資源を手に入れるために,おもに金銭の影響力が使われる。しかし,国家が軍事力で領土や資源を手に入れるなど,攻撃という手段が使われることもある。

2つ目の目的は,社会的アイデンティティ,つまり評判である。攻撃性が高いという評判によって,より大きな影響力を得るために,攻撃行動が顕示されることがある。

3つ目の目的は,社会的公正である。人は自分が不公正に扱われたと感じると怒りをいだく。怒りを喚起する不公正は2つに大別される。1つは,自分の権利などが無視され不公正に扱われたという個人的不満である。もう1つは,自分たちが大切にしている規範や価値が無視されたという共同的不満である。不公正によって生じるこうした不満が,報復や制裁という攻撃を動機づけることがある。

## ② 攻撃の抑制

**カタルシス ▶** フロイトやローレンツのいうように攻撃が本能なら，人の傷つけ合いはやめられないのだろうか。小説を読む，映画を見るなど，架空（かくう）の物語の中で激しい感情を体験し，現実生活での苦悩が軽減される精神の浄化作用のことを，**カタルシス** catharsis という。フロイトは，絵画や小説など芸術作品の創作や鑑賞をすることで，攻撃衝動を発散できると考えた。破滅的な芸術家や芸術作品が人々を魅了することがあるのは，私たちの中の死の本能が，芸術の中に自己破壊衝動のカタルシスを求めるためかもしれない。

**人間関係の構築 ▶** 前述の情動発散説では，疎外感が攻撃行動につながりうることを述べた。現代は人間関係が希薄（きはく）になっているといわれる。たとえば，日本のひとり世帯の割合は，1986 年の 18% から，2015 年の 27% へと増加している。地域の人間関係も希薄化している。ソーシャルネットワークなどでのつながりが増えた半面，そのなかの人間関係で疎外感を感じることもある。人間関係への所属を人の基本的欲求と考え，疎外を少なくしていくことは，人間関係を考えるうえで重要な視点だろう。

**たすけ合い・説得 ▶** 社会的機能説では，攻撃が強制の手段であることを述べた。しかし，攻撃による強制のかわりに，互恵性の規範に基づくたすけ合いや，説得的コミュニケーションで，問題を解決できることもあるだろう。日常の人間関係では，特別な場合を除き，手段としての攻撃が望ましくないことは，言うまでもない。

# D 援助

**援助行動とは ▶** 他者をたすける行動を**援助**という。援助行動の研究は，おもな関心を行動そのものに向け，見知らぬ他者間のかかわりをおもな研究対象とする。一方，第 12 章で解説するソーシャルサポート研究は，おもな関心を支え合いと心身の健康の関連に向け，既存の人間関係をおもな研究対象とする（▶252 ページ）。この章では前者の援助行動を扱う。

人は見知らぬ他者を援助することがある一方で，援助を求めている人がいるのに見て見ぬふりをすることもある。援助行動は，どのような場合に行われやすく，また行われにくいのだろうか。

## ① 傍観者効果

**援助行動の不成立 ▶** 1964 年 3 月 13 日の午前 3 時ごろ，アメリカのニューヨークで若い女性が暴漢（ぼうかん）におそわれ殺害される事件がおきた。女性は 35 分もの間，叫び声やうめき

声を上げながら，暴漢から逃げようとした。その姿を38人の人たちがアパートの窓から目撃していた。それにもかかわらず，誰ひとりとして彼女をたすけず，警察への通報もしなかった。

当時のマスメディアや評論家は，この事件に対して「たくさんの人がいたのに，なぜたすけなかったのか」と論評した。一方，ラタネ Latané, B. W. とダーリー Darley, J. M. は，事件の報告書を子細（しさい）に検討し，「多くの人が見ていたから，誰もたすけなかった」と解釈した。

**傍観者効果とは** ▶ 彼らはこんな実験を行った。実験の参加者が1人ずつ個室に入り，インターフォンを通してほかの参加者と討論をする。討論中に，参加者の1人が発作で苦しむ声がインターフォンから聞こえてくる。この緊急事態を廊下にいる実験者に知らせようとするかどうかと，知らせるまでの時間が測定された。その結果，苦しむ声をインターフォンごしに聞いているほかの参加者の数が多いと思っている場合ほど，報告率が低く，報告までの時間も長かった[1]。ラタネとダーリーは，このように傍観（ぼうかん）者がいることにより援助行動が抑制されることを**傍観者効果 bystander effect** とよび，効果が生じる過程として次の3つをあげた。

**[1] 他者に見られていることの効果** たすける行動をとった場合，その行動をほかの人たちにどう思われるかが心配で，たすけない。

**[2] 他者を見ていることの効果** ほかの人たちが行動しないのを見て，「誰もたすけようとしないのは，たいしたことではないからだろう」と考え，たすけない。

**[3] 責任の分散** 自分のほかにも見ている人たちがいるから，「自分がたすけなくても，誰かがたすけるだろう」と考え，1人ひとりの責任感が薄れ，たすけない。

**援助の求め方** ▶ 傍観者効果をふまえ，街中で気分がわるくなった場合など，緊急時の援助の効果的な求め方を考えてみよう。「誰かたすけてください」と不特定多数の人々にたすけを求めても，傍観者効果がはたらくため，援助行動が抑制されるかもしれない。人々のなかからある1人を選んで声をかけ，行動を具体的に依頼するとよい（例：「そこのスーツのあなた，救急車を呼んでください！」）。1人の人に依頼して，責任感に訴えることがポイントである。1人の人が援助行動をおこしたら，ほかの人たちも行動をおこしやすくなるだろう。

## ② 援助行動の心理的基盤

傍観者効果が示すように，人の援助行動はその場の状況の認知に影響される。とはいえ，多くの場合，私たちは困っている人を見れば動揺し，同情を感じる

---

[1] Darley, J. M. and Latané, B. W.：Bystander intervention in emergencies：Diffusion of responsibility. *Journal of Personality and Social Psychology*, 8(4)：377-383, 1968.

ものである。私たちはなぜ困っている人をたすけようと思うのだろうか。援助行動の心理的基盤に関する代表的な理論をもとに考えてみよう。

### 1 進化心理説

　**進化心理説**は，人類の進化の過程で援助の心が遺伝的に受け継がれてきたという説である。進化心理説では，人は遺伝的に近い血縁者に対して，遠い血縁者または非血縁者よりも多く援助すると考える。その一方で，人間は社会的動物であり，群れをつくり集団で生き残ってきたため，遠い血縁者または非血縁者に対しても援助することは，血縁者を生きのびさせるうえで有利であったとも考えられる。

### 2 社会的交換理論

　第2章でふれた**社会的交換理論**（▶28ページ）では，人が他者を援助するのはなんらかの見返りを期待しているからだと考える。援助行動には時間や労力などのコストがかかるため，援助行動によってコストに見合った報酬を得られると予想されたときに援助しようとする，という考え方である。この立場は第2章でふれた互恵性の規範（▶30ページ）を前提としている。

### 3 共感的利他性説

　進化心理説では身内を優先して援助し，社会的交換理論では見返りを期待して援助する。しかし，線路に落ちた赤の他人を命がけでたすけるなど，血縁も見返りも関係のない援助行動があるのも事実である。**共感的利他性説**では，困っている人の状況や感情に共感することにより，援助行動が行われると考える。この説は人に純粋な援助の心があると仮定しているといえよう。

### 4 不快解消説

　電車の座席に座っているとき，自分の前に苦しそうな顔で杖をついている人が立ったら，席をゆずろうと思うだろう。このような援助行動は，前述の共感的利他性説で説明できそうである。しかし，他者をたすけたいという利他的な援助にみえる行動のなかにも，実は自分自身のための利己的な動機から行われているものがあるかもしれない。人は困ったり苦しんだりしている他者を見ると苦痛を感じることがある。その苦痛を解消するために人をたすけると考えるのが，**不快解消説**である。

### 5 学習説

　「ほかの子におもちゃを貸してあげなさい」というように，私たちは子どものころから他者に親切にすることを教えられる。**学習説**では，人は子どものころからしつけや教育を通して援助することを学ぶと考える。ほかの子どもをた

すけて親や教師からほめられたり，ほかの子どもが援助行動をほめられるのを見たりして，援助行動の傾向が獲得されるという説である。

## ③ 援助要請

　　援助行動は，援助を求め受ける側と，援助を行う側でなりたっている。他者に援助を求めることを**援助要請**という。人は困ったときに必ずしも援助要請するわけではない。他者に援助を求めると，「自分で問題を解決できない」などの弱みを見せることにもなりかねない。そうした自我脅威（自分についての否定的情報）を回避するために，必要な援助を求めないこともある。また，社会には互恵性の規範があるため，「もしたすけてもらったら，お返しをしなくてはならない」という心理的負債を感じ，援助要請を控えることもある。援助要請を促進するには，自我脅威や心理的負債を軽減することが重要である。

## ④ 援助成果

　　「情けは人のためならず」という。人に親切にすれば，その相手のためになるだけでなく，やがては自分に恩恵が返ってくるから，誰にでも親切にせよ，という意味である。実際，人に親切にしたあとに，自分も元気になっていることがあるだろう。他者をたすけることによって，自分自身の問題が解決するなどの恩恵を**援助成果**という。なぜ他者をたすけることで，自分が恩恵を受けられるのか。ミドラルスキー Midlarsky, E. は5つの理由をあげている[1]。

- 自分自身の問題から注意をそらし，気をまぎらわすことができる。
- 自分の人生の意味や価値を感じられる。
- 自己評価を高めることができる。
- よい気分になれる。
- 他者や社会とつながっていると感じられる。

　　こうした理由から，援助者自身が幸福を感じる。また，リュボミルスキー Lyubomirsky, S. らが大学生を対象にした研究によると，6週間にわたり週のうちの1日で5つの親切な行為をした人たちは，幸福感が高まったという[2]。図3-3は，ミドラルスキーが仮定している，援助行動と幸福との関係である。他者を援助して幸福を感じると，他者を援助する動機が高まり，さらなる援助行動が生まれる。そして，その援助行動がまた幸福を生み，援助する動機が高まる，という良循環が生まれる。

---

1) Midlarsky, E.：Helping as coping. In Clark, M. S. (Ed.)：*Prosocial behavior*. pp.238-264, Sage Publication, 1991.
2) Lyubomirsky, S. et al.：Pursuing happiness：The architecture of sustainable change. *Review of General Psychology*, 9(2)：111-131, 2005.

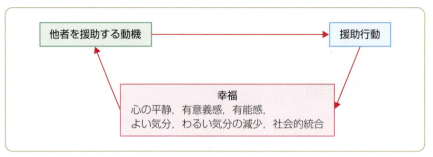

▶図 3-3　援助の動機，行動，幸福との相互関係

## ゼミナール
### 復習と課題

❶ 「A. 態度と態度変化」（▶42 ページ）で学んだ認知的不協和理論やサンクコストの誤りなどを，自分の対人行動にあてはめて考えてみよう。

❷ 「B. 説得的コミュニケーション」（▶44 ページ）で学んだ説得技法や理論が使われている身近な例を調べてみよう。また，その説得技法や理論を実際に使ってみよう。

❸ 「C. 攻撃」（▶52 ページ）で学んだ理論を，自分や身近な人の攻撃性にあてはめて考えてみよう。また，その攻撃性を抑制する方法を考えよう。

❹ 「D. 援助」（▶54 ページ）で学んだ傍観者効果の身近な例を考えてみよう。また，援助成果を感じた例を思い出してみよう。さらに，実際に援助行動をとって援助成果を感じてみよう。

参考文献
1) 今井芳昭：依頼と説得の心理学．サイエンス社，2006．
2) 大渕憲一：人を傷つける心――攻撃性の社会心理学．サイエンス社，2011．
3) カーネマン，D. 著，村井章子訳：ファースト＆スロー――あなたの意思はどのように決まるか？ 上・下．早川書房，2012．
4) 高木修：人を助ける心――援助行動の社会心理学．サイエンス社，1998．
5) チャルディーニ，R. B. 著，社会行動研究会訳：影響力の武器――なぜ人は動かされるのか，第 3 版．誠信書房，2014．
6) プラトカニス，A.・アロンソン，E. 著，社会行動研究会訳：プロパガンダ――広告・政治宣伝のからくりを見抜く．誠信書房，1998．

人間関係論

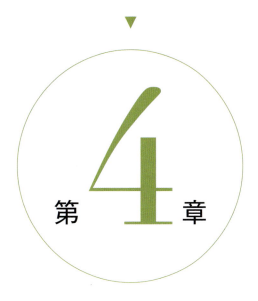

第4章

# 集団と個人

# 第4章 集団と個人

> **本章で学ぶこと**
> - 集団を理解するうえで重要なさまざまな特性を知る。
> - 集団が個人の行動や課題の遂行（すいこう）に与える影響を考える。
> - 問題解決や意思決定において，集団が個人に与える影響を考える。
> - リーダーとはなにかを知り，さまざまなリーダーシップのタイプとその影響を考える。

## A 集団の特性

**集団とは**　私たちは，ふだん生活するうえで，複数の人の集まりのなかで行動することがしばしばある。このような複数の人の集まりのうち，その成員（メンバー）がなんらかの共通した目標や課題のもとで，一定期間安定した関係を維持し，相互に影響を及ぼし合っている集まりのことを**集団**（グループ）という。たとえば，家族，学校のクラスや部活動，職場など，私たちはつねにさまざまな集団に所属している。このような集団は，規模や活動内容という点に違いがあっても，所属しているメンバーの間に相互作用があり，ある程度の期間にわたってそれが維持されるという共通点をもつ。

**群集との違い**　これに対して，同じ複数の人の集まりでも，交差点や駅のホームでの人の集まりなど，持続的な相互作用や共通した目標のない寄せ集めの場合には，集団ではなく，**群集**という。群集は，互いに空間的に近接しており（接近性），信号待ちや電車の到着など共通の関心事をもっているが（関心事），その共通の関心事が終わると消滅するそのとき限りのものであり（一時性），互いに見知らぬ人たちが偶然にそのときその場所に集まったものである（偶然性）。

**集団のもつ意味**　私たちは，多くの場合，複数の集団に同時に所属しているが，集団に所属する理由はそれぞれである。家族という集団の中で自分の居場所を得る，所属の欲求を満たす，「○○学校の学生」として肯定的な社会的アイデンティティを得る，同じ趣味をもった仲間と集まって情報を交換する，職場のプロジェクトで1人では達成できない目標を共同で達成するなど，それぞれの集団は私たちにとってさまざまな意味をもつ。

このような集団は，そのメンバーである個人としての私たちの考えや行動に大きな影響をもつことが知られている。個人への影響を考えるうえで重要な集団の特性について，いくつかみてみよう。

## ① 集団凝集性

**集団凝集性とは**　「このクラスはまとまりがよい」「まとまりがわるい」というような言い方を

しばしば耳にする。この「まとまり」に関係するのが**集団凝集性**である。所属するメンバーが、その集団を魅力的であると感じ、とどまりたいと思うような集団を凝集性の高い集団という。凝集性の高い集団では、メンバーが目標に向かって団結し、互いに協力し合う傾向が強い。このため、作業効率や課題の遂行が向上するなど、目標達成にプラスにはたらくことが多い。

集団同一視 ▶ では、凝集性は高ければ高いほどよいのだろうか。凝集性が高すぎる集団では、リーダーの意見が集団の中で強い影響力をもつなど、メンバーどうしが強く影響し合うことが多い。このため、あとで述べるような集団思考に陥りやすいともいわれている。また、自分を集団の一部のように考えて同一視する傾向(**集団同一視**)が強くなることもある。集団を客観的にみられなくなると、ほかの集団と比較して自分の集団をひいきする傾向があることが知られており、高すぎる集団凝集性はときに問題を引きおこすこともある。

## ② 集団規範

規範の種類 ▶ 第2章では社会規範についてふれた(▶37ページ)が、社会より通常は規模の小さい集団にも、その集団の規範がある。入学や転校などで、これまでとは異なる集団に新たなメンバーとして加わったとき、その集団に特有のルールにとまどったことはないだろうか。規範には、校則などのように成文化されたものもあるが、たとえば、売店のレジではどう並ぶか、新人看護師は会議でどの位置に座るかなどのように、どこにも書かれていなくてもメンバーの間では暗黙のうちに共有され、まもられている不文律のような規範もある。

集団規範とは ▶ このように、その集団のメンバーの間に共有される標準的な考え方や行動様式を**集団規範**という。社会規範と同様に、この規範を理解し、それに従って行動することによって、集団のメンバーとして認められて受け入れられる。逆にそれに反する行動をとることによって、たとえば校則違反の罰則のような処罰や注意を受けたり、陰口や無視のように暗黙の処罰を受けたりすることもある。

先にあげた集団凝集性が高い集団ほど、この集団規範が及ぼす影響は大きくなることが多い。また、集団規範は、それぞれ集団によって大きく異なることもあり、ある集団での常識がほかの集団では非常識になることもある。

## ③ 地位と役割

### 1 集団の構造化

集団では、活動を行うなかで作業の分業や専門化が進み、メンバーの間で地位や役割が細分化されるようになる。たとえば、学校のクラスでなにかを決める際に、より多く発言する人、積極的な行動をとる人、黙って従う人など、メ

ンバーの間に違いがおきる。これによって、たとえば、より発言力の強い積極的な人は重要な位置に、そうでない人は下の位置にというように、しだいにその集団におけるそれぞれのメンバーの位置が決まってくる。これを**集団の構造化**とよび、構造化によって集団にリーダーが生じるようになる。また、これは後述するコミュニケーションネットワークとも関連する。

## 2 役割

**集団内の役割とは▶** 集団のために各メンバーがそれぞれ行うことを期待された仕事を**役割**という。職場における業務の担当や、学校の委員会における委員長・副委員長・書記などのように役割が明文化されている場合もあれば、家族の中での家事の分担や友人どうしの集まりのように、決められた役割があるわけではないが集団をうまく機能させるための役割をそれぞれが獲得していく場合もある。このように集団の中で役割が分化し、メンバーがそれぞれの役割を果たすことによって、その集団の目標が効率よく達成されやすくなる。

**集団の安定性と葛藤▶** このような各メンバーの役割が明確であれば、第2章で学んだような役割内の葛藤（▶38ページ）はおきにくくなる。また、たとえば、ある業務を担当していた職員が退職してしまうなど、その役割をもっていたメンバーが集団から離れた場合でも、同じ役割を果たせるメンバーを補充しやすい。このため、集団の安定性にもつながる。

一方、私たちは多くの場合、同時に複数の集団に所属しているため、それぞれの集団における役割期待が相反することもある。たとえば、看護学生としては試験前のため勉強に時間を割かなければならないが、サークルのメンバーとしては試合に向けた練習に参加しなければならず、アルバイト先の飲食店の店員としては決められたシフトに仕事に入らなければならない。この結果として、役割間の葛藤を経験することがある（▶図4-1）。

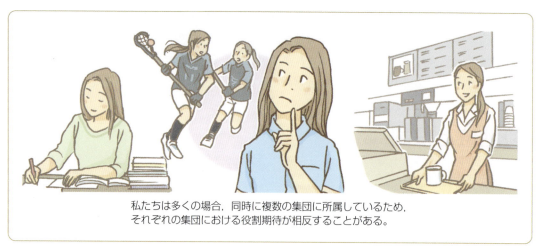

私たちは多くの場合、同時に複数の集団に所属しているため、それぞれの集団における役割期待が相反することがある。

▶図 4-1　さまざまな役割間の葛藤

# ④ コミュニケーションネットワーク

**ネットワークの型▶** 集団でのコミュニケーションは,メンバー間の凝集性を高め,課題遂行など集団の目標を達成していくうえで不可欠である。2者間の場合,コミュニケーションのネットワークは自分と相手との間だけのため単純であるが,集団が大きくなるほど複雑になる。このようなコミュニケーションネットワークの型も集団に影響を及ぼすことが知られている。

1950年代からバーヴェラス Bavelas, A. やリーヴィット Leavitt, H. J. は,集団におけるコミュニケーションネットワークに関するさまざまな実験を行い,その型の違いによる影響を検討している[1]。図4-2は,5人の集団でのコミュニケーションネットワークの型の例である。それぞれの型では,1人の人がコミュニケーションの中心となっている程度が異なり,そのようなネットワークの中心化の程度が個人や集団の機能に大きな影響をもつことが知られている。

**車輪型・鎖型▶** たとえば,車輪型のように,中心の1人に情報が集中する構造をもつ**中心化されたネットワーク**は,中心の人物から各メンバーに情報が伝達される。単純な課題の場合は,情報の伝達が正確で作業効率がよい一方,複雑な課題では中心の人物が情報を処理しきれなくなりかねない。また,メンバーが中心人物に依存してしまい,やる気や満足度が低くなりがちであることが指摘されている。鎖型は,両端のどちらかから情報が伝達される形になり,車輪型ほどは中心化されていないが,逆に情報の伝達に時間がかかりがちである。

**円環型・完全連結型▶** 一方,円環型,さらに完全連結型のような**分散化されたネットワーク**では,情報が均等に分散されるため,複雑な課題の場合に有利である。メンバーが平等にかかわれるため,やる気や満足度も高いとされる。一方で,中心がはっきりしないために,組織化が進みにくく,情報の統合や意思決定に時間がかかるという欠点もある。

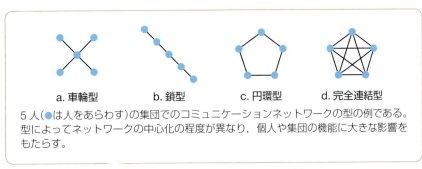

a. 車輪型　　b. 鎖型　　c. 円環型　　d. 完全連結型

5人（●は人をあらわす）の集団でのコミュニケーションネットワークの型の例である。型によってネットワークの中心化の程度が異なり,個人や集団の機能に大きな影響をもたらす。

▶ 図4-2　さまざまなコミュニケーションネットワークの型

---

1) Katz, N. et al.：Network theory and small groups. *Small Group Research*, 35(3)：307-332, 2004.

# B 集団での課題遂行

　図書館やカフェで勉強をしたり，数人の集団で1つの課題やレポートに取り組んだりした経験のある人は多いだろう。周囲に人がいることや複数で集まって課題を行うことは，1人で行う場合とどのような違いがあるのだろうか。それはすぐれた成果につながるのだろうか。

## ① 社会的促進と社会的抑制

**社会的促進 ▶**　1人で自分の部屋で勉強するよりも皆が勉強している図書館でやるほうがはかどったり，持久走で皆と走るほうが1人で走るよりもタイムがよくなったりすることがある。このように，一緒に行動したり，見物したりする人がいることによって，課題の遂行が促進されることを**社会的促進** social facilitation という。

**社会的抑制 ▶**　一方，周囲の他者の存在は，必ずしも課題の遂行を促進するとは限らない。まわりに人がいることによって気が散ったり，評価が気になったりするなど，逆に課題の遂行が阻害されることもある。これを**社会的抑制** social inhibition という。

**促進と抑制の関係性 ▶**　社会的促進と社会的抑制は，一見矛盾する現象のように思える。これはどのようなメカニズムでおこるのだろうか。

　シュミット Schmitt, B. H. らは実験で，単純な課題の場合には，他者がいることで課題遂行にかかる時間が短くなった（社会的促進）一方，課題が複雑な場合には，逆に他者がいるほうが課題遂行にかかる時間が長くなった（社会的抑制）ことを報告している[1]。

　これを，ザイアンス Zajonc, R. B. は**動因説**によって説明している。すなわち，同じ課題を行う人や観察者がそばにいると，生理的な覚醒水準が高まり，活動への積極性（動因）が強まると考えた。一般に，覚醒水準が高まると，その人のもつ反応の種類のうち，上位にあるものがおこりやすくなる。つまり，単純な課題では「問題に正解しうまく課題達成すること」，複雑な課題では「間違えること」がそれぞれの反応として上位にあるため，周囲に観察者がいて覚醒水準が高まった場合，単純な課題では成績が向上し，複雑な課題では低下すると考えることができる。

---

1) Schmitt, B. H. et al.：Mere presence and social facilitation：One more time. *Journal of Experimental Social Psychology*, 22(3)：242-248, 1986.

# ② 社会的手抜きと社会的補償

## 1 社会的手抜き

**社会的手抜きとは** ▶ 集団で一緒に課題や作業を行うとき，自分1人くらい少し手を抜いてもだいじょうぶと考えたことはないだろうか。全校で歌を歌うときはほとんど声を出さなかったり，大きな机を皆で運ぶときに支える力を抜いたりするなどである。とくに，個人の成果が明らかにならない場合，集団で行うことによって1人あたりの遂行量が，人数が多くなるほど低下する現象が知られている。これを**社会的手抜き** social loafing という。

ラタネ Latané, B. W. らは，実験で参加者に，5秒間できるだけ大きな拍手をする，または大きな声を出すという課題を実施させ，集団の人数をかえて，1人あたりの音の大きさを測定した[1]。その結果，図4-3に示すように集団の人数が増えるほど1人あたりの音の大きさは減少していたことが明らかになった。

**社会的手抜きの** ▶ このような社会的手抜きは，以下のような場合におきやすいとされる。
**おきやすい条件**
- 個人の作業結果が明らかになりにくく，他者の貢献度との比較がしにくい。

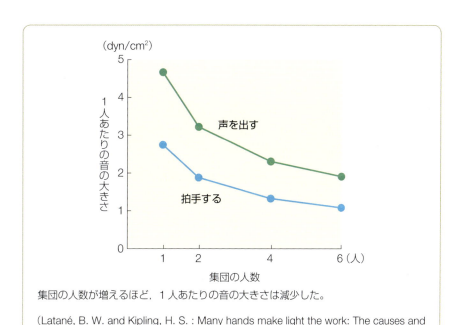

集団の人数が増えるほど，1人あたりの音の大きさは減少した。

(Latané, B. W. and Kipling, H. S. : Many hands make light the work: The causes and consequences of social loafing. *Journal of Personality and Social Psychology*, 37(6): 825, 1979 による)

▶ 図4-3 ラタネらによる社会的手抜きの実験結果

---

1) Latané, B. W. and Kipling, H. S.：Many hands make light the work：The causes and consequences of social loafing. *Journal of Personality and Social Psychology*, 37(6): 822-832, 1979.

- 集団サイズが大きい。
- 集団の課題や成績がその個人にとって重要ではない。
- ほかのメンバーが信頼できる（まかせてもよい）。

▶社会的手抜きの
　おきにくい条件

一方，男性に比べて女性，西洋文化圏（アメリカなど）の対象者より東洋文化圏（日本など）の対象者のほうが，社会的手抜きは少ないことも明らかになっている。さらに，親しい知人どうしの集団や個人が大切に思っている集団の場合にも社会的手抜きはおきにくくなる。

▶社会的手抜きの
　防止

では，集団で課題や業務を行う場合，このような社会的手抜きがおきるのを防ぐためにはどうしたらよいだろうか。上記のことから考えると，たとえば，集団で行う作業や課題であっても，1人ひとりの努力が期待されていることや各個人の役割を明確にし，個人の努力や成果が簡単に確認・評価できるようにすることは重要である。また，課題を魅力あるものにし，進んで取り組みたくなるようにしたり，集団の人間関係をよくし，凝集性を高めたりすることも社会的手抜きを減少させるのに役にたつだろう。

## 2 社会的補償

▶社会的補償とは

一方，集団で課題を行うことによって，個人がほかのメンバーの不足分を補うように，課題の遂行努力を増大させる場合もあることが知られている。これを**社会的補償** social compensation という。

ウィリアム Williams, K. D. らの実験では，対象者が2人ペアになり，「ナイフの使い道をできるだけ多く考えて紙に書く」という課題を行わせた[1]。実は，このペアのパートナーは実験協力者（サクラ）であり，開始前にペアの相手である対象者に「あまりまじめにやるつもりはない」（低期待条件），もしくは「精いっぱいがんばるつもりだ」（高期待条件）と告げる。これを，個人がいくつ書いたかが評価される場合（個別条件）と，ペアでいくつ書いたかが評価される場合（共同条件）の2つの条件で行う。この結果，それぞれの条件の群で出されたアイデア数の平均値が**表4-1**である。

▶社会的補償の
　おきやすい条件

ここからわかるように，相手のパートナーの努力が期待できないと思った低期待条件では，個別条件よりも共同条件のほうがより多くアイデアが出されている。すなわち，社会的補償がみられた。一方，相手のパートナーの努力が期待できると思った高期待条件では，個別条件より共同条件でアイデアの数が減るという社会的手抜きがおきたことが示された。

このような社会的補償は，集団サイズが比較的小さいとき，集団の成績がその個人にとって重要な意味をもっているとき，ほかのメンバーが信頼・期待で

---

1) Williams, K. D. and Karau, S. J.：Social loafing and social compensation：the effects of expectations of co-worker performance. *Journal of Personality and Social Psychology*, 61(4)：570-581, 1991.

▶表4-1 ウィリアムによる社会的手抜き・社会的補償の実験結果

| パートナーの努力 | 作業条件 | |
|---|---|---|
| | 個別評価 | 共同評価 |
| 低期待 | 24.45 | 29.20 |
| 高期待 | 31.30 | 22.61 |

各数値は各群で出されたアイデア数の平均値を示す。

きないときなどにおこりやすいとされる。

# C 集団での問題解決と意思決定

　集団は，その課題や目標を達成するために，ときとしてメンバーの態度や考えが集団にとって望ましいものになるようはたらきかけることがある。ここでは，集団が問題解決や意思決定においてどのように影響を与えているのか考えてみよう。

## ① 同調

**同調とは▶**　集団の中にいると，自分自身の意見や信念を曲げて，ほかのメンバーの意見に従ってしまうことがある。たとえば，あなたを含めて5人の仲間と昼食を食べに行く相談をしていて，あなた以外の4人が洋食にしようと口をそろえて言ったとする。このような場合，本当は和食がいいと思っていたとしても，言い出せずに洋食に賛成してしまうかもしれない。このような行動を**同調**という。

　これを示した実験がアッシュ Asch, S. E. の研究である[1]。この実験では，図4-4に示したような1本の基準となる線分(標準刺激)と同じ長さの線分を，3本の線分(比較刺激)の中から選択させるという課題を，8人の集団で行わせた。この8人のうち，7人はわざと間違った選択をするようあらかじめ指示を受けている実験協力者(サクラ)であり，本当の被験者は1人だけである。正解は明らかに②であるが，実験協力者である7人がつぎつぎに誤答する。すると，最後に回答を求められた被験者は，1人でこの課題を行ったときには確実に正答していたにもかかわらず，ほかの実験協力者たちの答えに引きずられて誤答するようになった。

---

1) Asch, S. E. : Group forces in the modification and distortion of judgment. In Asch, S. E. : *Social psychology*. pp.450-501, Prentice Hall, 1952.

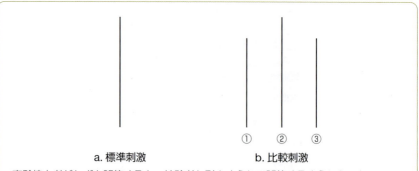

実験協力者がわざと誤答すると，被験者も引きずられて誤答するようになった。

(Asch, S. E. : Group forces in the modification and distortion of judgment. In Asch, S. E. : *Social psychology*. p.452, Prentice Hall, 1952による)

▶図4-4 アッシュによる同調の実験で用いた刺激（線分）

**同調のメカニズム**▶ どうしてこのような同調行動がおきるのだろうか。ドイチェ Deutsch, M. とジェラルド Gerard, H. B. は，この理由として情報的影響と規範的影響の２つをあげている。

### ●情報的影響

**情報的影響**とは，正しい判断を行いたいという動機に基づいている。多くの他者がとっている行動は正しいだろうという前提から，他者からの情報を受け入れることによる。これはとくに，判断が不確かな場合におこりやすいとされる。たとえば，自分の判断に自信がもてない場合に，まわりの人はどうしているかをそっと見まわしてみて，自分の判断や行動を決めたり，かえたりした経験がある人は多いだろう。

### ●規範的影響

一方，**規範的影響**は，他者から好かれたい，集団から逸脱したくないという動機に基づく。ほかのメンバーと違う判断や行動をすることで，集団の和を乱したり拒絶されたりすることを避けようとする。とくに，集団が目標を達成するためにメンバーが一致して行動することが必要とされる場合などに，集団の期待にそおうとして，同調行動をとりやすくなる。

**同調のおきやすい**▶ このような同調は，集団凝集性が高いほど，集団がある程度大きくなるほど
**条件** 多くなることが知られている。また，集団内で低い地位にある個人ほど同調行動をとりやすい。

同調がおきるためには，多数派が全員一致していることも重要である。アッシュの実験でも，実験協力者７人が全員一致で誤答したときに最も多く同調が

みられ，1人でも正答して全員一致がくずれると，真の被験者の同調行動は大幅に低下したとされる。つまり，個人の集団への同調は，単に集団が多数であるから生じるのではなく，多数派が一致した行動をとるときに，圧力が高まり同調がおこりやすくなると考えられる。

また，個人側の要因として，自尊感情が低い人や皆と仲よくしたいという親和欲求が強い人は同調しやすいことが知られている。

## ② 少数者の影響

**少数者が影響を与える可能性** ▶ それでは，集団の中の**少数派**は，多数派に影響を与えることができないのだろうか。集団の中の少数者が集団全体の意見をかえさせるという，同調とは逆の影響に注目したのがモスコヴィッチ Moscovici, S. らである。彼らは，6人で1グループとした実験参加者に対して，明るさの異なる6種類の青色のスライドを提示し，それが何色か回答させる実験を行った[1]。実験群では，この6人のグループのうち2人は実験協力者（サクラ）であり，特定のスライドについて，2人そろって必ず「緑」と答えるよう指示されていた。この結果，実験協力者がいない場合（対照群）では，「緑」という回答は 0.25％ しかなかったのに対し，実験協力者がいた場合（実験群）では，実験協力者を除いた真の実験参加者の回答のうち「緑」という回答が 8.42％ に上った。一方，実験協力者が「緑」と答えたり，「青」と答えたりする一貫性のない条件でも同様の実験を行ったところ，真の実験参加者による「緑」という回答は 1.25％ にとどまっていた。

**少数者が影響をもつ条件** ▶ この実験から，集団の中の少数者の主張が，その他の多数者の考えや判断に影響を与える可能性があることがわかる。一般に，少数者が影響力をもつためには，①確信に満ちた態度で一貫して自説を主張しつづけること，②主張する内容が論理的であり利害関係がないこと，③少数者の社会的属性がほかの成員と類似していることなどがあげられる。モスコヴィッチらの実験からもわかるように，ある点について一貫した態度で主張することで影響力は大きく異なる。また，それ以外の点では集団の多数者と共通した点も備えている（特定のスライド以外については皆と同じく「青」と回答している）ことで，自分たちとは違う"かわり者"ではなく，その集団に属するメンバーとして認識されていることも必要である。このような少数者による改革や革新は，実際に政治や企業などにおいてもしばしばおこっている。

**内的な態度変化** ▶ さらに，同調のような多数者の影響は個人の内的な変化を伴わない表面的な態度や行動の変化にとどまることが多いのに対して，少数者の影響は個人の中に認知的葛藤を引きおこし，表面的には変化がなくとも，内的な態度変化をも

---

1) Moscovici, S. et al.：Influence of a consistent minority on the responses of a majority in a color perception task. *Sociometry*, 32(4)：365-380, 1969.

たらすことがある。上記のモスコヴィッチらの実験で「緑」と回答しなかった実験参加者でも，別に行われた実験で，青から緑まで変化するさまざまな中間色のうち，どこからを「緑」とよぶかを測定したところ，「緑」と主張する少数者のいたグループの参加者では，「緑」と認識する色の範囲が広くなっていたことが明らかになっている[1]。

　学校や職場の集団でなにかをかえたいと思ったとき，はじめは同意してくれる仲間は少数かもしれない。しかし，上記のようなことに注意して集団にはたらきかけていくことによって，集団全体の考えや態度を変容させることも不可能ではないと考えられる。また，なかなか目に見える変化がない場合でも，はたらきかけはむだではなく，集団における多数派の個人の内部で少しずつ変化がおきている可能性もある。

## ③ 集団による意思決定

　「3人寄れば文殊の知恵」ということわざがある。個人よりも集団のほうが，つねにすぐれた意思決定ができるのだろうか。

**リスキーシフト▶**　集団で意思決定を行うと，個人で行った場合に比べ，決定がよりリスクの高いものになる（**リスキーシフト** risky shift）という指摘がある。ウォラック Wallach, M. A. らは，これを示すために次の実験を行った[2]。

　実験参加者は，「ある電気技師が，そこそこの給料の現在の会社にとどまるか，給料はいまよりかなり高いが長期雇用の保証のない別の会社に転職するか」「重い心臓病患者が，このまま手術をせずに窮屈で制約の多い生活に甘んじるか，成功すれば完治するが失敗すれば命を失うかも知れない手術を受けるか」のような，「安全だが魅力に乏しい選択肢」と「魅力的だがリスクを伴う選択肢」のどちらかを選ぶといういくつかの状況を与えられる。そして，リスクを伴う選択肢の成功の確率が何割以上であればそれを選ぶかをたずねられる。実験参加者は，①それぞれ個別に回答したうえで（討議前個人決定），②6人1組で話し合いをして全員の共通見解を出し（集団決定），③再び個人ごとに回答した（討議後個人決定）。その結果，多くの場合，集団決定（②）は討議前個人決定（①）の平均よりもリスクの高いものになっており，討議後個人決定（③）も討議前個人決定（①）よりリスクの高い方向に変化していた。

**コーシャスシフト▶**　その後，多数の研究が行われ，集団での決定が必ずリスクの高い方向に傾くわけでなく，より安全な保守的な方向に傾く場合もあることも指摘されている（**コーシャスシフト** cautious shift）。

---

1) Moscovici, S. et al.：上掲論文.
2) Wallach, M. A. et al.：Group influence on individual risk taking. *Journal of Abnormal Psychology*, 65：75-86, 1962.

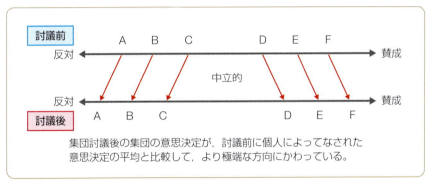

▶図 4-5　集団極性化のイメージ

**集団極性化**　　リスキーシフトとコーシャスシフトに共通するのは，集団討議後の集団の意思決定が，討議前に個人によってなされた意思決定の平均と比較して，より極端な方向にかわっているということである。このような現象を**集団極性化**という（▶図 4-5）。

**集団極性化がおこりやすい条件**　　集団極性化がおこりやすいのは，集団のメンバーがもともともっている考えや価値観が似ている場合である。集団で話し合うとき，自分の考えや意見の正しさにある程度の自信はあっても，迷いや不安を感じていることもある。集団の中で，似たような考えのメンバーと話し合いをすると，なぜそのほうがよいのか自分が思いつかなかった理由に気づいたり，お互いの意見を支持し合ったりすることによって，もとの考えがより強化され，確信をもつようになる。この結果，集団討議後の決定は，メンバーがもともともっていた意見よりもさらに極端なものになりがちなのである。

## ④ 集団思考

**集団思考とは**　　1986 年，スペースシャトルのチャレンジャー号は発射からまもなく爆発し，乗組員全員が死亡するという痛ましい事故がおきた。この事故は，シャトル本体に取りつけられていた固体燃料補助ロケットブースターのシール部品（O リング）が，低温のために弾性を喪失し，不ぐあいを生じたことが直接の原因とされている。しかし，事故原因の調査過程で，O リングをつくった会社の技術者は，低温下での発射の危険性を認識しており，NASA（アメリカ航空宇宙局）に対して当日の打ち上げ中止を進言していたが，受け入れられなかったことが明らかになった。NASA では，問題点や意見の不一致については解決するまで議論すべきであるとされ，打ち上げにあたっても関係者全員の賛同を必要としていた。にもかかわらず，事故を懸念する意見は取り下げられ，なんの対策もしないまま打ち上げにいたってしまった。ここから，NASA での意思決定が，**集団思考**に陥っていた可能性が指摘された。

このように，集団による意思決定が，必ずしもすぐれた解決方法や決定に結びつかないことがある。集団思考とは，集団内の意見の一致を重視するあまり，とりうる可能性のあるすべての行動を客観的に評価しようとしなくなる思考様式のことをさす。NASAの例のように，本来，能力も高く思慮深いはずの個人が，集団になることで逆に愚かな決定をしてしまうことがある。このような集団思考は，集団の凝集性が高い場合，集団が外部から隔離されている場合，外的な脅威が存在する場合などにおこりやすいとされる。

**集団思考の防止 ▶**　それでは，集団思考を防ぐためにはどうしたらよいのだろうか。完全に防ぐことはむずかしいが，集団思考をおきにくくする方法はある。たとえば，集団で話し合う際，リーダーが批判的な評価者となり，メンバーが異なる意見を出しやすくする，リーダーの意見は強い影響をもちやすいので，最初からかたよった立場にあることを明らかにしないなどが考えられる。大きめの集団なら，いくつかのグループに分けて小グループごとに同じ問題について意思決定させるなど，集団における話し合いの仕方を工夫することもできる。また，集団での意思決定では，集団思考がおきる可能性を自覚することも重要である。

# D リーダーシップ

**リーダーシップ とは ▶**　リーダーシップとは，集団の目標を達成し，集団を維持・強化するために，集団内のあるメンバーがほかのメンバーの行動に対して肯定的な影響を及ぼす過程である。集団には，通常，公式・非公式のリーダーが存在する。仲のよい友人どうしのような自然発生的な非公式の集団では，リーダーシップは，複数のメンバーに共有され，そのなかで最もリーダーシップを発揮するメンバーがリーダーであることが多い。一方，職場のような公式集団では，リーダーシップは，役職者に期待される役割行動となる。

**特性論 ▶**　リーダーは，ここまで述べてきたような集団の課題遂行や意思決定に大きな影響をもつと考えられている。そのため，1940年代ごろまで，「すぐれたリーダーには共通する**特性**がある」という考えのもと，どのような個人がすぐれたリーダーなのか，その特性を明らかにしようとする研究が行われてきた。年齢・身長・体重・体格・容貌などの身体要因，知能・運動能力・学力などの能力要因，自信・適応性・支配性・外向-内向性・対人感受性などの性格要因などである。しかし，必ずしも一貫した結果が得られなかった。

**行動論 ▶**　そのため，1950年代ごろから，「リーダーに生まれるのではなく，リーダーになる」という考えのもと，どのような**行動**が有効なリーダーをつくりあげるのか，リーダーの特性ではなく行動に焦点をあてた研究が行われるようになってきた。行動に着目したリーダーシップ理論では，多くの場合，リーダーシッ

プの機能を，課題・目標達成・生産性志向の機能と，集団維持・人間関係志向の機能の2つから説明している。集団がその目的を達成し，なりたっていくためには，その集団の目的である課題が達成されていくという機能と，集団を維持し，人間関係に配慮するという機能が必要である，という考えに基づく。そして，この双方を満たすのが，すぐれたリーダー行動であると考えられた。

## ① PM理論

　リーダーシップ行動論の1つが，社会心理学者の三隅によって提唱されたPM理論である。PMのPはperformance（目標達成機能），Mはmaintenance（集団維持機能）であり，リーダーシップの2つの機能をあらわしている。

**P機能▶**　P機能は，集団の目標達成を指向した機能で，課題解決に向けた目標設定や計画立案，メンバーへの指示や統率などにより目標を達成する行動である。たとえば，以下の[1]〜[4]などが含まれる。

[1] **計画性**　仕事を計画的かつスムーズに進める行動。
[2] **率先性・実行性**　問題時の的確な指示や決断行動，率先行動。
[3] **厳格性**　ミスのない質の高い仕事の要求行動。
[4] **教育的指導性**　メンバーの能力をのばし，成長させるための指導的行動。

**M機能▶**　一方，M機能は，集団のまとまりを維持し強化しようとする機能で，人間関係に配慮し，メンバーの意見を求めるなど，メンバーの満足度や凝集性を高める行動である。たとえば，以下の[1]〜[4]などが含まれる。

[1] **配慮性**　メンバーの意見に耳を傾ける行動やメンバーに対する配慮を示す行動。
[2] **信頼性**　メンバーを信頼する行動，メンバーから信頼される行動。
[3] **公平性**　メンバーを公平に扱う行動。
[4] **客観性**　メンバーの努力や結果を正しく評価する行動。

**4つの分類▶**　この2種類の機能の強弱によって，表4-2に示すような4つのタイプのリーダーシップを提示した。

▶表4-2　PM理論によるリーダーのタイプ

|  | M機能　強 | M機能　弱 |
|---|---|---|
| P機能　強 | PM型<br>（成果も上げ，集団もまとめる理想的タイプ） | P型<br>（成果は上げるが，人望がないタイプ） |
| P機能　弱 | M型<br>（人望はあるが，短期の成果は出にくいタイプ） | pm型<br>（リーダーとしての役割を果たさない放任タイプ） |

### ● PM 型

　P機能とM機能がともに強い，最も望ましいリーダーのタイプである。目標を明確に示し，メンバーが仕事に積極的に取り組むようにするため，成果を上げられるとともに，集団内の人間関係にも注意をはらうため，集団としてのまとまりもよい。集団の課題達成の成績と人間関係の両面に最もすぐれている。

### ● P 型

　P機能は強いが，M機能が弱いリーダーで，目標を明確に示し，成果を上げるが，集団をまとめる力が弱い。このため，課題達成という面でよいリーダーであり，成果は上げるが人望がないタイプである。このタイプのリーダーは，短期で達成しなければならない課題があるときなど，短期的にはすぐれているが，集団内の人間関係がわるくなりがちであるため，長期的にはよくないとされる。

### ● M 型

　P機能は弱く，M機能が強いリーダーで，集団内の人間関係を調整し，集団をまとめる力はあるが，集団の課題達成に向けた取り組みが明確でないため，メンバーの取り組みが消極的で，成果を上げる力が弱い。メンバーからの人望はあるが，仕事はいまひとつというタイプである。とくに短期間で成果を出すことは苦手である。しかし，メンバーどうしの人間関係がよく，集団のまとまりがよいため，長期的にはP型よりも成果が上がるともされる。

### ● pm 型

　P機能とM機能のいずれも弱いリーダーであり，成果を上げる力も，集団をまとめる力も弱い。くじ引きなどで押しつけられてリーダーになり，やる気のないままかたちだけ引き受けた場合などにおこりうる。集団の人間関係についてリーダーの機能を果たさないため，メンバーは課題達成に消極的になり，やる気も低く，人間関係もよくない。

　これらの分類に基づいて，実際に三隅らは，①生産性の高い集団のリーダー（職場の監督者）にPM型が多く，生産性の低い集団のリーダーにpm型が多いこと，②集団のモラール（やる気や満足度）は，PM型で最も高く，ついでM型であり，P型，pm型のリーダーのもとでは著しく低くなっていることなどを示している[1]。

---

1) 三隅二不二ほか：組織体のPM式管理・監督行動類型が，生産性とモラールにおよぼす効果に関する実証的研究．教育・社会心理学研究 6(2)：111-123, 1967.

## ② 状況に応じたリーダーシップ

**状況に着目▶** 一方で，特定のタイプのリーダーがつねにすぐれているというわけではないこともしだいに明らかになってきた。たとえば日常的な病棟での業務を円滑に運営するために期待されるリーダーシップと，災害や医療事故など緊急事態に対処する場合に必要とされるリーダーシップは異なるだろう。1970年代ごろになると，すぐれたリーダーシップは**状況に依存する**という考え方に基づき，変化する状況に対応するためのリーダーシップ理論が提唱されてきた。

**状況対応理論▶** この1つに，ハーシー Hersey, P. とブランチャード Blanchard, K. H. による**状況対応理論** Situational Leadership(SL) Model がある[1]。これは，すぐれたリーダーは，個々のメンバーの能力や意欲といった状況を理解し，きちんと評価したうえで，その能力や意欲に対応できる柔軟性とスキルをもつべきであるという前提にたっている。そのため，状況対応理論では，メンバーの能力や意欲などの成熟度に着目し，それに応じて，すぐれたリーダーシップのあり方を論じている。

この状況対応理論も，先のPM理論をはじめとするリーダーシップ行動論と同様に，目標達成機能と集団維持機能に似た2つの方向のリーダーシップ機能を軸としたモデルになっている。ここでは，それを業務志向（指示的行動）と関係志向（協労的行動）としている。

**業務志向（指示的行動）**とは，個々のメンバーがなにを，いつ，どこで，どのようにして業務を達成するかについて，リーダーが説明するという一方向的なコミュニケーションをとる機能である。

**関係志向（協労的行動）**とは，リーダーが社会的・情緒的なサポートを提供したり，行動を促したりする双方向的なコミュニケーションをとる機能である。

**4つの分類▶** ここから，図4-6のように，業務志向と関係志向の2つの機能がそれぞれ高いか低いかの組み合わせによって4つのリーダーシップの型(S1〜S4)を示し，メンバーの成熟度(R1〜R4)がどのような場合にどのリーダーシップの型がすぐれているかを論じている。メンバーの成熟度は，ある仕事を行ううえで自分がとるべき行動を責任もって決めるメンバーの能力や意欲である。

### ● S1：指示的リーダーシップ

リーダーの指示的行動が高く，協労的行動が低い。具体的な指示を与え，メンバーの行動をしっかり監督する。メンバーが未熟である場合，すなわちメンバーの能力が十分でなく，意欲や自信も低い場合(R1)に有効である。

---

[1] Hersey, P. and Blanchard, K. H. : *Management of organizational behavior : Utilizing human resources, 5th ed.* pp.169-201, Prentice Hall, 1988.

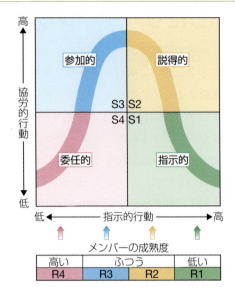

指示的行動と協労的行動の程度に応じて，指示的リーダーシップ，説得的リーダーシップ，参加的リーダーシップ，委任的リーダーシップに分けられる。

(Hersey, P. and Blanchard, K. H. : *Management of organizational behavior : Utilizing human resources*, 5th ed. p.171, Prentice Hall, 1988による，一部改変)

▶図4-6　状況対応理論による4つのリーダーシップ

### ●S2：説得的リーダーシップ

リーダーの指示的行動が高く，協労的行動も高い。自分の判断を説明し，質問させるようにする。メンバーの能力が十分でないが，意欲や自信は高い場合（R2）に有効である。

### ●S3：参加的リーダーシップ

リーダーの指示的行動が低く，協労的行動が高い。考えを共有し，意思決定や判断を促す。メンバーの能力はあるが，意欲や自信が低い場合（R3）に有効である。

### ●S4：委任的リーダーシップ

リーダーの指示的行動が低く，協労的行動も低い。意思決定や実行の責任をメンバーにまかせる。メンバーが成熟している場合，つまりメンバーの能力があり，意欲や自信も高い場合（R4）に有効である。

**看護師とリーダーシップ**　ここまでみてきたように，リーダーが集団による課題や業務，またその集団に属する個人に与える影響は大きい。看護職においても，リーダーシップのタ

イプがメンバーの仕事満足度や健康，生産性などに与える影響を検討した研究がこれまで数多く行われており，リーダーシップのタイプによってメンバーや職場環境にさまざまな影響があることが明らかになっている。とくに，人間関係に重きをおいたリーダーシップのタイプが看護師の仕事満足度につながっていることが示されており，業務遂行に重きをおいたリーダーシップのタイプだけでは不十分であることが指摘されている[1]。

　自分がおかれた集団のリーダーがどのようなタイプなのかを知っておくことでリーダーとの摩擦（まさつ）を回避したり，逆に自分がリーダーになった場合に自分がどのようなタイプでなにが得意でなにが足りないか，それが集団の状況とあっているのかを考えることで，ほかのメンバーからの協力を得られるなど，働きやすい人間関係や職場環境をつくるために役にたつかもしれない。

## ゼミナール
### 復習と課題

❶ 家族・学校・サークルなど，あなたが所属している集団をあげてみよう。そこでのコミュニケーションネットワークはどのような構造をしているだろうか。

❷ これまで集団で課題や作業を行った経験を思い出してみよう。社会的手抜き・社会的補償がおきたことはあっただろうか。それはなぜおきたのか検討してみよう。

❸ これまであなたが経験した集団でみられたすぐれたリーダー，すぐれていないリーダーの例をあげてみよう。この章で学んだリーダーシップの理論をもとに，なぜすぐれていたのか，なぜすぐれていなかったのか説明してみよう。

**参考文献**
1) 安藤清志ほか：社会心理学（現代社会学入門 4），岩波書店，1995.
2) 杉本なおみ・小井川悦子：看護管理に活かすグループ・コミュニケーションの考え方，日本看護協会出版会，2008.
3) 山口裕幸：チームワークの心理学──より良い集団づくりをめざして，サイエンス社，2008.

---

1) Cummings, G. G. et al.：Leadership styles and outcome patterns for the nursing workforce and work environment：a systematic review. *International Journal of Nursing Studies*, 47(3)：363-385, 2010.

# 第2部
# 人間関係をつくる理論と技法

# 第2部

## Introduction

　第2部では，とくに他者を理解し，人間関係をつくるために役にたつ理論や技法に焦点をあてて学ぶ。人間関係を形成するための，最も基本的な手段の1つがコミュニケーションである。人間と人間，あるいは人間と社会との間の相互関係という複雑な現象を理解するうえで，コミュニケーションについて理解しておくことは不可欠である。

　第5章では，コミュニケーションがどのような特徴をもち，どのような機能を果たすのかを理解したうえで，1対1の対面でのコミュニケーションから，集団や組織，マスメディアやインターネットを通じたコミュニケーションまで，さまざまなかたちのコミュニケーションについて考える。

　第6章からは，代表的な対人関係の理論と技法を取り上げて紹介し，看護の領域においてどのように応用可能であるかを考えていく。第6章ではカウンセリングと心理療法，第7章ではコーチング，第8章ではアサーティブ-コミュニケーションを扱う。看護における応用についてイメージしやすいよう，できるだけ具体的な例を示しながら解説している。

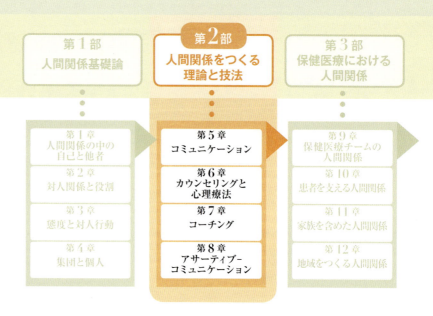

人間関係論

第5章

コミュニケーション

## 第5章 コミュニケーション

**本章で学ぶこと**
- □ 人間関係を形成するための基本的な手段であるコミュニケーションのしくみを理解する。
- □ 対人コミュニケーションにはどのような伝達経路があるかを知り，それぞれの伝達経路の特徴を理解する。
- □ マスメディアを通じたコミュニケーションの特徴と影響について理解する。
- □ 新しい ICT によるコミュニケーションの特徴を知り，その利点と課題について考える。

# A コミュニケーションとは

「あの人はコミュニケーション能力が高い」「この職場はコミュニケーションがわるい」などという言い方をよく耳にする。英語の communication をカタカナ表記した**コミュニケーション**という言葉は，私たちの生活の中でなにげなく用いられているが，そもそもコミュニケーションとはなんだろうか。

## ① コミュニケーションの定義

**多義性と語源** ▶ コミュニケーションの日本語訳としては，伝達，やりとり，通信，情報，連絡，伝染などがあり，文脈によってさまざまに翻訳されている。コミュニケーションの語源は，ラテン語の Communus（コミュナス）であるとされる。Communus とは，「共通する，共有の」という意味をもつ語である。ここから，コミュニケーションとは単に伝えるということだけでなく，それによってなにかが共有されていく過程であり結果であるという意味を含む語であると考えられる。

**メッセージの** ▶ 一般に，コミュニケーションとは，記号化された情報（メッセージ）の送信と，
**送信・受信** それを受信して解読する過程であるとされる（▶図5-1）。

ここでは，送り手がある目的をもった情報を発信・伝達しようとして「メッセージ」を形成し（記号化），なんらかの「伝達経路（チャネル）」を使って送信する。この「メッセージ」を受け手が受け取り，解釈することによって（解読），コミュニケーションが成立する。多くの場合，「メッセージ」を受け取った受け手は，それに対してなんらかの反応である「メッセージ」を，今度は送り手となって発信し，もとの送り手が今度は受け手としてそれを受け取り解釈する（フィードバック）。このプロセスの繰り返しで，コミュニケーションはなりたっていると考えられる。

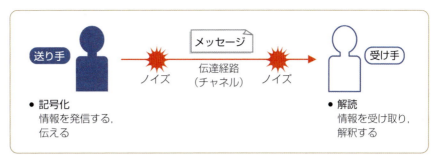

▶図5-1　コミュニケーションのモデル

送信・受信の担い手 ▶ この送り手・受け手は個人に限らない。テレビや新聞のようなマスメディアが送り手となって、受け手である不特定多数の視聴者や読者に向かって情報を発信したり、授業や講演会で1人の講師が多数の学生や聴衆に向かって話したりすることもある。

保健医療での重要性 ▶ いずれの場合でも、コミュニケーションとは、送り手と受け手との間で、チャネルを通じてなんらかのメッセージが伝わり、受けとめられていくこと、送り手と受け手が共通の意味を理解し、共有していくプロセスであると考えられる。保健医療においても、患者と医療者とのコミュニケーションは、治療を行うための信頼関係を構築し、必要な情報をやりとりし、患者の治療への参加や健康の管理を促進していくための重要な手段になっている。

## ② コミュニケーションの目標

コミュニケーションには、大きく2つの目標があるとされる[1]。

相手をかえる ▶ 1つ目は、コミュニケーションを通して、相手の認知の構造や感情・行動をかえようとするという目標である。たとえば、第3章で学んだ説得的コミュニケーションはこれに含まれるだろう（▶44ページ）。説得的コミュニケーションでは、受け手に対して知識や情報を伝えることで、目的とする態度や行動を生み出そうとする。商品を売り込み、購買行動をおこそうとするテレビコマーシャルなどもそうであるし、食事指導や服薬指導などの患者教育、禁煙キャンペーンなど保健医療におけるコミュニケーションにもこの目標に基づくものは多くみられる。このコミュニケーションでは、送り手が受け手の前提に合わせて、メッセージを送るという一方向におもな焦点がある。

相手と共有する ▶ 2つ目は、経験や感情や知識や意見を相手と共有しようとするものである。その場や時間を共有することに意味がある、茶飲み話のようなとりとめもないおしゃべりはこちらに入るだろう。ここでは、1つ目の説得の達成のように、

---

1) 池田謙一：社会科学の理論とモデル5——コミュニケーション．東京大学出版会，2000．

一方向的に送り手が意図をもってメッセージを伝えるというよりは，お互いの間で，その考えや行動が正しい，本当であると受けとめられていくことが中心となる。すなわち，送り手と受け手の間の共有を通じて，社会的なリアリティが形成される。医療，とりわけ看護師と患者とのコミュニケーションでは，こちらの目標に基づくコミュニケーションが大きな意味をもつことも多い。

# B 対人コミュニケーション

　人間は関係的存在であることを第1章で述べた（▶4ページ）。他者との関係を築き，維持していくことは，私たちが社会のなかで生きていくうえで不可欠である。このような社会的関係を形成する基礎となる行動がコミュニケーションであり，私たちはコミュニケーションを通じて，他者とかかわり，社会的な関係を構築している。

## ① コミュニケーションの機能

　パターソン Patterson, M. L. をもとに，大坊は，コミュニケーションには次の5つの機能があるとしている[1,2]。

**[1] 情報を提供する**　意図的に知識・情報などのメッセージを相手に伝えるという基本的機能である。言葉による説明として伝えられることもあれば，表情やジェスチャーなどによって伝えられることもある。

**[2] 相互作用を調整する**　相手との相互作用を成立させたり，促進させたりする。相互作用の構造を規定する静的特徴（対人距離，姿勢など）と，変化をあらわす動的特徴（表情，視線など），会話の方向転換を円滑に進める側面（声の高低，イントネーションなど）がある。

**[3] 親密さをあらわす**　相手に応じたレベルの親密さをあらわす。親密さとは，相手との一体性，相手への開放性の程度であり，親密さが増大すると，相手への好意や愛情，関心が増大する。親密な相手に対しては，言葉づかいなどの言語的コミュニケーションも変化するし，視線や接触が多くなるなど，非言語的コミュニケーション行動が活発化する傾向がある。

**[4] 社会的コントロールを実行する**　相手との関係における地位に応じたコミュニケーションをとることで，他者への影響力をはたらかせる機能である。

---

1) パターソン，M. L. 著，工藤力監訳：非言語コミュニケーションの基礎理論．誠信書房，1995．
2) 大坊郁夫：しぐさのコミュニケーション――人は親しみをどう伝えあうか（セレクション社会心理学14）．サイエンス社，1998．

上司と部下など，地位や役割の差はコミュニケーションに反映されやすい。

**[5] サービスや作業目標を促進する**　親密さや社会的コントロールのように相手に対する動機に基づくものではなく，あるサービスや仕事上の目標を達成しようとする機能である。医師や看護師が職務として患者の身体に触れることなどはこれにあたり，役割や状況の規範によって左右される。

もちろん，あるコミュニケーション行動はこれらのうちのどれか1つの機能だけを担っているわけでなく，複数の機能にかかわっていることが多い。このため，これらの複合的なあらわれとして考えることが重要である。

## ② コミュニケーションのチャネル

コミュニケーションにはさまざまな伝達経路（チャネル）があり，相互に関連しながら作用している。このチャネルの違いを考える際，よく用いられる分類が，言葉を用いる言語的コミュニケーションと，それ以外の非言語的コミュニケーションである。さらに，音声を用いるかどうかと合わせて，**表5-1**のように分類することができる。

### 1 言語的コミュニケーション

意図的・意識的 ▶　言語的コミュニケーションは，発言の内容・意味そのものである。抽象的な情報や論理的な情報を伝達したり，説明したりするために有効である。言語的コミュニケーションは，一般的に意図的で，意識的に操作されていることが多い。もちろん，思わずポロリと本音が出てしまったり，うっかり失言をしてしまったりすることもあるが，非言語的コミュニケーションと比較すると，本人の意思によってコントロールしやすい。このため，うそをついたり，本当のことを隠したりする手段にもなると考えられている。

▶ 表5-1　対人コミュニケーションのチャネルの分類

| | 音声的 | 非音声的 | |
|---|---|---|---|
| 言語的 | ●口頭言語<br>・言葉の内容・意味 | ●書記言語，手話<br>・言葉の内容・意味 | |
| 非言語的 | ●準言語的コミュニケーション<br>・声の高さ，大きさ<br>・話す速度<br>・抑揚<br>・間のとり方　など | ●身体動作<br>・表情，視線<br>・身振り，ジェスチャー<br>・姿勢　など<br>●接触行動<br>・握手，スキンシップ　など<br>●身体的特徴<br>・容貌，体型<br>・頭髪や皮膚の色　など | ●空間的距離・位置<br>・対人距離，着席位置　など<br>●人工物<br>・衣服，化粧，香水<br>・アクセサリー　など<br>●環境<br>・照明，温度，インテリア　など |

## 2 非言語的コミュニケーション

**準言語的・非音声的** ▶ 非言語的コミュニケーションには，準言語的コミュニケーションとよばれる声の高さや速度，間のとり方などの音声的チャネルを通じたものと，身体動作，接触行動，身体的特徴，空間的距離や位置，衣服や化粧など人工物の使用，物理的環境などの非音声的チャネルを通じたものが含まれる。

　非言語的コミュニケーションは，おもに個人のもつ感情や対人的な態度を伝えるうえでとくに重要であり，第一印象や人間関係の構築に大きな影響をもつとされる。あいさつの際のちょっとした笑顔で「やさしそう」「話しやすそう」と思われたり，ボタンが外れていたりしわの目だつ白衣で「だらしない」「不注意な人」と評価されるなど，言葉を発する前から非言語的に伝わって，相手に受け取られ，解釈されることも多い。

**無意識的・本音** ▶ また，言語的コミュニケーションと比べて，本人の意思によってコントロールしにくいという特徴があり，無意識の本音が出やすいと考えられている。人前で話をする際，緊張して知らず知らずのうちに髪の毛を触ってしまったり，うそをつこうとすると，相手の顔を見て話ができず，つい視線が泳いでしまったりした経験はないだろうか。

　言語的コミュニケーションと非言語的コミュニケーションが伝えるメッセージに乖離がある場合，非言語的コミュニケーションが伝えるメッセージが，本音として受け取られることが多い。たとえば，患者の話を聴く際に，「なにか心配なことや気になることがあったら，なんでも話してくださいね」と言いながら，ちらちら時計を見たり，カチカチとボールペンをいじったりする様子が伝わると，非言語的コミュニケーションが伝えるメッセージ（「そろそろ話を切りあげたい」「あまりたいした話ではない」など）が本音として伝わりかねない。さらに，言語的コミュニケーションと非言語的コミュニケーションから伝わるメッセージが食い違っていることで，裏表がある，うそをついているなど，不誠実で否定的な印象を与えかねない。

## ③ 口頭と書面によるコミュニケーション

　人とコミュニケーションをとる際，私たちは「直接会って話す」「電話をする」「メールする」などさまざまな手段を使う。「話すことは苦にならないけど，文章を書くのは苦手」など，同じコミュニケーションでも口頭と書面では異なる側面をもつ。ここでは，口頭と書面によるコミュニケーションの違いについて考えてみよう。

### 1 口頭でのコミュニケーション

**音声による伝達** ▶ 口頭でのコミュニケーションでは，言葉は音声によって伝えられる。対面，

電話やインターフォン，テレビ電話・会議などである。口頭でのコミュニケーションは，相手からのフィードバックがすぐに得られるため，活発なやりとりが可能で，非常に動的である。逆にいうと，メッセージの発信と受信が即時に行われるため，一度発信したメッセージ（言ってしまったこと）を取り消すことは不可能である。

**チャネルの種類** ▶ 対面であれば，前項であげた言語的・非言語的コミュニケーションのすべてのチャネルを使うことができる。電話やインターフォンでは，非音声的部分は失われるが，声の調子や強さなどの音声的情報は伝えることができる。このため，言葉による情報だけでなく，コミュニケーションが行われる場や雰囲気などを含めた非言語的コミュニケーションが重要な影響をもつ。これはとくに，情緒的・人間関係の問題を取り扱うとき，誤解を防ぎ，相手を説得したいときなどに有効である。

**時間的・空間的制限** ▶ 一方，口頭でのコミュニケーションでは，時間的・空間的制限が大きい。対面の場合は同じ時間と場所，電話やインターフォンでも同じ時間を共有しなければならない。それでも，相手とやりとりをしながらなにかを決めていく場合や，感情がからむ複雑な問題の場合には，口頭での話し合いのほうが効率がよく，有効であることが多いだろう。

**一回性・機密性** ▶ また，口頭でのコミュニケーションは，基本的には記録が残らない。話し合いの内容が忘れられてしまう，法的な証拠にはなりにくいという弱点でもある。逆に記録を残したくない場合には，最も機密を保ちやすいともいえる。

## 2 書面でのコミュニケーション

**文字による伝達** ▶ 一方，**書面でのコミュニケーション**では，言葉はおもに書かれた文字を読むことによって伝えられる。手紙，FAX，メールなどがその代表である。音声的部分は失われるが，図やグラフ，写真などの非言語的チャネルも使われることがある。メッセージを書き上げたあとに発信することになるため，書いてから発信するまでの間は修正や取り消しが可能である。

おもに言語的コミュニケーションによって伝えられるため，内容や論理的な構造が重要であり，論理的・明示的に書いていれば，内容についての誤解は生じにくい。一方で，感情的な側面が伝わりにくいため，微妙な人間関係の調整や情緒的なやりとりには不向きであると考えられる。記録に残るため，公的文書や法的な証拠として使うことができる。

**伝達時間の短縮** ▶ メッセージの発信から受信までにかかる時間は，手紙では長かったが，メールではこれが大幅に短縮された。すばやく返答することができるため，口頭でのコミュニケーションに近いかたちで用いられることもある。一度に複数の相手に対してメッセージを送信する機能や資料を添付する機能などもあり，ビジネスにおいても広く使われるようになった。ただし，口頭でのコミュニケーションと異なり，受け手がメッセージを受け取った（読んだ）かどうかは，それに

ついての返信があるまでわからない。

　以上のように，同じ対人コミュニケーションでも，コミュニケーションの手段によって伝わるものが異なることがある。それぞれの特徴を理解したうえで，そのコミュニケーションの目的に合った方法を用いることも重要である。

## ④ コミュニケーションのコンテクストと文化差

**コンテクストとは▶**　こうしたコミュニケーションのプロセス全体は，つねに**コンテクスト** context の中に埋め込まれている。コンテクストとは，「文脈」と訳されることもあるが，そのコミュニケーションが行われている背景にあるさまざまな状況的要因を意味し，メッセージの記号化，解読に大きな影響をもつ。たとえば，
「この間のあれ，どうした？」
「今週テストがあって……」
「あ，ぜんぜん急がないよ」
のような会話は私たちの生活の中でしばしば行われている。コンテクストを共有していない者にはなんのことかわからないが，1週間前に映画の DVD の貸し借りをした本人どうしの間では，
「この間の(1週間前に)あれ(私が貸した DVD)，どうした(もう見た)？」
「今週テストがあって(勉強しなければならなかったので見る時間がとれなかったから，もう少し借りていてもいい？)」
「あ，ぜんぜん急がない(からまだ借りていていい)よ」
というコミュニケーションとしてなりたっている。このように話し手と受け手の間で，コンテクストが共有されていればいるほど，言語化して伝えるメッセージは少なくてすむ。逆に，コンテクストが共有されていない状況で，こうしたコミュニケーションをとると，「あれってなに？」「テストがあったからなんなの？」ということになってしまう。

**高コンテクストと▶**
**低コンテクスト**　人類学者のホール Hall, E. T. は，**高コンテクスト**と**低コンテクスト**という概念を用いて，こうしたコミュニケーションの文化差を説明している[1]。高コンテクスト文化では，人々が深い人間関係で結ばれ，メンバーの間で情報が広く共有されているため，情報の多くは明確的に記号化されず，コンテクストに依存して伝えられ，解釈される。ここでは，言語的コミュニケーションよりも非言語的コミュニケーションが重要な意味をもつことも多い。一方，低コンテクスト文化では，メンバー間で共有されている前提や情報が少ないため，情報の多くは言語化され，明確な記号として発信される。

　一般に，個人主義が発達し，多民族国家であることの多い欧米諸国が低コン

---

1) Hall, E. T. : *Beyond Culture*. Anchor Books, 1981.

テクスト文化であるのに対し，日本は「以心伝心」「阿吽の呼吸」などという言葉にもあらわされるように，代表的な高コンテクスト文化とされる。「目は口ほどにものを言う」といわれるように，非言語的なコミュニケーションも重要視され，言われなくても「察する」「思いやる」ことのできる人こそコミュニケーション能力が高いとみなされる傾向がある。逆に，このコンテクストに依存したコミュニケーションができないと，「空気が読めない」と評価されてしまいかねない。その意味で，高コンテクスト文化においては，受け手側のメッセージを解釈する能力が大きく問われることが多い。一方，低コンテクスト文化においては，明確に表現されたメッセージを発信するための送り手側の記号化する力が重視される傾向がある。

**▶ 直接的な表現と間接的な表現**

　また，日本では，言語的に表現する場合でも，直接的な表現より，間接的な表現が好まれることが多い。たとえば，なにか頼みごとをされて断る際，「できません」とはっきり言わずに「それは少しむずかしそうです」などと婉曲的に表現し，相手に「むずかしい」から「できない」のだと解釈してもらうことを期待する。高コンテクストのコミュニケーションでは，メッセージの解釈において，言語化された部分よりも，非言語的表現や状況的な手がかりが重視されるため，これで十分伝わることが多い。一方，低コンテクストのやりとりにおいては，明示的に言語化された情報が重視され，行間にこめられた意味やニュアンスをくみとることはあまり期待されない。前述の例でも，実際に記号化されて伝えられているのは「少しむずかしそう」ということだけであり，「むずかしそうだがやってみる」「むずかしいが調整すればできる」という解釈もなりたつため，低コンテクスト文化では誤解をまねく可能性がより大きい。

　ただし，このような高コンテクスト文化-低コンテクスト文化という分類は，全体でみたときの相対的な差である。欧米諸国で高コンテクストのコミュニケーションが行われないわけではないのと同様に，日本でも低コンテクストのコミュニケーションが必要とされる場面があることに注意したい。

**▶ 医療におけるコンテクスト**

　とくに，医療におけるコミュニケーションでは，こうしたコンテクストの共有の程度に注意をはらう必要がある。患者と医療者とでは，専門的知識や用語の理解，病気に対するとらえ方が異なり，しばしばコミュニケーションのコンテクストが共有されていないことも多い。このため，医療者にとってはあたり前のことが患者には理解されていなかったり，よかれと思ってしたことが患者の気分を害してしまったりするなど，コミュニケーションがうまくいかないという事態がおこることもある。また，第9章で扱うが，医療者どうしの間でも，互いのコンテクストのズレから，医療事故につながりかねないコミュニケーションのエラーがおきてしまうこともある（▶174ページ）。

## ⑤ コミュニケーションの障害

それでは,「コミュニケーションがうまくいかない」「コミュニケーションに問題があった」と私たちが感じるときは,なにがおきているのだろうか。もう一度,図5-1(▶83ページ)を見てみよう。「コミュニケーションがうまくいかない」という状況は,この記号化・伝達と受信・解読の過程のどこかに,なんらかの障害(ノイズ)が発生していると考えられる。

**ノイズとは▶** ノイズ noise とは,メッセージが送り手から受け手まで届けられる際に,メッセージに影響を及ぼしたり,ゆがませたりして,意味の正確な伝達を阻害する要因のことである。

### 1 物理的ノイズ

たとえば,駅のホームで電車の音がうるさくて相手の話がよく聞こえなかったり,講義のパワーポイントが不鮮明で後ろの席からは読めなかったりしたために,メッセージが正確に伝わらないことがある。このように,コミュニケーションが行われている環境の中にある,メッセージの伝達を妨げる物理的な要因(音,明るさ,温度など)を,**物理的ノイズ**という。コミュニケーションを始める前に,まずそれに適した環境づくりをすることで,このようなノイズは軽減できることも多い。

### 2 心理的ノイズ

**心理的ノイズ**は,コミュニケーションを行っている送り手・受け手の中にあり,記号化や解釈に影響を与えて,意味の正確な伝達を妨げる要因である。第1章で学んだステレオタイプ(▶20ページ)もその1つであるが,相手に対する偏見や思い込みによって,「子どもだからわかるはずがない」「この人はいつも大げさに言うから」などと,重要なメッセージを受け取りそこねたり,受け取ったメッセージを誤って解釈してしまったりすることがある。また,人前で話すときに緊張しすぎたり,相手に対する怒りや不安が大きかったりするために,適切に記号化されたメッセージを送れないこともある。こうした心理的ノイズは,なかなか取り除くことがむずかしいが,自分の認知・判断の傾向を知り,相手に対する先入観や偏見に気づくことはその第一歩となるだろう。

### 3 意味的ノイズ

**意味的ノイズ**とは,送り手と受け手の間で,共通理解がない言葉や表現によっておきる障害である。新入生や新入社員のような新しく集団に加わったメンバーが,その学校や職場だけで使用されている特殊な表現や言葉が理解できない,医療者が患者に対する説明の中で,専門用語を多用したために患者が理解できないというような状況はこれにあたる。なにが専門用語なのか,相手とそ

の言葉の意味を共有しているかどうか(コンテクストが共有されているか)を意識しておくと同時に，可能ならばいくつかの伝達経路を使って伝えることも，こうしたノイズを減らすための手段となる(「タイン」「ホッセキ」と聞いてピンとこなくても，「他院」「発赤」と書かれれば想像がつくこともある)。

日常生活でも医療場面でも，このようにさまざまなノイズの影響によって，送り手の意図通りに意味が伝わらず，受け手が誤った解釈をしてしまうことはしばしばおきている。これを完全になくすことはむずかしいが，どのようなノイズが発生する可能性があり，どのような影響があるのか，どのような対策ができるのかを知っておくことで，その発生や影響を減らすことはできるだろう。

# C マスコミュニケーション

**マスメディアとは** ▶ コミュニケーションにおいて，メッセージを伝達する媒体を**メディア** media という。前項でみてきた，おもに個人間のコミュニケーションにおいても，電話・手紙・電子メールなどのメディアが用いられることもある。これらのパーソナルメディアに対して，**マスメディア** mass media とは，不特定多数の人々に向けたコミュニケーションにおいて用いられるメディアをさす。テレビ・ラジオ・新聞・雑誌などがその代表例である。

## ① 映像メディアと活字メディア

マスメディアには，テレビや映画などの映像メディアと，新聞や雑誌などの活字メディアがある。

**映像メディア** ▶ **映像メディア**では，情報はおもに映像や音声を通じて伝えられる。これによって，視聴者に自分がそのできごとを直接体験しているかのような印象を与える。このため，非常に強く感情に訴えることができる。映画やテレビを見て，もらい泣きをした経験のある人は多いのではないだろうか。映像メディアでは，情報は時間軸にそって一方向的にメディアが設定した速度で伝えられる。このため，視聴者は，戻って確認したり，速度を調節したりすることはしにくい。また，時間の制約が厳しいことが多く，比較的単純な事実の提示や説明に向いているとされる。

**活字メディア** ▶ 一方，**活字メディア**では，情報はおもに文字によって伝えられ，受け手の理性や想像力に訴える。映像メディアとは異なり，受け手側が，読む順序や速度を決めることができ，読み返すことも可能である。紙面のスペースによる制約はあるものの，映像メディアと比べると，複雑な事実関係の提示・説明にも対

応できると考えられる。

## ② マスメディアの影響力

**信頼感の国際比較** ▶ 新聞やテレビ（とくにNHK）といった伝統的なマスメディアに対する信頼感は，日本では比較的高い。世界100か国近くが参加して実施された調査（2010～2014年）によれば，新聞・雑誌を「非常に信頼する」「やや信頼する」とした人の割合は，日本では7割をこえ，テレビについても6割以上であったのに対し，アメリカではともに2割台，イギリスでは新聞・雑誌が1割台，テレビが3割台，ドイツではともに4割台などとなっており，とくに欧米諸国と比較して圧倒的に高かった[1]。

**各メディアの信頼感** ▶ また，各メディアの情報への信頼度に関する国内の調査（2023年）によれば，全面的に信頼している場合を100点，まったく信頼をしていない場合を0点，ふつうの場合を50点として点数をつけてもらったところ，最も高かったのはNHK（テレビ），新聞となっている[2]（▶図5-2）。信頼度得点はやや低下傾向に

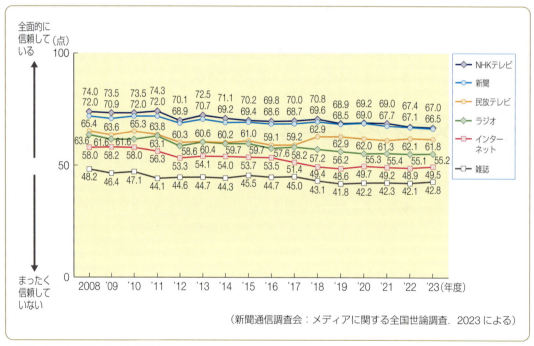

▶ 図5-2　各メディアの信頼度

---

1) 世界価値観調査 World Values Survey.
 (https://www.worldvaluessurvey.org/)（参照 2024-09-04）
2) 新聞通信調査会：メディアに関する全国世論調査，2023.

あるものの，いずれの年代や性別でもこの2つのメディアの得点が高く，幅広い信頼を得ていることがわかる。

**健康行動・態度への影響** ▶ マスメディアによる健康や医療に関する報道，ドラマやバラエティなどの番組は多い。タレントががんであることを告白したニュースによりがん検診の問い合わせや受診率が上がったり，ドラマで取り上げられた難病や障害に関心が集まったり，健康によいと紹介された食材の売れ行きが急上昇したりするなど，人々の行動にも大きな影響を与えている。

マスメディアが人々の行動や態度などに与える影響力や効果については，これまでさまざまな議論がされてきた。

## 1 強力効果説

1920〜40年代には，マスメディアの送るメッセージは，そのまま受け手に受け入れられ，直接的に人々の態度や行動に影響を与えると考えられていた。ここでは，マスメディアの影響は強力であるという考えに基づき，マスメディアによって送られたメッセージは，ピストルの弾丸のように受け手である視聴者を直撃し変化を促すというイメージから**弾丸理論**とよばれたり，マスメディアの発するメッセージが直接に個人の内面に注入されるというイメージから**皮下注射効果モデル**とよばれたりした。

## 2 限定効果説

1940〜60年代になると，しだいにマスメディアの影響は必ずしも絶対的なものではなく，限定的な効果しかないことが指摘されるようになってきた。マスメディアは，弾丸や皮下注射のように，それだけでどんな受け手に対しても効果を与えることのできる必要十分な要因を備えているのではなく，さまざまな条件や媒介要因の中で影響するという考え方である。

たとえば，第3章で学んだように，私たちは自分の中に矛盾する状態が生じないように，自分にとって都合のよい情報に選択的に接触することが知られている（認知的不協和理論）（▶42ページ）。すなわち，新聞を購読する場合には各紙の中から自分の意見や好みに合う新聞を選んで購読し，自分の見たいテレビ番組にチャンネルを合わせる。逆に，興味のない報道や見たくない番組については，意図的にふれない，記憶しない，考えないようにすることが，ある程度可能なのである。このため，マスメディアは，受け手の意見や態度をまったく異なる方向に転換させるよりは，むしろもともと個人がもっている意見や態度を強化する傾向があると考えられた。

### ●コミュニケーションの2段階の流れ

また，カッツ Katz, E. とラザースフェルド Lazarsfeld, P. は，マスメディアによるコミュニケーションには2つの段階があるという仮説を主張した（**コミュ**

ニケーションの2段階の流れ)。これは，マスメディアが伝える情報が，個々の受け手に直接に影響するのではなく，まず受け手が所属している集団の中で影響力をもつリーダー(オピニオンリーダー)に伝わり，このリーダーを通じて口コミによって集団内のほかのメンバーに伝わるという考えである。ここでは，個々のメンバーに直接的な影響をもっているのは口コミなどのパーソナルコミュニケーションであり，マスメディアは限定的な効果しかないと考えられた。

## 3 効果の新しい考え方

さらに1970年代に入ると，前述の限定効果論を見直すかたちで，あらためてメディアのもつ効果が議論されるようになった。

### ● 議題設定効果

たとえば，ある話題について，新聞やテレビがトップニュースとして報道したり，連日のように各局で報道があったりすると，私たちはその話題が重要なトピックであると思うようになる。逆にほとんど報道されなかったり，小さな記事だったりすると，それはたいした問題ではないととらえるようになる。

このように，マスメディアがどのような話題や問題を取り上げ，どのくらい強調するのかは，人々のその話題についての認識に影響を及ぼすと考えられる。これが**議題設定効果** agenda setting effectである。ここでは，マスメディアは人々が「どう考えるか」「どのような態度や意見をもつか」には影響を与えなくとも，「なにについて考えるのか」(議題設定)に影響をもつ。マスメディアは，報道内容としてなにを取り上げ，なにを取り上げないかを操作することによって，社会におけるさまざまな問題に対する私たちの認識をかえることができると考えられる。

### ● 培養理論

培養 cultivation というと，細胞や組織の一部などを人工的な環境下で発育・増殖させることが思い浮かぶかもしれないが，文化や教養などを育成・醸成し，人々の中に内面化させるという意味でも使われる。**培養理論**は，マスメディア，とくにテレビドラマなどのフィクション番組に，長期にわたって反復的に接することで，その番組で描かれている世界観や視点に，受け手である視聴者の現実認識が影響を受けることを指摘した理論である。

これを提唱したのは，コミュニケーション研究者のガーブナー Gerbner, G. らである。マスメディアの中でも，どこの家庭にもあって，いつでも見ることができ，娯楽や情報源として支配的な役割をもっているテレビに着目し，人々の現実認識や信念・態度・価値観などにテレビが及ぼす長期的・累積的な影響や相互作用を分析した。

ガーブナーらは，テレビを長時間視聴している人（1日平均4時間以上）とそれほど視聴しない人（1日平均2時間以下）について，法執行官（警察官や保安官など）の割合，他者への信頼，危険に対する意識に関する回答を比較した[1]。その結果，法執行官の割合について，1%（現実に近い値）ではなく5%を選ぶ人の割合は，長時間視聴者のほうが高かった。また，長時間視聴者では，「ほとんどの人は信頼できるか」という問いに対して，「用心するにこしたことはない」と答えた人の割合が高く，「ある週のうち，あなたがなんらかの暴力に巻き込まれる可能性はどのくらいだと思うか」という問いについても1%（現実に近い値）ではなく10%という回答を選んだ人の割合が高かった。この傾向は，学歴・年齢・性別などを考慮しても基本的にはかわらず，テレビを長時間視聴している人のほうが，リスクや不安を強く感じており，他者への不信感が強かったことが明らかになっている。ここから，誇張されたテレビの世界に長く接することによって，人々の現実認識がそれにそったものへと変化していることを指摘したのである。

## 4 メディアリテラシー

**メディアリテラシーとは** ▶ 　一方で，テレビ番組における捏造や過剰な演出，新聞における誤った報道などによって，1990年代ころからマスメディアの報道の質が問われるようにもなった。とりわけ，健康や医療に関する情報については，誤った情報に基づいたダイエットや治療の中断，根拠のない民間療法などによって，実際に健康被害をまねく事態もおきている。

　こうしたなかで，情報の受け手である視聴者が，マスメディアによって伝えられる情報を主体的・批判的に読みとき，活用する能力として，**メディアリテラシー** media literacy が注目されるようになった。その後，インターネットなどの発達に伴い，しだいにマスメディアに限らず，インターネット，ソーシャルメディアなどさまざまなメディアを通じたコミュニケーションについても用いられるようになっている。

**3つの構成要素** ▶ 　メディアリテラシーとは，以下の3つを構成要素とする，複合的な能力とされる。
①メディアを主体的に読みとく能力
②メディアにアクセスし，活用する能力
③メディアを通じてコミュニケーションを創造する能力（とくに，情報の読み手との相互作用的コミュニケーション能力）

**学校教育での育成** ▶ 　こうした社会的背景を受けて，学校教育においても，メディアリテラシーの育成を目ざした教育が行われるようになってきた。私たちの生活はメディアに

---

[1] Gerbner, G. and Gross, L.：Living with television：the violence profile. *Journal of Communication*, 26(2)：172-199, 1976.

よるコミュニケーションと切り離すことはできず，知らず知らずのうちにメディアからのさまざまな情報に影響を受けている。それらを適切に選択し，理解したうえで，うまく活用していく能力は，今後ますます重要になるだろう。

# D ICTの発達とコミュニケーション

**ICTとは▶** ICTとは，Information and Communication Technology の略語で，「情報通信技術」と訳されている。従来，IT（Information Technology）という言葉が，パソコンやインターネットを使った情報処理や通信に関する技術をさす言葉として使われてきた。これに対して，ICTはそのような技術を利用して情報や知識を共有し伝達するという，コミュニケーションにも焦点をあてた概念であり，現在ではより広く使われるようになっている。ここでは，ICTの発達が私たちの人間関係やコミュニケーションにどのような影響を与えてきたかを考えてみよう。

## ① インターネット

### 1 利用状況と目的

**利用状況▶** 日本における2023（令和5）年のインターネット利用率（個人）は86.2%となっている[1]（▶図5-3）。とりわけ，13歳から69歳までの年齢層では，インターネット利用率が9割をこえている。

また，インターネットを利用している端末についてみると，パソコンが47.4%，スマートフォンが72.9%となっており，スマートフォンの急速な普及とともに多くの年齢層でパソコンの利用を上まわっている。

**利用目的▶** では，私たちは，インターネットをなんのために使っているのだろうか。年齢別にインターネット利用の目的をみると，どの年齢層でも多いのが「電子メールの送受信」である（▶図5-4）。また，若年層では，ソーシャルネットワーキングサービスの利用率も高い。インターネットが人間関係やネットワークづくり，コミュニケーションのツールとして広く用いられていることがわかる。

---

1）総務省：情報通信白書，令和6年版．

D. ICTの発達とコミュニケーション 97

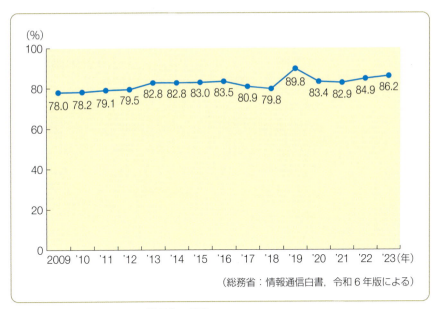

▶図5-3 インターネット利用率の推移

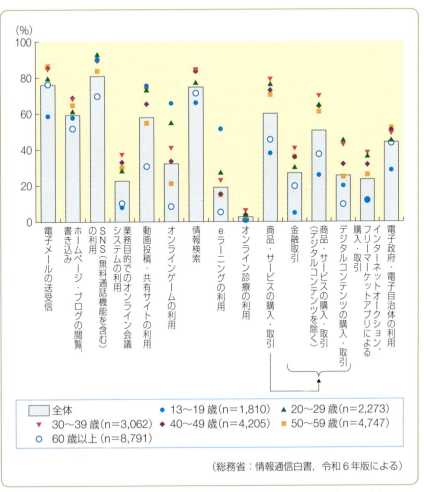

▶図5-4 年齢階級別インターネット利用の目的・用途（複数回答）（2023年）

## 2 保健医療における利用

　空間的・時間的な障壁を気にせずに人々がつながることができるというインターネットの特性は，保健医療に関連したコミュニケーションにもさまざまな変化をもたらしている。たとえば，特定の疾病をもつ患者やその家族，さまざまな健康問題に関心をもつ人びととの間で，その疾病や健康問題についてかかえている悩みを共有したり，情報を交換したりする患者会やセルフヘルプグループ（自助グループ）が，従来のような対面のかたちだけではなく，インターネット上でのコミュニティとしても形成されるようになり，新たな広がりをみせている。

# ② ソーシャルメディア

## 1 利用状況

**ソーシャルメディアとは**　ソーシャルメディア social media とは，利用者による情報の発信や利用者間のつながりによってコンテンツをつくり出す要素をもったインターネット上のサイトやサービスなどを総称した用語である。誰もが参加できる情報発信技術を用いて，社会的なつながりや相互作用を通じて広がっていくように設計されており，「いつでも」「どこでも」「誰とでも」，リアルタイムに情報を共有できるのが特徴である。ブログや X（エックス：旧 Twitter），LINE（ライン）や Facebook（フェイスブック）などのソーシャルネットワーキングサービス Social Networking Service（SNS），YouTube（ユーチューブ）などの動画共有サイト，電子掲示板，Q&A サイト，口コミサイトなどが含まれる。

**利用率の推移**　ソーシャルメディアの利用は，幅広い年代に浸透してきている。総務省の調査によれば，2012（平成 24）年から調査対象としている LINE，Facebook，Twitter（現 X），mixi（ミクシィ），Mobage（モバゲー），GREE（グリー）と，2015（平成 27）年から調査対象としている Instagram（インスタグラム）について，利用率の経年変化を全年代でみると，LINE，Twitter（現 X），Instagram の利用率が増加傾向となっている[1]。とくに，おもなソーシャルメディアの中で最も利用されている LINE ののびは大きく，各年代でソーシャルメディア利用者のうちの大半が利用している。

## 2 保健医療における利用

**災害時の利用**　2011（平成 23）年の東日本大震災では，テレビやラジオなどのマスメディアと並んでソーシャルメディアが，情報の伝達に大きな役割を果たした[2]。たとえば，Twitter（現 X）は，地震発生から 1 時間以内に東京都からだけで毎分 1,200 件以上のツイートが投稿され，地震に関する情報の発信や収集，支援物資の調

達などにも活用された。また，Facebook は友人・知人の安否確認に用いられ，Ustream（ユーストリーム）などの動画配信もテレビの災害報道を同時配信するなど，利用者を大きくのばしたとされる。

**公的機関の利用** ▶ ソーシャルメディアによる情報の伝達・拡散の効果が注目されるとともに，公的機関による利用も増えている。保健医療分野においても，たとえば厚生労働省は公式 Facebook や X（旧 Twitter）を通じた情報発信を行っており，医療機関や学会などでもソーシャルメディアを通じた情報発信が広がっている。

**利用時の注意点** ▶ 一方で，医療者や学生が，病院内・手術室内で撮影した写真や，講義・実習で見た臓器標本の写真などを Facebook に投稿して注意を受けるなど，保健医療専門職として，ソーシャルメディアの利用には気をつけなければならない事例も出てきている。このような状況に対して，欧米では医療者のためのインターネットやソーシャルメディアのガイドラインなどが作成されている。たとえば，国際看護師協会 International Council of Nurses（ICN）は，一般市民および看護師によるソーシャルメディアの利用は，両者に利益がある一方，リスクもあることを指摘し，看護師によるソーシャルメディアの利用に関する声明を出した[3]。そこでは，看護師が行う必要があることとして，具体的に以下のようなことがあげられている。

- 学習，臨床，教育においてソーシャルメディアを利用することの利点をリスクもあわせて学ぶこと。
- ソーシャルメディアを利用する際には，法律，施設や組織の定める基準，行動規範などを遵守すること。
- ソーシャルメディアの私的な利用と専門職としての利用を区別し，勤務中の私的な利用はつつしむこと。
- 患者のプライバシーと守秘義務をまもり，オンライン上で職場に関する問題を議論したり，患者や家族にかかわる情報を投稿したりしないこと。
- 看護師-患者関係の境界を尊重し，患者と私的なソーシャルメディア上でつながりをもったり，「友だち」として承認したりしないこと。
- 雇用主，教育機関，同僚，患者に対する中傷的または攻撃的なコメントを投稿しないこと。投稿された情報から匿名の個人を特定できる場合があることを認識すること。
- ソーシャルメディアを通じた伝達の速度（再投稿や拡散がすぐに行われる可

---

1) 総務省情報通信政策研究所：令和5年度情報通信メディアの利用時間と情報行動に関する調査報告書，2024．
2) 吉次由美：東日本大震災に見る大災害時のソーシャルメディアの役割――ツイッターを中心に．放送研究と調査 61（7）：16-23，2011．
3) 国際看護師協会：ICN 所信声明――看護師とソーシャルメディア．2015．（https://www.nurse.or.jp/nursing/assets/pdf/icn_document_policy/shakai-10-1.pdf）（参照 2024-09-04）

能性など)に留意し，なにを伝えようとしているかを十分に考えてから投稿すること。
- オンライン上に投稿されたものは，たとえ削除されてもすべて公開かつ永久的なものであり，仮名(かめい)を使っても匿名性の確保にはならないことを認識すること。
- 仕事に関係のないものでも，コンテンツを投稿するときに伝わるイメージを認識し，看護の肯定的なイメージの強化に協力すること。

ここで示されている注意は，インターネット上に限らず，対面でのコミュニケーションなどほかの場面や手段にも共通する。どのような場でも，看護職への信頼を低下させるような情報は公開すべきでないことを前提として，ソーシャルメディアを通じた情報発信やコミュニケーションについても専門職として責任ある利用をしていく必要がある。

# ③ 人間関係とコミュニケーションへの影響

## 1 情報格差の縮小と拡大

買おうと思っている商品の情報，評判のレストラン，郵便局やコンビニの場所など，私たちは日常生活で必要なさまざまな情報をインターネットから得ている。健康や医療についても，気になる症状，近くの病院の場所や診察時間，病気の流行状況や予防法などを，インターネットで調べたことのある人も多いのではないだろうか。

インターネットの発達は，利用者が専門的な情報を含めたあらゆる情報にアクセスすることを容易にしてきた。医療分野においても，かつては専門職でなければ手に入りにくかった情報を，患者や一般市民が得ることもできるようになっている。これは，患者と医療者との情報の格差を縮め，患者が自分の病気や治療法について理解し，意思決定をしていくうえで，大きな役割を果たしている。一方で，インターネットを使用できるかどうかによって，さまざまな情報を入手できるかどうかがかわることにもなり，インターネットへのアクセスの有無による新たな情報格差が生まれていることも懸念されている。

## 2 利用者の責任

不特定多数の人に向けて，誰でも自由に情報や考えを発信することができることは，インターネットのもつ大きな利点である。一方，誤った情報や古い情報，うそやデマなどを含むさまざまな情報が混在するなかで，どの情報を信用するかは，受け手である利用者が判断しなければならない。

健康や医療に関する情報についてもこれは同じである。これまで，健康や医

▶表5-2 インターネット上の医療情報の利用の手引き

- どんな情報を利用するか：質の高い情報を利用する
  ①情報提供の主体が明確なサイトの情報を利用する
  ②営利性のない情報を利用する
  ③客観的な裏づけがある科学的な情報を利用する
  ④公共の医療機関，公的研究機関により提供される医療情報をおもに利用する
  ⑤つねに新しい情報を利用する
  ⑥複数の情報源を比較検討する

- どう利用するか：情報利用は自己責任で
  ⑦情報の利用は自己責任が原則
  ⑧疑問があれば，専門家のアドバイスを求める

- 情報利用の結果はみずから検証する気持ちで，よりよい情報共有を
  ⑨情報利用の結果を冷静に評価する
  ⑩トラブルにあったときは，専門家に相談する

（日本インターネット医療協議会（JIMA）：インターネット上の医療情報の利用の手引き
〔https://jima.or.jp/riyoutebiki.html〕〔参照 2024-09-04〕による）

療に関する情報は，保健医療専門職を介して患者や一般市民に伝えられることが多かった。しかし，インターネットの普及によって，誰でも自由に情報を発信したり，専門的な情報を利用したりすることが簡単にできるようになってきた。ダイエットの方法やがんの治療などについての誤った情報を信じて，健康被害をまねいてしまうこともおきている。

このような事態を受けて，患者や市民がインターネット上の健康や医療に関する情報を利用する際の注意点もまとめられている（▶表5-2）。これは，インターネット上の医療情報の利用を想定してつくられているが，それ以外のメディアによる情報を利用する場合についても，多くがあてはまるだろう。

## 3 インターネット依存による新たな問題

駅のホームや電車の車内でまわりを見まわすと，ほとんどの人がそれぞれ手もとのスマートフォンを見つめているという状況もめずらしくない。長時間のインターネットの利用による睡眠不足や視力低下，歩きスマホによる事故，SNSでのいじめなど，新たな健康問題や社会問題も指摘されている。

本来，インターネットは，私たちのコミュニケーションを補完して促進するためのツールであったはずが，それによってコミュニケーションが阻害されたり，人間関係が希薄になったりしてしまうのでは本末転倒である。インターネットというコミュニケーションのツールの特徴を理解したうえで，どのように利用することがコミュニケーションを活性化させ，人間関係を築くために効果的であるのかを考えていくことが今後ますます重要になってくるだろう。

## ゼミナール
### 復習と課題

❶ これまで対人コミュニケーションでうまくいかなかった経験を思い出してみよう。本章で学んだことを使って，それはどのように説明できるだろうか。

❷ 健康や医療に関するマスメディアの報道・番組で，これまで自分や周囲の人が影響を受けた経験はあるだろうか。話し合ってみよう。

❸ 公的機関や医療機関によるソーシャルメディア（Facebook や X〔旧 Twitter〕など）の活用事例を実際にみてみよう。どのようなことを発信しているのだろうか。

❹ ソーシャルメディアを利用したことはあるだろうか。ソーシャルメディアを利用するうえで，どのようなことに注意すべきか考えてみよう。

---

**参考文献**

1) 岡林春雄：メディアと人間——認知的社会臨床心理学からのアプローチ．金子書房，2009．
2) 大坊郁夫：しぐさのコミュニケーション——人は親しみをどう伝えあうか（セレクション社会心理学 14）．サイエンス社，1998．
3) ノートハウス，P. G.・ノートハウス，L. L. 著，萩原明人訳：ヘルス・コミュニケーション——これからの医療者の必須技術，改訂版（原著第 3 版）．九州大学出版会，2010．

人間関係論

第 6 章

# カウンセリングと心理療法

> **本章で学ぶこと**
> □カウンセリング・心理療法の種類とその方法を学ぶ。
> □カウンセリング・心理療法の看護への応用について学ぶ。

# A｜カウンセリング・心理療法の理論とスキル

　私たちが生きる現代社会では，日々さまざまなことがらがおこり，多くの問題や課題に満ちあふれている。それに1人ひとりがどう向き合い，対処し，かけがえのない人生を送ることができるのかを問われる時代といえる。そのなかで，もし悩みや葛藤，困りごとを相談でき，一緒に解決法を考え，新たな取り組みを支えてくれる存在がいたら，私たちは人生で出会う多くの試練に向き合い，乗りこえることが可能になるだろう。**カウンセリング・心理療法**は，人々にそのような力をもたらす治療であるといえる。

▶**カウンセリングとは**　カウンセリングとは，國分の定義によると，「言語的および非言語的コミュニケーションを通して，相手の行動の変容を試みる人間関係」である[1]。この定義では，目的を**行動の変容**におくことにポイントがある。カウンセリングは，単に話ができてよかった，なんとなくらくになったというレベルにとどまらず，それまでの相手の反応(感情や気分，考え方，行動の仕方など)に変化がみられ，多様性や柔軟性が出てくることである。たとえば，朝，遠くで見かけた友人に「おはよう」とあいさつしたのに，友人はそのまま通り過ぎてしまったとする。そこで嫌われたと思い，自分から話しかけなくなったという人の場合，嫌われたというのは事実なのか，ほかに見落としていることはないのかを一緒に調べ，それが単なる思い込みだったことに気づく，あるいは自分から友人に思い切って話しかける方法を一緒に検討し，行動をおこせるようになる，というのが行動の変容である。

　また，カウンセリングは**人間関係**そのもの，ということもポイントである。通常，私たちは見ず知らずの人と出会い，言語的・非言語的コミュニケーションを通して少しずつ互いを知り，関係を築いていく。関係の中での困惑や葛藤，不安や不満，怒りなども経験するが，そのプロセスを通して相手をより理解し，関係を維持し，さらに発展させていく。良好な人間関係の構築は，人の心を癒

---

1) 國分康孝：カウンセリングの理論．p.5, 誠信書房，1980．

し，喜びや幸せ，勇気や感動，希望をもたらす。カウンセリングとは，まさにそのような作用をもたらす人間関係をさす。そこには，一方的ではない相互交流があり，互いへの信頼感や尊重，あたたかさ，受容，共感，誠実さが存在する。

**心理療法とは▶** 心理療法は，精神療法ともよばれ，治療的な相互作用を基盤に，精神的な問題を軽減または解決することを目的とした，精神医学的および心理学的治療法である。うつ病や不安障害，統合失調症などの精神疾患の治療では，薬物療法などの身体療法と心理面にはたらきかける精神療法があり，総合的なアプローチが行われる。

**共通点▶** カウンセリングと心理療法とは共通するところが多い。カウンセリングも心理療法も，実施にあたり，たとえば後述の認知行動理論のような理論をベースにおき，その理論に基づく技法を用いてクライエント（相談者）あるいは患者にはたらきかける。よって，カウンセリングも心理療法も，専門的な知識の習得と訓練が必要になる。

**相違点▶** 一方，カウンセリングと心理療法の違いは，心理療法では，うつ病・不安障害などの精神疾患をもつ人が対象となるが，カウンセリングは，家庭・職場・学校・地域社会における悩みや問題をかかえた人が対象で，広範囲にわたる。また心理療法は，精神疾患による精神機能障害の改善をめざして治療を施すが，カウンセリングは生活上の悩みを解決し，より適応的に，また自己実現をめざす教育的側面が強い。

**看護師の役割▶** 看護師は，疾患をかかえた患者と家族，関係者の身近に存在し，彼らの苦悩や困難，つらい状況を理解し，ともに考え支援するという重要な役割を担う。それゆえ，カウンセリング・心理療法の理論やスキルは，患者・家族との人間関係を構築し，患者・家族のかかえる悩みや葛藤，社会生活上の問題・課題などの解決に向けて取り組むうえで有用である。

本章では，看護師がカウンセリング・心理療法を実施することを想定し，理論とスキルを紹介する。なお，カウンセリング・心理療法の対象となる人を，カウンセリングではクライエント，心理療法では患者と表現することが多いが，本章は看護師を対象に述べることから，来談者（クライエント）中心療法以外は，「患者」という表現で統一する。

# ① 支持的精神療法

## 1 支持的精神療法の理論

**支持的精神療法とは▶** 支持的精神療法は，患者の深い内面には入らず，患者の健康的・適応的な側面を支持しながら，患者のかかえる問題や課題の解決を目的に行われる。症状を改善し，患者の自己肯定感や自尊心，自己効力感，現実検討力や感情統制な

どの自我機能，適応スキルの維持や再獲得，改善などを行う治療法である[1]。患者が意識できる葛藤や問題を対象とし，後述の精神力動的精神療法のように，患者の無意識の葛藤やパーソナリティのゆがみなどは扱わない。患者に精神療法を適用する場合，まず考慮される治療といえる。

**治療関係の構築▶** 支持的精神療法での患者と治療者は，共通の目的をもち，**治療関係を結ぶ**ことが重要となる。患者と治療者との間には，あたたかさ，互いへの信頼感，意思の尊重があり，治療者は患者の話を傾聴し，**受容・共感的な態度**を示す。患者の言動への支持・保証，励まし，助言なども行う。たとえば，患者の悩みや困りごとを傾聴しながら，気持ちや考えに対して受容・共感を示し，よい点や適応的な点を積極的に支持する。また，患者が気づいていない感情や考えに気づけるような質問や助言をし，患者自身で解決法を見つけられるように支援する。患者自身の自己効力感が高まり，問題解決力をのばせるようにかかわることが大切である。

## 2 支持的精神療法のスキル

**治療初期▶** 支持的精神療法の治療初期では，患者への関心・共感，理解を示しながら，治療関係を築くことを大切にする。また，そのプロセスの中で，包括的に患者を評価（アセスメント）する。患者の症状や問題，現病歴，生活史，学歴，職歴，家族関係，友人や同僚などの周囲との関係，日常生活機能，既往歴，身体合併症，アルコールなどの物質依存の問題など，患者から話を聴きながら全体像を把握する。治療者によってさまざまではあるが，支持的精神療法でも，後述の精神力動的精神療法の構造論的・発達論的・力動的な視点や，認知行動療法に基づく認知・行動的な視点を用いた評価を行う場合もある。

評価をもとに，患者と治療者との合意により目標を設定する。目標は患者自身が問題だと考えていることを取り上げ，明確で現実的，かつ患者が達成できる程度に設定することが大切である。それができれば，患者の動機づけは高まり，患者と治療者とで共有することで，協同関係も築きやすくなる。また，治療の頻度や回数・時間・場所などについても患者と合意しておく。

**治療中期▶** 治療中期では，治療関係が維持できているかを観察しながら，目標にそって問題解決に向けてはたらきかける。必要であれば，患者にわかりやすく心理教育も行う。また，患者のできていることを支持し，できていないことでも，小さな目標を設定し，励ましながら，適応的な部分を少しずつ広げ，解決につなげていく。患者とともに達成状況をみながら，目標を見直し，修正することも必要である。

**治療終盤▶** 治療終盤では，目標の達成状況，治療の成果について話し合い，互いにフィードバックする。患者が達成できたことは，積極的に支持し，なにが達成につな

---

1) Winston, A. ほか著，大野裕ほか監訳：支持的精神療法入門. p.10, 医学書院, 2015.

がったのかも患者と話し合うとよい。また課題として残ったことを確認し、今後の対策を一緒に考えることも大切である。治療の終結は、はじめに時期を決めておくこともあるが、目標の達成状況によって時期を決めることもある。終結について、少しずつ面接の中でふれ、患者に心の準備ができるようにする。もし突然終結したり、患者の理解が得られないなかで終結したりすると、患者との信頼関係がそこなわれ、その後の精神療法の拒否、症状の再燃・再発、問題解決の遅れや事態の悪化も生じる可能性がある。適切な治療の終結が重要となる。

## ② 来談者（クライエント）中心療法

### 1 来談者（クライエント）中心療法の理論

▶来談者中心療法とは　来談者（クライエント）中心療法は、カール＝ロジャーズ Rogers, C. R. が提唱した、自己理論を基礎におく心理療法・カウンセリングである。ロジャーズは、心理療法とカウンセリングをほぼ同義として扱っており、この治療法は、医師だけでなく、看護・心理職などにも広く普及している。

▶自己理論　自己理論とはなにか。まず、人を有機体（生活機能をもつ、有機物からなる組織体。生物）ととらえ、生まれつき、全体的で有機的、目標指向的な反応に向かう（みずからを維持・強化し、自己実現および成熟の方向に動く）傾向がある、ととらえる[1,2]。また、自己とは自分が意識する自分自身のことで、人は乳児の段階から、環境との相互作用の中で、自分についての概念を形成する[3]。

この自己を形成するプロセスの中で、「私は〜が好きだ」「私は〜が嫌いだ」という意識が生まれ、自己を維持し強化するような体験を価値づけるが、一方で自分をおびやかし、維持や強化に役だたないと認知する体験には否定的な価値づけをする[4]。そこに、親などからの自己への評価が、子どもの認知に大きな影響を与える。このようなプロセスを経て自己概念（自己の構造）、つまり自分自身にいだく考え・イメージが形成されていく。

▶自己概念　自己概念とは、自分で意識できる自己についての認知が、組織化されたものである。他者や環境との関係における自己についてのとらえ方、価値判断、目標や理想、自分の特徴や能力などの知覚的要素からなり、過去・現在・未来に

---

1) ロジャーズ，C. R. 著，保坂亨ほか訳：クライアント中心療法（ロジャーズ主要著作集2）．pp.321-322, 岩崎学術出版社，2005．
2) 鵜飼美昭：第4章　ロジャーズのパーソナリティ理論．佐治守夫・飯長喜一郎編：新版ロジャーズ クライエント中心療法——カウンセリングの核心を学ぶ．p.111, 有斐閣，2011．
3) ロジャーズ，C. R. 著，保坂亨ほか訳：前掲書．p.331．
4) ロジャーズ，C. R. 著，保坂亨ほか訳：前掲書．pp.332-333．

存在すると知覚される，肯定的・否定的な価値観を伴うものである。たとえば，「私は人と接することが好きだ。将来は看護師になって，人の役にたちたい」「私は勉強は好きじゃないし，成績もよくない。でもスポーツは得意」などである。

**自己概念と体験の一致・不一致** ▶ 人が心理的に適応している状態は，自己概念と知覚的・直感的な体験とがおおよそ一致するときである[1]。簡単に言うと，「自分が思う自分」と，知覚的・直感的な体験，つまり「現実に映し出される，あるがままの自分」とが一致する状態である。

たとえば，自分の母親を内心「嫌っている」娘が，母親への愛着や親しみの感情と同時に，母親を嫌っている感情を受け入れるような自己概念をもてれば，心理的な葛藤が解消する。逆に，自己概念と知覚的・直感的な体験とが一致しない場合，脅威をまねくことになる。「母親を愛している」という自己概念をもつ娘が，「母親を嫌っている」ことを受け入れられないとき，脅威や不安を感じ，否認や歪曲，防衛的な行動を連鎖的におこし，より誤った自己概念が維持され，新たな体験も脅威と受けとめる傾向が生じる。不一致の度合いがより高まると，自分をまもるためにはたらいていた防衛が十分に機能しなくなり，自己の機能が崩壊し，解体という状態，つまり統制のとれない混乱状態に陥り，精神症状を生じる可能性がある。

## 2 来談者（クライエント）中心療法のスキル

**非指示的アプローチ** ▶ 来談者中心療法では，自己概念と体験の一致を骨子とする面接を展開する[2]。面接は，クライエントがより建設的に現実に向き合い，問題の解決のみならず，その人の成長や自立性を高めることを目的に行われる[3]。その技法として，**非指示的アプローチ**がある。カウンセラーが主導権を握り，クライエントの問題を診断・治療するという指示的なものではなく，クライエントが問題や葛藤，思考や感情を自由に表現できるように中立的な立場で接するアプローチをいう。

**カウンセラーの態度** ▶ ロジャーズがカウンセラーの態度として「無条件の肯定的関心」「共感的理解」をあげるように，クライエントの話がどんなに矛盾し敵対的であったとしても，クライエントを，自分自身をコントロールする能力をもつ1人の人として尊重し，評価せず，ありのままを受容し理解する姿勢をとる。具体的には，受容や繰り返し，感情の明確化というコミュニケーション技法を用いて傾聴し，クライエントの枠組みで一緒に考え，感情に共感する態度が大切である。そのプロセスの中で，クライエントは脅威を感じることなく自分を表現でき，否認や防衛をせずに「本当の自分」に気づき，受け入れられるようになる。

また，カウンセラー自身も，クライエントとの関係の中で「自己一致」の状

---

1) ロジャーズ，C. R. 著，保坂亨ほか訳：前掲書．pp.342-346．
2) 國分康孝：前掲書．p.88．
3) 渡邉孝憲：第2章　非指示的療法．佐治守夫・飯長喜一郎編：前掲書．p.34．

態にあることが求められる。面接の中でのカウンセラーのあり方として、クライエントとのやりとりの中で生じる感情(怒り、不安、恐怖など)を否定せず、受け入れることが大切である。

# ③ 精神力動的精神療法

## 1 精神力動的精神療法の理論

**精神力動的精神療法とは** ▶ 精神力動的精神療法は、フロイト Freud, S. が創始した精神分析に由来する。精神分析は 1900 年の『夢の解釈』の出版をもって誕生したとされ[1]、現在存在する精神療法の礎ともいわれている。今日、アメリカの精神科卒後教育における精神科医への訓練義務のある精神療法の 1 つとして、精神力動的精神療法が位置づけられるように(その他は、支持的精神療法、認知行動療法)、看護師やその他の精神保健の専門家にとっても習得すべき治療といえる。

精神力動的精神療法の骨子は、①私たちの心の世界は無意識が大部分を占めていること、②幼少期の体験が成人期を決定づけること、③私たちの行動は無意識が原動力となり、無意識の中に押し込まれた欲動が、葛藤や不適応、精神症状としてあらわれること、④患者の治療者に対する転移、治療者の逆転移が患者理解のたすけになること、⑤治療過程の抵抗が治療のおもな焦点になること、⑥治療者の役割は無意識を意識化させ、患者が自分はかけがえのない存在であるという感覚をもてるようにすること、などである。

**意識の分類** ▶ フロイトは、人間の意識を、**意識**、**前意識**、**無意識**の 3 層に分けられると考えた(局所論)。意識は、ふだん日常生活の中で気づけるもの、前意識とは努力すれば自分で気づけるもの、無意識とは自分では気づけないもので、私たちの心の世界の大部分は無意識が占めている。氷山でたとえると、海に沈んでいる部分が無意識、海から出ている部分が意識、その海面上部の表層部分が前意識と考えられるだろう(▶図 6-1)。

**3 つの精神機能** ▶ またフロイトは、それら 3 層の意識において、**イド** ido(エス Es)、**自我**、**超自我**という 3 つの精神機能がはたらいていると考えた(構造論)。イドとは、本能的欲求、つまり食欲・性欲・攻撃欲などをあらわし、欲求を満たそうとする快楽原則に従おうとする。一方、自我は、現実的な判断をするところで、外界の諸事情を考慮し、イドの欲求を満たせるかどうかを検討する。超自我は、自我の一部が無意識化し、行動を律するところで、社会的なルールや指針、理想、倫理観、統制などを内在化させたものであり、通常は良心といっている。イドは人の本来の欲動であるが、自我と超自我は、親や周囲などの環境からの後天的な学習により形成される。

---

1) 國分康孝:カウンセリングと精神分析. p.38, 誠信書房, 1982.

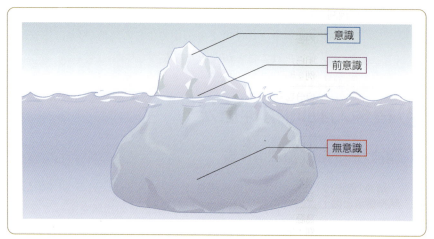
▶図6-1　意識の3層

**3つのバランス** ▶ 精神分析では，精神的に健全な人を，これら3つの精神機能のバランスがとれていることととらえる。たとえば，イドが「(試験期間中だが)遊びに行きたい」とシグナルを送ると，超自我が「いまは試験期間中だ。勉強してよい点をとらなければいけない」と統制をかける。それを自我が「遊びに行きたいけど，いまは試験期間中だから，終わったら行こう」と判断して試験勉強に専念する，ということである。しかし，ここでイドが勝ってしまい，試験期間中に遊びに行くと，試験に通らず，進級できないことになりかねない。これが繰り返されれば，社会適応的にも問題が生じるだろう。また，超自我が強すぎる場合，試験期間中に軽いリフレッシュさえもできず，不安や緊張が高まり，神経症的な症状を呈することもある。3つのバランスがくずれている場合，なんらかの不適応状態，精神症状が生じると考えるのである。

**抑圧** ▶ 容認しがたい欲動や願望，不安や葛藤，恐怖などを，無意識に抑え込むことは**抑圧**とよばれ，抑圧したことは意識に上らない状態が保たれるため，本人は意識しない。たとえば，あるなにかをしたいという欲動が高まった場合，超自我が極端に厳しいと，欲動を押さえつける，つまり抑圧が生じる。これは，イドや自我にも葛藤が生じることになる。そこで，無意識に閉じ込めた欲動や葛藤は，そのまま無意識にとどまることもあるが，さまざまなかたち，たとえば夢や空想，記憶違いや欠如，非適応的な思考や行動で表面化することもあり，それが強まると精神症状に発展する。

**防衛機制** ▶ イドから生じる欲動を，超自我が検閲しつつ自我が対処する機能を**防衛機制**とよぶ。簡単に言うと，自分がやりたいことを実現するために，現実と折り合いをつけながら進めたり，不安や恐怖という不快な感情を解消したりする，ということである。防衛機制は，欲動から身をまもる手段ともいえる。防衛機制の種類を**表**6-1に示す。

▶ 表 6-1 防衛機制

| 種類 | 内容 |
|---|---|
| 否認 | 明らかな現実や苦痛な体験を認めず，拒否する。<br>例：明らかにがんであることがわかる画像を見せられても，がんではないと主張する。 |
| 投影 | 自分自身が受け入れがたい感情や思考・衝動を，事実に反して，自分ではなく他者が感じたり，思っているととらえる。<br>例：本当は自分が友人を嫌っているのに，友人のほうが自分を嫌っていると思い込む。 |
| スプリッティング（分裂） | よい感情と不快な感情，それに伴う自己像や他者像を統合できず，自己や他者を極端にわるい人，あるいはよい人と分けてとらえる。 |
| 解離 | 通常は感覚や知覚・思考・記憶などは連続してまとまっているが，それを断片的に認識する。 |
| 退行 | 葛藤や緊張を避けるため，より早期の発達段階に戻る。<br>例：子どもに弟や妹ができると，それまで排泄行動が自立していたのに，おねしょをするようになる。 |
| 取り入れ | 他者の感情や思考，行動を自分の中に取り込み，自分のもののように感じる。<br>例：自分の言動が尊敬する先生の言葉づかいや態度に似てくる。 |
| 理想化 | 他者のよいところを過度に強調し，否定的な感情や葛藤・ストレスをやわらげようとする。 |
| 価値の引き下げ | 他者を過小評価し，否定的な感情や葛藤・ストレスの原因ととらえる。 |
| 抑圧 | 受け入れがたい考えや衝動を無意識下に抑えて，意識に上るのをさえぎり，気づかないようにする。 |
| 反動形成 | 自分自身が受け入れられない感情や思考，行動を，まったく反対のかたちで表現する。<br>例：本当は子どもを嫌っている母親が，嫌っていることを認めず，子どもを溺愛する。 |
| おきかえ | なにかに対する感情や思いをそのままのかたちで満足させられない場合，別のかたちにかえて満足を得ようとする。<br>例：赤ちゃんが母乳をほしくても満たされないとき，指しゃぶりをして満足を得る。 |
| 知性化 | むずかしく抽象的な言語を使用することで，混乱した気持ちを抑えようとする。<br>例：青年が性的な衝動をコントロールするため，性的なことがらを知的に考える。 |
| 抑制 | 意図的に，混乱する感情や思考を意識から追いやる。無意識で行う抑圧とは異なる。 |
| ユーモア | 不快な感情や思考，ストレスを感じるできごとに対して，おもしろさや皮肉な側面を強調して，気持ちをやわらげる。 |
| 感情の隔離 | 感情の混乱を避けるために，思考・行動と感情を切り離す。<br>例：親の死亡の知らせを受けても，淡々と仕事をこなす。 |
| 愛他主義 | 自分自身のこと以上に他者に献身的につくす。 |
| 合理化 | 欲求が満たされないとき，自身の納得できるほかの理由をつけて折り合いをつける。<br>例：希望する大学に合格できなかったとき，あの大学は学費が高かったからよかった，とあきらめる。 |
| 昇華 | 本能的な欲求を，社会に認められるかたちにかえて満たす。<br>例：親をがんで亡くした子が，医師になってがんの患者をたすける。 |

**フロイトによる発達理論** ▶ 人は，人としての発達過程のなかで，親や周囲とのかかわりを通して，このような自我の対処機能を含む人格あるいは性格が形成され，成長をとげていく。このことから，どのような発達過程を経ているかをみることは，その人を理解するうえで重要である。フロイトは，子どもの**性欲動**（「生きるエネルギー」

という意味合いが強い）を身体の各領域に関連づけ，性欲動がどのように満たされるかに注目した。

**[1] 口唇期**　0歳から1歳ごろまでは，**口唇期**とよばれる時期で，母乳を吸う口唇周囲で性欲動を満たすと考えられている。この満足が十分に得られていない大人に，口に関連するという点でアルコールや薬物依存，喫煙などの嗜癖問題が生じるといわれている。

**[2] 肛門期**　1歳から3歳ごろまでは，**肛門期**とよばれる時期で，肛門やその周囲で性欲動を満たすと考えられている。トイレットトレーニングを行う時期で，子どもは適切な時と場所で排泄することを教えられ，がまんすることを学ぶ。子どもにとっては欲動をコントロールし，自律性がはぐくまれる時期であるが，しつけが厳しすぎたり，逆に放任されたりすると，コントロール感覚が育たず，四角四面の融通のきかない，あるいはなんでもやりたい放題といったパーソナリティになる可能性がある。

**[3] エディプス期（男根期）**　4歳から6歳ごろまでは，**エディプス期（男根期）**とよばれる時期で，性欲動を満たす場所がペニスに移る。男女の性器の違いを通して，性的役割を意識する時期といわれている。この時期，エディプスコンプレックスという，男児は母親に対して，女児は父親に対して異性としての愛情をいだくが，それぞれ男児は父親，女児は母親からの罰を恐れるという葛藤を経験するといわれている。しかし，結果的に，男児は母親を，女児は父親をあきらめ（抑圧する），同性親をまねたり，性格傾向を取り入れたりすることで乗りこえる。これがうまく乗りこえられていない男児の場合，成人してからも母親との密着が強かったり，母親に近い年齢の女性に執着する，いわゆるマザーコンプレックスに，女児の場合は，同様に父親に近い年齢の男性に執着する，いわゆるファザーコンプレックスになるといわれている。

**[4] 潜在期**　次は**潜在期**という，子どもの学齢期にあたる社会化の時期で，性欲動は抑圧されるといわれている。ここでは，欲求を社会に容認されるかたちで発散する方法を学習する。

**[5] 性器期**　最後は**性器期**という，思春期以降の時期で，性欲動が自分以外の対象に向けられる。それまでの口唇期から潜在期までの課題を乗りこえ達成する成熟した段階で，対象との健全な関係性が築けるようになる。これが，精神分析の目ざす人間像でもある。

## 2　精神力動的精神療法のスキル

　精神力動的精神療法の主要な介入は，治療者が患者の話すことを言語的な側面，また態度や表情，声のトーンなどの非言語的な側面も含めて，解釈することである。患者の気づいていないことを気づけるようにすることで，患者の洞察と理解を促す。患者にとっては，それまで無意識であったものを意識化すること，これまでつながりのなかったことがらどうしをつなげることにもなる。

この面接での留意点は，転移・逆転移，抵抗である。

**転移** ▶ **転移**とは，幼少期の関係性のパターンを現在の治療者との関係の中にもち込み繰り返すことで，具体的には，過去の重要な人物に対する感情(愛や怒りなど)を，目の前の治療者との間で同じように経験することである。転移は，患者のかかえる心理的問題と関連することが多いため，それを解釈することが治療のたすけになる。

**逆転移** ▶ **逆転移**は，治療者自身も患者と同じように，なんらかの葛藤や心理的問題をかかえる存在であり，治療者も患者との面接の中で，無意識に患者を，過去の人物と重ねて経験することである。逆転移は治療を妨げるものとして，治療者の中立性が必要との見方もあったが，現代の精神分析療法では，逆転移の考え方が拡大され，むしろ患者理解を促進する手段として活用できると考えられている。逆転移のなかには，患者の病理により治療者側に引きおこされることがあるためである。

**抵抗** ▶ **抵抗**は，患者にとっての治療による洞察や変化が，患者のそれまでの内的な安定感をくずすものでもあるため，その不安や葛藤を処理するために無意識にこばむことである。抵抗には，沈黙する，話題を出さない，治療とは無関係なことを話す，時間に遅れることなどがある。これらは先述の転移と関係することが多く，患者の過去の重要な関係性が治療の場で再現されたとみなすことができる。これも，患者理解の促進や治療に役だてることができる。

# ④ 行動療法

## 1 行動療法の理論

**行動療法とは** ▶ **行動療法**は，1950年代に台頭した**行動理論**(学習理論)を基盤とする心理療法である。行動理論では，行動は個体と環境との相互作用で規定されるもので，特定の行動が環境要因との随伴関係によって学習され，維持されると考える[1]。たとえば，患者の非適応的，あるいは問題となる行動は，それまでに誤って学習した結果か，学習すべきことを学習していなかった結果であるとみなす。行動療法では，行動理論を適用し，非適応的な行動を減弱や除去するとともに，適応的な行動の強化をめざす。つまり，行動療法は人間の行動を変容する方法である。

行動療法の技法には，レスポンデント条件づけとオペラント条件づけの学習，社会的学習がある。

**レスポンデント** ▶ **レスポンデント条件づけ**は，古典的条件づけともよばれ，パブロフの犬の実
**条件づけ** 験が有名である。犬にエサを見せると通常唾液が出る。そこで，犬にエサとべ

---

1) 熊野宏昭：新世代の認知行動療法．p.21, 日本評論社, 2012.

ルの音の対提示（同時に出す）を繰り返す（強化）と，ベルの音だけで唾液分泌がみられ（条件反応または条件反射），条件づけが成立する。しかし，その後，エサの伴わないベルの音だけの提示を繰り返すと，唾液分泌はしだいになくなる。これを消去という。

**オペラント条件づけ**　オペラント条件づけは，ある先行刺激のもとでおこった自発的な反応に対して，なんらかの結果が伴うと，その反応の出現率に変化がみられるものである。たとえば，部屋を散らかしていた子どもが部屋の掃除をしたのを親がほめると，子どもはほめられたことがうれしくて掃除するようになる，というものである。これは，本人にとって望ましい結果が得られれば頻度が高くなり，望ましくない結果であれば，頻度が低くなるという原理である。よって，その後，子どもが掃除しても親が無視しつづけると，子どもは掃除しなくなる可能性がある。

**社会的学習**　レスポンデント条件づけやオペラント条件づけという直接経験による学習ではなく，間接的に人の言動や体験を見たり聞いたりすることで学習することも可能である。このような学習は**社会的学習**とよばれるもので，見たり聞いたりする対象をモデル，モデルが行う言動と同じような言動をとることをモデリングという。子どもが母親の言葉づかいをまねて同じような言葉づかいをするのはモデリングの一例である。このとき，モデルを観察することで新しい行動を学習することを**観察学習**とよんでいる。

## 2　行動療法のスキル

**機能分析**　行動療法を進める際に重要なのは，その行動の果たす役割や機能を分析し，それに基づき介入することである。心理療法の対象になる症状や問題行動は，それまでのさまざまな要因によって強化され，強固に維持されていることが多いため，**機能分析**（行動分析，行動アセスメント）をていねいに行うことが，問題解決や適応の促進につながりやすい。

機能分析では，図6-2のように，「A：手がかり（先行刺激）」，「B：反応（行動，認知）」，「C：結果」の順で行う。「手がかり」は行動や認知の引き金となり，どのような「反応」（行動・認知）が生じ，どのような「結果」（気分や周囲の

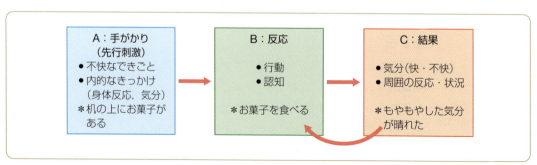

▶ 図6-2　機能分析

反応・状況)を引きおこしたかを整理する。また，「結果」はその後の「反応」(行動・認知)にかかわってくる。問題となる「反応」(行動・認知)が本人にとってどのような意味をもっているのか，なぜ続いているのかを，「反応」(行動・認知)の結果を通して分析してみる。

　たとえば，机の上にお菓子があったとする(手がかり)。それに手をのばして食べてみると(行動)，それまでのもやもやした気分が晴れた(結果)としよう。そのもやもやした気分が晴れるというのは，本人にとっては「快」が増加したことになり，その後もお菓子を食べつづけ，気分を晴らすというパターンが形成されやすくなる。これが**正の強化**である。しかし，もしそのままお菓子を食べつづけ，食べてもだんだんと快を感じられなくなり，体重も増えて気になりだすと，お菓子を食べることを控えるようになる。これは，その行動をとっても快を得られず，逆に不快になることから，その行動の消去につながる。このような分析を詳細に行うことで，問題行動を減らし，適応行動を増やし維持する介入が展開される。

## ⑤ 認知療法

### 1 認知療法の理論

**認知療法とは**　認知療法は，1960年代，精神科医であるアーロン=ベック Beck, A. T. により提唱された精神療法である。その基盤には，情報処理理論という，人はできごとを知覚・解釈し，意味づけし，また反応戦略を定式化して環境に適応するもので，認知的評価が気分(感情)や行動の反応に影響を与えるという考え方がある[1]。また，精神分析理論の無意識の動機や行動理論の条件づけとは異なり，人が自分の体験をどのように組みたてるか，どう構成するかという現象学的な視点を取り入れている。さらに，患者の症状を，単に正常か異常ではなく，連続的なものととらえ，症状や不適応を適応過程という文脈でとらえる。そこで，認知療法では，患者の幻聴や妄想，うつ状態や不安などの症状は，過度に反応したもので，正常な反応との連続性があるとしている。

**認知療法の適用**　認知療法では，患者の現実的な問題を取り上げ，解決に向けて，非機能的な認知と行動の修正をはかることを目的としている。長期にわたる精神分析療法などとは異なり，短期で行うこと，また構造化された面接を行うことが特徴ともいえる。もともとはうつ病患者のための精神療法として発展してきたが，近年は統合失調症，不安障害，心的外傷後ストレス障害，パーソナリティ障害，身体表現性障害などの多くの精神疾患への効果が実証されている。これらの疾

---

1) Weishaar, M. E. 著，大野裕監訳：アーロン・T・ベック──認知療法の成立と展開．pp.85-88, 創元社, 2009.

患をかかえる患者には，気分や行動に影響を与える非機能的な思考がみられ，このような思考を現実的・合理的な視点から検討し，修正することで，気分や行動を改善できる。認知療法は現在，認知行動療法とほぼ同義で使われている。

**歪曲した見方 ▶** 　認知療法の重要なキーワードは，**認知**である。ベックは，うつ病患者には，①自分自身，②自己を取り巻く世界，③将来の3領域における否定的で歪曲した見方があることを示した。つまり，自分自身は不完全で価値のない不適格な存在であること，自分を取り巻く世界は自分に途方もない要求を突きつけて自分を否定すること，また将来に希望はなく，困難と苦悩がこれからも続くだろうとの極端で悲観的なとらえ方をするということである。

　また，このような否定的で歪曲した見方は，自動思考とスキーマという2つの認知のレベルにみられる。**自動思考**は頭に瞬間的に浮かぶ，あるいはよぎる考えで，私たちがふだん意識できるもの，**スキーマ**はそれまでの人生経験のなかでつちかわれた信念や確信で，ふだん意識しない深層に存在する。歪曲した見方（アンバランスな認知）には，表6-2のものがある。

▶ 表6-2　歪曲した見方（アンバランスな認知）

| 種類 | 内容 |
| --- | --- |
| べき思考 | 「〜すべきだ」「〜ねばならない」と，必要以上に自分にプレッシャーをかける。<br>例：「（ぐあいがわるくても）母親なのだから，子どものめんどうはみるべきだ」 |
| 選択的抽出 | 自分が注目したことばかりに目を向け，短絡的に結論づける。<br>例：たった1つ間違えたことばかりを気にして，自分は仕事ができないと考える。 |
| 過度の一般化 | 少ない事実から，すべてが同じ結果になるだろうと結論づける。 |
| 拡大解釈・過小評価 | 自分の欠点や失敗は拡大してとらえるが，長所や成功はことさら小さくみる。<br>例：100点満点のテストで90点とれたのに，「たまたまテストが簡単だったからだ」と厳しく評価する（過小評価）。 |
| 全か無か思考・完全主義 | ものごとを極端に白か黒かのどちらかに分ける。完全にできなければ満足できず，少しのミスで全否定する。<br>例：「仕事を完璧にこなさないと気がすまない」 |
| 結論の飛躍（恣意的推論） | 証拠が少ないにもかかわらず，思いついたことを信じ込む。<br>例：友人にメールをしたが，返事がないのを「嫌われたに違いない」と思い込む。 |
| 自分自身への関連づけ（個人化） | なにかよくないできごとがおこると，ほかの理由を考慮せず，自分のせいだと決めつける。<br>例：「天気がわるいのは，私が外出しようとしているからだ」 |
| レッテルはり | ミスやうまくできなかったことの理由を冷静に考えず，否定的なレッテルをはる。<br>例：朝食を準備できないだけで，「私は主婦失格だ」と決めつける。 |
| マイナス思考 | なんでもないことやどちらかというとよいことなのに，わるくすりかえる。<br>例：「また会おう」と同僚からメールをもらっても，「本当は会いたいなんて思っているわけない。私がいなくても誰も困らない」と考える。 |
| 感情的決めつけ | 自分の感情のみに基づいてものごとを判断する。 |

## 2 認知療法のスキル

　認知療法では，患者のかかえる現実的な問題を取り上げ，患者との積極的な協同作業を通して，科学的な視点で患者の認知・行動の妥当性を一緒に検証する**協同的経験主義**という関係（「認知行動療法」の協同関係）を基盤に進める。患者を取り巻く環境（状況）を患者がどう認知し，気分や行動，身体状態にどのように影響しているかを調べ（「認知行動療法」の「認知的概念化」），患者と，治療目標の設定と計画立案をし，認知・行動を検討・修正する作業を行う。このプロセスや認知・行動への介入方法は，後述の「認知行動療法」を参照いただきたい。

# ⑥ 認知行動療法

## 1 認知行動療法の理論

**認知行動療法とは**　　**認知行動療法**は，認知療法と行動療法を融合し，体系化した精神療法である。認知行動理論に基づき，患者の認知・行動へのはたらきかけにより，セルフコントロールする力を高め，社会生活上の問題や課題の解決をはかり，クオリティオブライフ（QOL）の向上も目ざす。認知はものごとのとらえ方・考え方，行動はセルフケア，仕事，人との付き合いなどの社会生活活動すべてをさす。セルフコントロールする力とは，自分で認知，気分，行動，身体状態を客観的に見つめ，より適応的な方向に変化・改善できる力のことである。認知行動療法は，その力をつけ，自分の課題・問題の解決に取り組んでいくための心理療法といえる。

**認知行動療法の適用**　　昨今，欧米はもとより，国内でも認知行動療法の効果が検証され，適用範囲が拡大されている。うつ病，不安障害，統合失調症，アルコール・薬物依存症，パーソナリティ障害，発達障害，双極性障害などの精神疾患をはじめ，がん，生活習慣病などの身体疾患への適用，さらに昨今では心の健康の維持・増進という点から，企業や学校現場への導入が進んでいる。また，成人のみならず，子どもや高齢者にも用いることができる。国内では，2010（平成22）年度の診療報酬改定で「認知療法・認知行動療法」が新設され，医師に限って算定可能となったが，2016（平成28）年度の改定で，医師との協働のもと訓練を受けた看護師による実施でも算定可能となった。

**認知行動理論**　　認知行動療法の基盤となる認知行動理論（認知行動モデル）では，私たちのふだんの生活体験を5つの領域（①環境，②認知，③気分，④行動，⑤身体）からとらえる。私たちを取り巻く環境（状況またはできごと）を，私たちがどう考えるか，つまりどう認知するかによって，私たちの気分，行動，身体状態はかわるということ，またこれらは互いに関連し合うということである。

たとえば，図6-3のように，一昨日，友人に一緒に出かけようとメールをしたが返事がないという状況を，「どうして返信がないのだろう……なにかわるいことをしたのか……嫌われたに違いない」と受けとめると，不安や落ち込み，恐怖感もわいてきて，友人に出かけられるかを確認できなくなり，食欲がわかず，眠れなくなる，ということがおこる。また，友人に確認できない状況が続くと，ますます受けとめ方や気分がネガティブになる可能性がある。しかし，「どうして返信がないのだろう……忙しくて返信できないのかな……もう一度メールしてみよう」と考えると，不安は少なくなり，落ち込みや恐怖感もあまり感じず，むしろ友人を心配して，もう一度メールを出すという行動をおこすだろう。このように，認知がかわると，気分，行動，身体状態もかわってくる。

▶ **自動思考とスキーマ**　認知には，先の「認知療法」で述べたように，大きくは2つのレベルがある。1つは**自動思考**という，瞬間的に浮かんでは消えていく考えで，意識できるものである。もう1つは**スキーマ** schema という，それまでの経験などからつちかってきた，固定的で包括的，確信的な考えで，信念ともよばれ，ふだんは意識しないが掘り下げると出てくるものである。スキーマは自動思考の根底に存在すると考えられている。たとえば，職場の上司に「この仕事をやっておいてほしい」と頼まれたとき，「これは苦手だな。私には無理だ」など，瞬間的に頭に浮かぶ考えは自動思考で，その考えが浮かぶのは，実は深層に「私にはこの仕事をやれる能力がない」というスキーマがある，ということである。

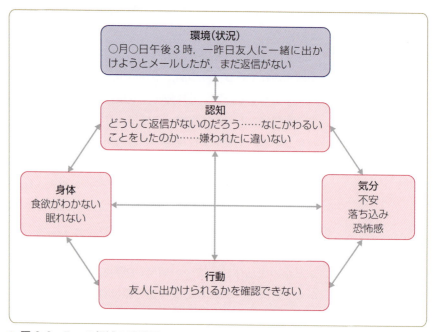

▶ 図6-3　5つの領域の関連図

私たちは，ストレスにさらされているとき，疲労が蓄積しているとき，不眠，情緒不安定，身体の調子のわるいときなどは，極端でかたよった，また悲観的で非合理的，非現実的なとらえ方・考え方をしがちである。こういった歪曲した，アンバランスな認知（▶116ページ，表6-2）は，私たちを苦しめ，うつや不安などの心の問題を生じさせ，不適応な行動，身体的苦痛などにつながる可能性がある。こういった考え方が自動思考として浮かび，つらくなったり，苦しんだりしているときは，いろいろな視点からバランスよく考えるようにすると，気持ちがらくになる。これは後述の認知再構成法で行うことでもある。

## 2 認知行動療法のスキル

**構造化した面接**　認知行動療法では，まず**認知的概念化**（アセスメント）を行い，目標の設定，計画立案を患者と共有しながら行ったあと，計画にそって，認知・行動に介入し，評価を行う。認知的概念化では，患者の精神状態や現病歴，生活歴，家族背景などの包括的な情報を患者から収集するのと同時に，特定の環境（状況）・認知・気分・行動・身体状態などを整理し，問題や課題を明確にし，患者と共有する。その後，患者と目標を設定し，どのように面接を進めるかの計画をたてる。たとえば，面接の回数や時間，頻度，場所，用いる認知・行動の技法，評価方法などを患者と決める。また毎回の面接の進め方や時間配分なども共有しておく。このようにあらかじめ目標や進め方などを決め，それにそって面接を進める，構造化した面接方法をとるのが，認知行動療法の特徴である。面接の最後には患者とともに評価をする。

**協同関係の構築**　面接のプロセスで大切なのは，初回の面接から，患者と**協同関係**を組むことである。協同関係とは，患者の主体性やペースを尊重し，患者と双方向的なコミュニケーションをはかりながら，患者の課題・問題を共有し，解決に向けて一緒に取り組む関係である。看護師は患者と対等の立場で，二人三脚のように協力し合いながら目標の達成を目ざす。このような関係を構築することは，患者の主体性をはぐくみ，患者自身で課題・問題に向き合える力をつけることにつながる。

　看護師には，協同関係の構築に必要な態度や姿勢，コミュニケーションのスキルが求められる。患者に対するあたたかさ，受容と共感，誠実な姿勢，患者への信頼感，患者の意思の尊重は，患者との協同関係の最も基本となる。そのうえで，傾聴や励まし，要約，感情や意味の反映，オープンクエスチョン・クローズドクエスチョン，言いかえ，自己開示，支持などのコミュニケーションスキルを使って，基本的な関係構築をはかり，そこに認知行動療法に特徴的なノーマライジング，心理教育，ソクラテス式質問法を適宜用いることで，協同関係が構築されていく。

**ノーマライジング**　ノーマライジング normalizing は，統合失調症患者への認知行動療法でよく用いられる心理教育の1つで，患者の体験していること，たとえば，幻覚や妄

想は、不眠や孤立、疲労の蓄積、ストレスのかかる環境などの条件が重なると誰でも体験しうることを積極的に患者に伝える。それにより、患者自身の病気への偏見や自尊心の低下をやわらげる作用が期待でき、患者との協同関係を形成するたすけとなる。

**心理教育** ▶ 心理教育は、患者が病気や治療に関する知識、症状への適切な対処法などを身につけられるように、双方向的なコミュニケーションを通して実施される。患者のなかには、きちんと服薬などの治療を受けずに再燃や再発を繰り返す者が多く、病気や治療について患者が十分な知識をもつことは、症状とうまく付き合い、円滑に社会生活を送るうえで重要である。そのため、認知行動療法では、心理教育を面接に適宜取り入れ、患者に、病気や治療に関する知識のほかに、認知行動療法の概要や進め方、認知・行動の技法などについてもわかりやすく伝え、患者が身につけられるように支援する。

**ソクラテス式質問法** ▶ ソクラテス式質問法は、患者の考えを確かめ、より深めたり、別の考え方・見方、新たな解決策や対処法を見つけるためのオープンクエスチョンである。たとえば、うつ病患者の認知のアンバランスを直接指摘するのではなく、ソクラテス式質問を通して患者自身で考えをみつめ、矛盾する点、非合理的・非現実的な点を検討し、別の考え方を見つけられるようにはたらきかける。患者自身で考え方を探求し、別の考え方を発見できることが、その後患者自身で問題解決に取り組むうえで役だつ。

患者が「私は、いつも失敗ばかりでつらい」と訴える場合、まずつらい気持ちに受容・共感的な態度で接することが大切であるが、次に「なにがあって、そう考えたのですか？」というソクラテス式質問法を使い、そう考えた根拠（理由）を深めると、患者の証拠のない思い込みや解釈、つまり歪曲した見方（アンバランスな認知）（▶116 ページ，表 6-2）の検討が可能になる。

**認知・行動への介入** ▶ 患者とともに認知的概念化、目標の設定、計画立案をしたら、実際に認知・行動への介入を行う。認知の介入技法には、認知再構成法、心理教育など、行動への介入技法には、行動活性化、問題解決技法[1]、アサーション（▶142 ページ）などがある。ここでは次の「看護への応用」で、認知再構成法、行動活性化を用いた介入方法を示す。

---

1) 問題解決技法：患者のかかえる問題や課題を解決・改善するための方法。問題の明確化と設定、解決策の案出（ブレインストーミング）、解決策の決定、行動計画の立案、解決策の実行、評価の手順で行う。

# B 看護への応用

ここでは、認知行動療法の看護への応用場面を提示する。

> **事例** うつ病患者への認知再構成法、行動活性化を用いた介入例
>
> Aさんは夫と中学生の娘と暮らす40代の主婦である。数年前から続く近所とのトラブルで不眠や抑うつ、食欲の低下、自責感、自殺念慮が強まり、うつ病と診断されて、1か月前に精神科病棟に入院してきた。入院後、しだいに睡眠がとれるようになり、食欲も回復し、自殺念慮もみられなくなったことから、1か月半後を目途に退院することになった。そこで、Aさんと主治医、受け持ち看護師とで話し合った結果、退院までに、看護師がAさんに再発防止を目的に認知行動療法に基づく面接を行うことになった。
>
> ●認知的概念化、目標の設定、計画立案
>
> はじめに、看護師はAさんと認知的概念化を行った。Aさんの現病歴や治療状況・生育歴・家族背景などの基本的な情報は入院時に得られていることから、Aさんの最近のできごとのうち、気分がつらくなったときのことを取り上げ、5つの領域の関連図(▶118ページ、図6-3)を使って一緒に整理した。そのなかで、Aさんのかかえる問題として、近所の人になにか言われているのではないかと考えつらくなること、日中は家の中に閉じこもりがちであること、さらにこれらのことが再発のきっかけになりうることを共有した。そこで、退院後、日中に1日1回は外に出ること、ネガティブな考えが浮かんだときに別の視点から考えてみて、つらさを軽減できることを目標に、退院までに1回30分で3回の面接を実施することにした。また、そのなかで、行動活性化という毎日1時間単位での行動と気分を詳細にモニタリングして活動範囲を広げる方法(活動記録表、▶表6-3)と、

▶表6-3 活動記録表

|  | 月曜日 |  | 火曜日 | …… | 土曜日 | 日曜日 |
|---|---|---|---|---|---|---|
| 午前6〜7時 | 起床 | (80%) | (　%) |  | (　%) | (　%) |
| 午前7〜8時 | 朝食 | (70%) | (　%) |  | (　%) | (　%) |
| 午前8〜9時 | 横になる | (80%) | (　%) |  | (　%) | (　%) |
| 午後7〜8時 | テレビ鑑賞 | (40%) | (　%) |  | (　%) | (　%) |
| 午後8〜9時 | 読書 | (40%) | (　%) |  | (　%) | (　%) |
| 午後9〜10時 | 就寝 | (30%) | (　%) |  | (　%) | (　%) |

\*各欄の左側に活動内容、かっこ内にモニターする気分の程度(0〜100%)を書き込む。

▶表6-4　認知再構成法（5つのコラム）

| コラム | 内容 |
|---|---|
| ①状況 | ○月○日17時。娘の面会があり，病棟の面会室の中。娘に「ごみ出しは決まったやり方でやっているの？」とたずねると，「う，うん。まあね。心配しなくてだいじょうぶ」と言った。 |
| ②気分（％） | 不安（95），つらい（90），うんざり（80） |
| ③自動思考 | ●どうして娘はいつもちゃんとやってくれないのだろう<br>●私のつらさをわかってくれない<br>●また隣の人に攻撃されるに違いない<br>●ますます隣の人から嫌われるだろう |
| ④はねかえす考え（反証） | ●娘はこれまでちゃんとごみ出しをやってくれていることのほうが多かった<br>●私がごみ出しの方法を気にしているのは知っている<br>●毎回聞くので，心配しないで，と言ったのかもしれない<br>●以前，隣の人に，攻撃というよりも，注意されたことは1回ある<br>●攻撃されるというのは行き過ぎだ |
| ⑤気分（％） | 不安（60），つらい（50），うんざり（60） |

認知再構成法という自動思考をバランスよく整えて気分をらくにする方法（5つのコラム[1]〔思考記録表〕，▶表6-4）を行うことを共有した。

### ●1回目の面接

1回目の面接では，行動活性化の目的と活動記録表のつけ方をAさんに説明し，まずはモニターする気分を「つらさ」と決め，前日の1日をふり返り，Aさん自身で1時間単位の活動と気分の程度を記載していった。はじめAさんは「むずかしそう，できないかも」と心配そうであったが，実際に書いてみると，活動を一言だけで書けばよいし，比較的調子のよい夕方や夜にまとめて書けばよいため，少し安心したようだった。看護師はAさんに，次回の面接まで毎日記録するように伝え共有した。

### ●2回目の面接

2回目の面接では，はじめにAさんが書いてきた活動記録表を一緒に確認した。Aさんはきちんと毎日記載できたこと，意外とたいへんではなかったと話した。そこで看護師が「書いてみてなにか気づいたことはありますか？」とたずねると，Aさんは朝はかなりつらいが夕方や夜になるとだんだん軽くなること，夜になると好きな本が少し読めるようになること，日中ベッドで寝ているよりも病棟内を少し散歩するとつらさが軽くなると話した。看護師は，Aさん自身でつらさを軽減できていると支持し，続けるように提案した。また，Aさんと次回の面接まで活動記録表の記載を続けることを共有した。

活動記録表を確認したあと，5つのコラムを使った認知再構成法にも取り組んだ。看護師ははじめに認知再構成法の目的と方法を説明し，まずはこの面接のな

---

1) 認知再構成法で用いるコラムは，3つ，5つ，7つがある。

かで，最近つらくなったできごとを取り上げ，Aさんの話を聞きながら，5つのコラムを一緒につくる作業を行った。

　Aさんは，昨日，娘の面会があり，娘にごみ出しを決まった方法でちゃんとやっているかとたずねると，あいまいな返答しかなく，不安になったと話した。そこで，看護師が具体的な日時や場所，実際にAさんがどうたずねて，娘はどのように返答したのかを聞きながら，「①状況」の欄に記載した。ここにはその場面がイメージできる程度に整理した。

　次に，その状況のとき，Aさんはどのような気分になったのか，不安やつらさ，うんざりと感じたこと，またそれぞれの気分の強さはどの程度だったかを0〜100％であらわすようにたずねると，不安は95％，つらさは90％，うんざりは80％と答えた。それを「②気分」の欄に整理した。

　看護師はまた，それらの気分を感じたときにどんな考えが頭をよぎったか，つまり自動思考についてたずねた。Aさんは，「どうして娘はいつもちゃんとやってくれないのだろう」「また隣の人に攻撃されるに違いない」などをあげた。看護師は，Aさんから出てきた言葉をそのまま用いて「③自動思考」の欄に記載し，Aさんとこれらの自動思考を一緒にいろんな視点から検討することで合意した。

　看護師は，「こうやって改めてながめてみて，娘さんはちゃんとやってくれない，ということですが，これまでもそうだったのですか？」と過去のことを思いおこせるソクラテス式質問法を用いると，Aさんからは「……いえ，そうでもないですね。私がごみ出しの方法を気にしているのを知っているので，娘はやってくれていることのほうが多かったです。……私が毎回聞くので，心配しないで，と言ったのかもしれません」との返答があった。看護師は「そうでしたか。これまでちゃんとやってくれていたのですね。娘さんのそういったところに気づけてよかったです」と支持し，Aさんから出てきた返答をそのまま「④はねかえす考え（反証）」に記載した。

　看護師はさらに，「『また隣の人に攻撃されるに違いない』ということですが，これまでにどんな攻撃をされたのですか？」とたずねると，「攻撃というのは少し大げさだったかもしれないです。間違ったやり方でごみを出して，注意してくださいと言われた，という感じでしょうか……」と答えた。看護師が「攻撃ではなく，注意されたということですね。それも大事な気づきですね。それは何回くらいあったのですか？」とたずねると，「……1回ですね」と答えた。Aさんからは「攻撃される，っていうのはちょっと行き過ぎでしたね」という言葉も出てきた。看護師はこれらを記載しながら，こうやって別の視点の考えや新たに気づいた事実をまずはAさん自身で出して書いてみることが大切だと伝えた。

　看護師はこのようにソクラテス式質問法を使いながら，Aさんと作業を進めていき，その結果，「⑤気分」の程度がどう変化するかをたずねると，Aさんは「こう考えると不安は60％くらいに下がりますね。つらさも軽くなりますし」と話した。

　看護師はこの面接の終わりに，同じように気分が動揺する場面について，次回

までに 5 つのコラムを書くことを提案し，Aさんと共有した。
### ●3回目の面接
　3回目の面接では，はじめに活動記録表でのモニタリングと 5 つのコラムの記載内容を確認してから，再発防止について話しあった。Aさんは，再発予防の方法として，①つらさを軽くするために，ベッドで寝ているよりも散歩したり，人と話したりするとよいこと，②午後になるとできることが増えるので，夕方以降に掃除や洗濯をしたり，好きな読書の時間を増やすこと，③近所の人の目は気になるが，今回 5 つのコラムであげたはねかえす考えをスマートフォンのメモに入れ，つらいときにながめること，④つらくなった場面について 5 つのコラムを書くことをあげた。看護師は，これらをAさん自身で考えられたこと，またどれも再発予防に有効な方法であるため，ぜひ行うように支持した。最後に，Aさんと認知行動療法の面接全体についてふり返り，終了した。

　この事例では，看護師が退院までの短期間での再発防止を目的に，Aさんと協同関係を組み行動活性化と認知再構成法を実施したところ，Aさん自身で再発予防の方法を見つけることができた。今後，Aさんが再発予防に継続的に取り組めるように，外来や地域の場での認知行動療法を活用したケアの継続が求められる。

## ゼミナール
### 復習と課題
❶ カウンセリング・心理療法を看護職がどのように用いることができるかを調べてみよう。
❷ カウンセリング・心理療法を患者に行うときの留意点はなにかを調べてみよう。

人間関係論

# 第7章

# コーチング

> **本章で学ぶこと**
> - □ コーチングとはどのようなものかを学ぶ。
> - □ コーチングスキルの種類とその方法を学ぶ。
> - □ コーチングを実習や臨床でいかすことができる。

# A｜コーチングの理論とスキル

## ① コーチングの定義

**コーチングとは▶** コーチングとは、コミュニケーションを通して、相手（クライアント）が自分の内面にある答えに気づき、やりたいことや目標に向けて行動することをサポートすることである。

　国際コーチ連盟[1]が発表しているコーチの倫理規定では、コーチングを「クライアントの生活と仕事における可能性を最大限に発揮することを目ざし、創造的で刺激的なプロセスを通じ、クライアントに行動をおこさせるクライアントとの提携関係」と定義している。また、「コーチングは目的を達成するための手段であり、人々が充実し満足した生活を送ることを手だすけするもの」[2]とされている。そのほかにも定義はあるが、それらに共通しているのは次のとおりである。

- コミュニケーションスキルである。
- 個人の生活や仕事の中での目標達成や能力強化を促す。
- 認知，感情，行動を持続的に変化させる。
- 自己の成長を促す。
- その人の中にある答えを引き出す。

**コーチ・クライアントとは▶** また、**コーチ**とはコーチングを提供する人のことであり、**クライアント**はコーチングを受ける人である。

---

1) 国際コーチ連盟 International Coach Federation（ICF）：プロコーチのトマス＝レナードによって、コーチ仲間がお互いをサポートしてその専門職を向上させる目的で1995年に設立された非営利団体。コーチング分野においての礎となるコア・コンピテンシーと倫理規範をつくった。また、コーチトレーニングの基本的なカリキュラムであるICF認定プログラムを開発した。
(http://www.icfjapan.com/icfinfo/about_icf)（参照 2017-11-01）
2) ジョセフ・オコナー，アンドレア・ラゲス著，杉井要一郎訳：コーチングのすべて──その成り立ち・流派・理論から実践の指針まで．p.18, 英治出版, 2012.

## 1　コーチングとほかのアプローチ技法との違い

　傾聴や質問などコーチングで使用するコミュニケーションスキルは，カウンセリング，コンサルティング，トレーニングなどのほかの技法で用いるスキルと共通するため，混同されやすい。

### ● カウンセリングとの違い

　カウンセリングは，クライアントがかかえている問題を引きおこした原因にさかのぼり，過去におこったできごとが現在に影響しているととらえ，問題の解決を求める。それに対して，コーチングは，過去のできごとよりも，未来にどうなっていたいかに着目するところが大きく異なる。そして，クライアントがもつ可能性を引き出して，自己実現（目標の達成やなりたい自分になること）をサポートする。カウンセリングは治療としての側面があるが，コーチングは治療を目的としていない点において大きく異なる。また，心理職は心理学的な側面からクライアントを支援したり，医師と協働して治療の一部を担ったりすることがある。

### ● コンサルティングとの違い

　コンサルティングは，クライアントの仕事における実績をのばすことを目的としているため，その仕事を成功に導くという点ではコーチングと似ている。また，コンサルティングを行う過程でコーチングのスキルを用いることもあるが，最終的には，専門的な知識をいかして解決策を提案することが主体である。一方，コーチングは解決策を提案するよりもクライアント自身が解決できるように導き，成長を支援する。

### ● トレーニングとの違い

　トレーニングは，確立されたカリキュラムがあり，トレーナーやインストラクターの指導によって，そのカリキュラムにおいて，決められた道筋，決められた学習スタイルで目標を達成しようとする。コーチングにおいても目標は設定するが，その達成する手段は確立されたものではなく，クライアントが望む手段を柔軟に選択して行う。

## 2　コーチとメンターとの違い

　コーチとメンターも同様に混同しやすい。**メンター**とは「自分の分野で豊かな知識と経験を持ち，経験の少ない人たちにそれらを伝える者」[1]である。たとえば，経験のある同僚が，経験の少ない同僚に対してメンターとなることがあ

---

1) ジョセフ・オコナー，アンドレア・ラゲス著，杉井要一郎訳：前掲書．p.316.

る。この場合，メンターはその同僚に対して指導や助言を行うが，コーチはクライアントに対して原則として指導や助言を行わない。

## ② コーチングの歴史

**1500年代▶** コーチという言葉は，馬車を語源としており，「大切な人をその人の望むところまで送り届ける」という意味で用いられていた。そして「その人の目標達成までの道のりを支援する」という意味で支援する人を「コーチ」，支援する手段を「コーチング」とよぶようになったのは1500年代とされている。

**1800年代▶** 1840年代には，イギリスの大学において，学生の受験指導をする個人教師をコーチとよぶようになり，1880年代には，ボート競技の指導者をコーチとよぶようになった。現在でも，スポーツの分野においてコーチという存在は広く認識されている。

**1900年代▶** ビジネスのマネジメントの分野でコーチングという概念が認識されはじめたのは1980年代ごろで，アメリカでマネジメント手法の一環としてコーチングスキルを学ぶ企業内研修も行われるようになり，1992年にはコーチを育成する機関であるCoach Universityが設立され，コーチの育成プログラムを提供するようになった。1996年11月には非営利団体である国際コーチ連盟が設立され，その活動は世界中に広がるようになった。

**日本での導入▶** 日本には，1997年ごろにアメリカから自己啓発・自己開発の手法としてコーチングが導入されはじめた。当初は個人が目標を達成するためにコーチを雇うという形式が多かったが，マネジメントとしてのコーチングが注目されるようになり，組織のマネジメントにおける人材開発手法としてのコーチングが広がった。

また，コーチは公的な資格ではなく，コーチの養成所が独自に認定しているのが現状である。

## ③ コーチングの効果と限界

コーチングの効果には，コーチングを受けることの効果とコーチングを行うことの効果の2つの側面がある。

### 1 コーチングを受けることの効果

コーチングを受けることによって，クライアントは自主的に考え，行動し，目標を達成することができるという効果がある。前述したように，コーチングの基本的な考え方の1つとして「答えはその人の中にある」がある。これは，その人自身で考えて納得する答えを導き出すことの大切さをあらわしている。人は自分が納得したときにみずから行動し，行動することで変化をおこす。行

動しなければ目標を達成することはできない。

コーチは，助言やアドバイスをするよりも，クライアント自身が納得する答えを引き出し，成長を支援する。コーチングを受けることで，クライアントは自分の中にあるけれど，自分ひとりでは考えつかなかった答えを見つけ，みずから行動し，目標を達成することができる。

## 2 コーチングを行うことの効果

コーチングを行うことによって，自主的に行動する人を育成することができるという効果がある。臨床では，徐々に入院期間が短くなっており，患者がつぎつぎと入退院する。また，高度な医療行為も多くなっていることから，指示を待つだけではなく，自主的に行動する人材が求められる。このように自分で考え，行動できる人材を育成するのにコーチングは効果がある。さらに，コーチングのスキルは，一般的な対人関係を円滑にするスキルでもあるため，周囲との人間関係の構築にも役だつ。

## 3 コーチングの限界

しかし，コーチングは人材育成に有効なスキルだが，万能ではない。すべての課題がコーチングで解決されるわけでもない。とくに，まだ経験が浅く，目標やゴールに到達する過程がイメージできない状態の人の場合，コーチングではむずかしいとされている。

たとえば，新人看護師はまだ経験も浅く知識も不十分である。また，病院では新人教育のカリキュラムや目標がすでに決まっており，新人看護師に選択の余地がないことがほとんどである。つまり，新人看護師にはコーチングよりもトレーニングが必要であり，コーチングは一定の期間を経て，経験や知識が定着したときのほうが効果がある。それぞれの成長の時期に合わせてコーチングとトレーニングを使い分ける必要がある。

また，「その人の中にある答え」を引き出すには時間がかかるため，すぐに成果があらわれるものではないことをふまえて，あせらずに教育することが重要である。

## ④ コーチングの原理

コーチングは原則として1対1のコミュニケーションである。保健医療の場面では看護師をコーチ，患者をクライアント，教育の場面では教師をコーチ，学生をクライアントとたとえることができる。

コーチングは，クライアントがコーチに話をすることから始まる（▶図7-1）。コーチはそのクライアントの話や声，思いを聴く。そして，クライアントに対して質問をする。クライアントは質問に答え，コーチはその答えを聴く。そし

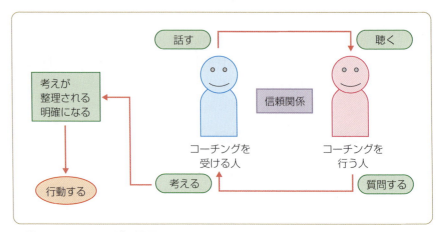

▶図7-1　コーチングの原理

て，クライアントの答えを受けとめながら，また質問する。このような繰り返しによって対話が行われる。クライアントは質問されると答えるために考える。この考えるという作業によって，クライアントは自分の中にあるとは思ってもみなかった答えを思いつく。また，質問に答えることによって思いつきが具体的になる。さらにコーチがクライアントを励ますことで，クライアントは行動する勇気をもつことができ，目標達成に向けて行動することができる。コーチングはクライアントが行動してはじめて機能したということができる。

ただし，このような対話はコーチとクライアントとの間に信頼関係があるからこそ成立する。コーチはクライアントを認めて，クライアントの話を聴くことで信頼関係をはぐくんでいく。

## ⑤ コーチングのスキル

コーチングの基本的なスキルは，「認める」「聴く」「質問する」「フィードバックする」「励ます」の5つである。

### 1 認める

「認める」はコーチングの最も基本的なスキルである。人は認められることで，より自分自身に対する信頼や自分の価値を確認することができる。そして自分自身を認めることができると，自分の強みを発揮し，維持することができる。

また，人は自分を認めてくれる相手に対して，安心感をいだき信頼する。「認める」のスキルによって，クライアントは安心して本音を話すことができる。

「認める」は3つに分類することができる（▶表7-1）。

成果を認める▶　1つ目は，「成果を認める」である。「成果を認める」とは，たとえば，学生

がテストで満点をとったというよい結果(成果)を認めることである。「成果を認める」は成果が出たときは有効だが，成果が出なかったときは認めることができなくなってしまう可能性があるため，使い方には注意が必要である。コーチングにおいて，「成果を認める」は「認める」の一部分であるが，すべてではない。

**行為を認める** ▶ 　2つ目は，「**行為を認める**」である。「行為を認める」とは，たとえば，学生がテストで満点をとることができなかったが，テストを受ける過程で努力をしていた場合，その努力をしたという行為を認めることである。

**存在を認める** ▶ 　3つ目は，「成果を認める」「行為を認める」を包括するもので，「**存在を認める**」である。これはテストの結果や努力の有無に関係なく，「その人のありのままを認める」ということである。日常，われわれは「あなたの存在を認めています」とあえて言葉にしたり，態度で示したりすることは少なく，とくに意識しなくても相手の存在を認めているといえる。

**具体的な方法** ▶ 　具体的な「認める」の方法は，名前を呼ぶ，あいさつをする，うなずく，相づちを打つ，「いいですね」「なるほど」など相手の言葉に適切に反応することである(▶表7-2)。どれも日常の会話で行っていることであるが，それを意識して行うことが重要である。

▶ 表7-1　3つの「認める」

| 種類 | 意味 | 具体例 |
| --- | --- | --- |
| 成果を認める | よい結果を認める | ● 目標達成を伝える<br>● 目標達成度合いを伝える |
| 行為を認める | 成長やプロセスを伝える | ● 課題への着手を伝える<br>● 課題解決の途中経過を伝える<br>● 変化のきざしを伝える |
| 存在を認める | 相手の存在に気づき，着目していることを伝える | ● 1人ひとりの名前を呼んであいさつする<br>● 見たまま，感じたままを伝える<br>● 相手の話を注意深く聴く |

▶ 表7-2　「認める」の具体的な方法

| 種類 | 具体的な方法 |
| --- | --- |
| 非言語・準言語 | ● 相づち，うなずき<br>● 表情(笑顔，まなざし)<br>● 姿勢や身ぶり(前傾姿勢，相手と同じ動作) |
| 言語 | ● あいさつや声かけ(「おはよう」「調子はどう？」など)<br>● 名前を呼ぶ<br>● 相手の感じていることに対する短いコメント<br>　(「そうですね」「いいですね」など) |

「ほめる」との違い ▶ なお,「ほめる」は相手のよい点やよい結果などの好ましい事実について肯定的に評価し,それを伝えることである。それに対して,「認める」は事実や存在をそのまま伝えることであり,肯定や否定にかかわらず評価はしないという違いがある。

## 2 聴く

「聴く」スキルは「認める」スキルとあわせて使う。相手の話に対して先入観をもたずに心を中立(ニュートラル)にして集中し,相手の気持ちになりきり,同じベンチに座って,同じ景色をみるような感覚をもちながら,途中で話をさえぎったり,口をはさんだりすることなく最後まで聴く。また,どのような感情をもっているのか,本心で話しているかどうかなどを相手の言葉と声の大きさ・強弱・高低や,表情・しぐさなどにも注意して聴く。とくに,声には人の感情があらわれるため,話の内容だけでなく声に注意をはらうことで,言葉では言いきれない思いを感じることができる。

たとえば,「昨日は楽しかった」という言葉を相手が発していても,表情がけわしかったり,声に元気がなかったりすると,楽しいという言葉が本心ではない可能性がある。このような言葉と表情,声との違いにも注意していくことがコーチングの「聴く」ということである。

人は話を聴いてもらうだけで,問題が解決しなくても気持ちがすっきりすることがある。また,自分の話を受けとめてもらっていると感じると安心して話をすることができ,自分の中にある答えや本音に気がつくことができる。

具体的な方法 ▶ 「聴く」の具体的な方法には,相づち,話の内容に合わせた表情,ペーシング,リフレイン,沈黙する,がある(▶表 7-3)。うなずく,相づちを打つなどは「認める」スキルと重なる。また,話を聴くときの表情によっては,相手が話しに

▶ 表 7-3 「聴く」の具体的な方法

| 種類 | 具体的な方法 |
| --- | --- |
| 相づち | ●うなずき,相づち |
| 短いコメント | ●「そうですね」「いいですね」など相手の感じていることに対する短いコメント |
| 話の内容に合わせた表情 | ●笑顔,おだやかな表情が基本<br>●眉間にしわを寄せる・怒っているような表情は避ける |
| ペーシング | ●声のトーンを合わせる<br>●声の速さを合わせる(口調がゆっくりな人にはこちらもゆっくり話し,早口な人にはこちらも早口で話す) |
| リフレイン | ●相手の言葉の一部の繰り返し<br>●相手が話していることを要約する |
| 沈黙する | ●相手の答えをすぐに求めずに「待つ」<br>●質問の言いかえをすぐにしないで答えを「待つ」 |

くくなることがある。話の内容に合わせた表情とは，相手が話しやすい表情をさし，基本的には笑顔でおだやかな表情をいう。

ペーシングやリフレインなども日常の会話で使うスキルである。**ペーシング**とは，相手のペースに合わせることをいう。たとえば，話すスピードを合わせたり，声のトーンを合わせることである。また，**リフレイン**とは，話の言葉の一部を繰り返したり，相手の話していることを要約することである。

**沈黙する**とは，相手がすぐに答えを出せないときに，考えをさえぎることなく待つということである。とくにコーチは，クライアントに対して即答できない質問を投げかける。クライアントが自分の中にある答えを考えているときに沈黙となるため，その「間」をまもるためのスキルである。

## 3 質問する

日常の会話における質問は，質問をする側の疑問の解決のために行われるが，コーチングスキルである「**質問する**」は，相手の考えを整理したり，気づきを引き出すために行われる。質問をすることで，相手はふだんとは異なる視点から多面的にものごとを考えることができ，思い込みをくつがえすような発見をすることができる。また，質問されることで，あいまいに考えていたことが明確になり，具体的になると行動しやすくなる。

**具体的な方法▶**　「質問する」の具体的な方法は表7-4のとおりである。「質問する」のスキルは「認める」「聴く」ことを前提に使われる。質問には**クローズドクエスチョン**と**オープンクエスチョン**の2種類がある。**クローズドクエスチョン**とは，「はい」か「いいえ」で答えられる質問である。対話の導入に使うと相手が話しやすくなる。また，終了時に確認として使うこともある。**オープンクエスチョン**とは，答えに広がりがある質問であり，「いつ」「どこで」「だれと」「なにを」「どのように」などを使って，考えを具体的にして，多面的にものごとをとらえ，気づきを促すために行う。ただし，オープンクエスチョンの中で，「なぜ」を使うときは注意が必要である。「なぜ〜しないのか？」というかたちで使うと，クライアントはせめられていると感じることがあるためである。

▶表7-4　「質問する」の具体的な方法

| 種類 | 具体的な方法 |
| --- | --- |
| クローズドクエスチョン | ●「はい」「いいえ」で答えられる質問<br>　例：「今朝は朝食を食べましたか？」<br>●答えが1つである質問<br>　例：「いまは何時ですか？」 |
| オープンクエスチョン | ●答えに広がりがある質問（だれが，いつ，どこで，なにを，どのように，どうやって）<br>　例：「だれと朝食を食べましたか？」<br>　　　「朝食はなにを食べましたか？」 |

また，相手に圧迫感を与えてしまうため，質問が詰問にならないようにする。質問が多すぎたり，質問ぜめにならないよう，1つ質問をしたら答えを受けとめ，すぐに次の質問をせずに，相手が話しきるまで聴く。そして，たとえば，「○○したほうがいいのではないですか？」など，質問する側の思惑や意見を入れて誘導することがないようにする。

### 4 フィードバックする

「フィードバックする」とは，相手の話を聴いて，感じたこと，見えたことなどをそのまま伝えることである。たとえば，「昨日は楽しかった」と話した人の表情がけわしい場合には，「私には，『昨日は楽しかった』と言っているときのあなたの表情がけわしく見えます」と感じたことを正直に伝える。伝えることで相手は自分の状態をあらためて認識し，気がつくことがある。

「フィードバックする」は「認める」と似ているが，以下の違いがある。「認める」とは事実・存在を評価や批判することなく，そのまま受けとめたことを伝えることであるのに対して，「フィードバックする」とは自分が見えたこと，聴こえたこと，相手に対して感じたことを率直に伝えることである。

**具体的な方法▶** 「フィードバックする」の具体的な方法は表7-5のとおりである。Ｉメッセージとは，「私は〜である」とＩ(私は)を主語として自分の感情をすなおに伝えることである。日常の会話ではあまりなじみがないかもしれないが，自分が見えたことや感じたことをそのまま伝えるときには欠かせないスキルである。

「フィードバックする」も「質問する」と同様に，「認める」「聴く」ことを前提に使用しないと効果はない。ときには「こんなことを言って嫌われないだろうか」などの思いをいだくことがあるため，相手に尊敬や思いやりの気持ちをいだき，相手の感情を共有したうえで使う必要がある。「フィードバックする」ことで，相手が自分自身では見えていないことに意識が向き，その結果として気づきが生まれる。

### 5 励ます

「励ます」スキルは，相手がコーチングによって自分の目標を決め，その達

▶表7-5 「フィードバックする」の具体的な方法

| 種類 | 具体的な方法 |
|---|---|
| ①相手の許可を得る | 「聴いていて感じたことを伝えていいですか？」 |
| ②Ｉメッセージを使う | 「私には〜のように聞こえます・見えます・感じとれます・伝わってきます」 |
| ③確認する | 「どうですか？」「いかがですか？」 |

①→②→③の順番で伝える。

成のための行動をあと押しするために使う。使用する頻度は低いが，信頼している人から「○○さんならきっとできますよ」「応援しています」とあと押しをされると，人はその気になり，行動にうつす可能性が高まる。「励ます」スキルは，その人が自分でやる気になっているときに使うと効果が最も高いため，使うタイミングが重要である。

# B 看護への応用

　コーチングは，師長がスタッフに，教育担当看護師が新人看護師に，先輩が後輩に，看護師が患者に指導する場合などに使うことができる。
　ここでは，事例を2つあげて，臨床でどのようにスキルを使っているかについて解説する。

### 事例① 看護師が減量の必要な患者への指導にコーチングを取り入れた事例

**看護師**：Aさん，前回の受診のときよりも，体重が増えましたね。日常生活で気になったことはありますか？
**患者**：はい，あります。
**看護師**：どのようなことが気になったのですか？
**患者**：はい，前回の受診後から仕事が忙しくて，ストレスがたまったので，おかしを食べることで発散していました。それから，仕事の関係で飲みに行くことも多くて……。途中まではカロリー計算をしていたのですが，忙しくなってからはさぼってしまって。食べてはいけないと思ってはいたのですが，つい……。
**看護師**：そうでしたか。お仕事が忙しくて，ストレスがたまったのですね。
**患者**：はい。このあとも仕事の忙しさは続きます。ストレスもまだあるし，飲み会も……。このまま流されてなにもしなくなりそうです。
**看護師**：Aさんの体重が減るとどのようないいことがあると思いますか？
**患者**：そうですね。病気がこれ以上悪化することを防ぐことができますね。それから，からだが軽くなって，動きやすくなると思います。もともとはからだを動かすことが好きなのに，いまは膝も痛いし，からだが重くて動きたくないんです。
**看護師**：そうですか。からだを動かすことがお好きなのですね。体重が減ってからだが軽くなったら，なにがしたいですか？
**患者**：以前やっていたテニスをやりたいな。山登りもしたいし……。思い出しました。学生のころ，山登りしていたんだ。あのころは楽しかったな（Aさんは山登りの思い出を語りはじめる）。
**看護師**：いま感じたことをお伝えしてもいいですか？　私には山登りの思い出を

お話しされているAさんの表情がとても明るくなったように感じられました。
患者：そうかな。久しぶりに楽しい気持ちになりました。
看護師：いいですね。それでは，山登りができるようになるためにはあと何キロ体重が落ちればいいと思いますか？
患者：そうだな。まず，5キロかな。うん，やる気になってきました。
看護師：それはいいですね。では，お仕事の忙しさやストレスを軽減できるような手だてとして，どのようなことが考えられますか？
患者：確かに，忙しさは続きます。少し仕事を整理できないか考えてみます。後輩にまかせられることもありますし。飲み会はいまは二次会まで参加しているけれど，一次会だけの参加にはできると思います。
看護師：いろいろなアイデアが出てきましたね！　それでは，ここから再度，体重の管理について，管理栄養士も交えて現状のお仕事の忙しさを考慮しながら，いつまでに，どうやって減量していくか，一緒に考えませんか？
患者：そうですね。ぜひお願いします！

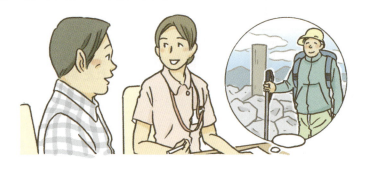

## ●看護師が用いたコーチングスキル

　看護師と患者Aさんの会話において，看護師はコーチングスキルを組み合わせて使っている（▶表7-6）。

　会話全般において，看護師はAさんを認めて話を聴いている。仕事の忙しさや山登りの話は現状の不満や過去の思い出であるが，聴くことによってAさんは看護師に認められた気持ちになり，信頼感をいだき，安心して自分の気持ちを話せるようになっている。また，「体重が減ってからだが軽くなったら，なにがしたいですか？」と未来の姿について質問することによって，なりたい姿や体重を減らすことのメリットに着目させている。体重を減らすことがAさんにとってどのようなメリットがあるのかを考えてもらうことで，Aさんのやる気を引き出している。

▶表7-6 事例①の看護師が用いたコーチングスキル

| 看護師の言葉 | 使用しているコーチングスキル |
|---|---|
| Aさん，前回の受診のときよりも，体重が増えましたね。日常生活で気になったことはありますか？ | 会話の最初なので答えやすいクローズドクエスチョンを投げかけている。 |
| どのようなことが気になったのですか？ | 答えを具体的にする質問をしている。 |
| そうでしたか。お仕事が忙しくて，ストレスがたまったのですね。 | 答えを聴いて受けとめてリフレインしている。 |
| Aさんの体重が減るとどのようないいことがあると思いますか？ | 現在ではなく未来に視点をあてた質問をしている。 |
| そうですか。からだを動かすことがお好きなのですね。体重が減ってからだが軽くなったら，なにがしたいですか？ | 答えを聴いて受けとめてリフレインしている。<br>未来に視点をあてた質問をしている。 |
| いま感じたことをお伝えしてもいいですか？ 私には山登りの思い出をお話しされているAさんの表情がとても明るくなったように感じられました。 | フィードバックしている。 |
| いいですね。それでは，山登りができるようになるためにはあと何キロ体重が落ちればいいと思いますか？ | 「いいですね」と認めている。<br>体重を何キロ（kg）減らしたいかと具体的な質問をしている。 |
| それはいいですね。では，お仕事の忙しさやストレスを軽減できるような手だてとして，どのようなことが考えられますか？ | 「いいですね」と認めている。<br>行動を具体的にする質問をしている。 |
| いろいろなアイデアが出てきましたね！ それでは，ここから再度，体重の管理について，管理栄養士も交えて現状のお仕事の忙しさを考慮しながら，いつまでに，どうやって減量していくか，一緒に考えませんか？ | クローズドクエスチョンで確認をしている。 |

### 事例② 教育担当看護師が新人看護師への指導にコーチングを取り入れた事例

**教育担当看護師**：Bさん，入職して3か月過ぎたけど，少しは病棟に慣れた？
**新人看護師**：はい，まだまだできないことがたくさんありますが，少しだけ慣れてきました。
**教育担当看護師**：毎日，笑顔であいさつしてくれるから私も元気をもらっているよ。
**新人看護師**：とくに意識していたわけではないのですが，そう言っていただけるとうれしいです。
**教育担当看護師**：ところで，3か月終えてみてどんなことを感じている？
**新人看護師**：はい，先ほども話しましたが，やはりできないことがたくさんありすぎて，なにを質問すればよいのかわからないことも多いと感じています。
**教育担当看護師**：そうか。なにを質問すればよいのかわからないのね。いま一番わからないことはなにかな？
**新人看護師**：看護診断です。勉強しようと思うのですが，家に帰るとすぐに眠くなってしまってなかなか勉強が進みません。

**教育担当看護師**：看護診断かぁ。どの程度，理解できればいいと思う？
**新人看護師**：そうですね。病棟で多い心疾患の患者さんの看護診断が理解できるとだいぶ気持ちがらくになります。そうだ！ 夜勤シフトに入る前までに理解したいです。
**教育担当看護師**：じゃあ，夜勤シフトに入る前までに，できることってどんなことが考えられる？
**新人看護師**：うーん。1人では勉強が進まないから，誰かと勉強するとか……。
**教育担当看護師**：誰かと勉強するのはいいアイデアだね。ほかには？
**新人看護師**：病棟の勉強会をもっと活用するのはどうでしょうか。
**教育担当看護師**：どんなふうに活用したいの？
**新人看護師**：いまの勉強会は看護診断を理解している前提で行われているので，正直ついていけないところもあるんです。だから，勉強会のなかで看護診断を確認してもらう時間をとっていただけるといいかなと思いました。
**教育担当看護師**：そうね。今年度はほかの病棟から異動してきた人も増えてきたから，勉強会のやり方を見直すのもいいかもしれないね。午後のミーティングで提案してみようか。私がサポートするからBさんも発言してくれる？
**新人看護師**：はい，わかりました。よろしくお願いします。

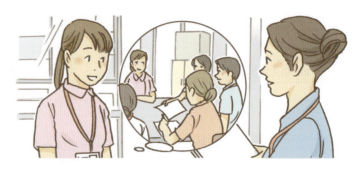

### ● 教育担当看護師が用いたコーチングスキル

　教育担当看護師は新人看護師に対してそれぞれのコーチングスキルを効果的に使いながら，新人看護師がさらに成長するよう支援している（▶表7-7）。

　会話の冒頭では，新人看護師の気づいていないよい点をフィードバックすることで，そのあとに話しやすくなるようにしている。また，会話全般に相づちを打ったり，リフレインをしたりすることで，新人看護師は本音を話しやすくなっている。さらに，質問によって，わからないことの中でも新人看護師が一番わかりたいことに焦点をしぼって，具体的な解決ができるようにしている。そして，1つの答えだけでなく「ほかには？」と促すことで，複数の案を引き出している。これらは教育担当看護師が押しつけた解決策ではないため，新人看護師が行動しやすくなる効果がある。

▶表 7-7　事例②の教育担当看護師が用いたコーチングスキル

| 教育担当看護師の言葉 | 使用しているコーチングスキル |
| --- | --- |
| Bさん，入職して3か月過ぎたけど，少しは病棟に慣れた？ | 会話の最初なのでクローズドクエスチョンで答えやすくしている。 |
| 毎日，笑顔であいさつしてくれるから私も元気をもらっているよ。 | フィードバックすることで後輩に自分のしていることを意識化させている。 |
| そうか。なにを質問すればよいのかわからないのね。 | リフレインを使って認めている。 |
| いま一番わからないことはなにかな？ | 漠然としていた問題を明確にする質問をしている。 |
| どの程度，理解できればいいと思う？ | 理解の程度を具体的にする質問をしている。 |
| じゃあ，夜勤シフトに入る前までに，できることってどんなことが考えられる？ | できることを明確にする質問をしている。 |
| 誰かと勉強するのはいいアイデアだね。ほかには？ | 後輩の発言を認めたうえで，ほかのアイデアを引き出す質問をしている。 |
| どんなふうに活用したいの？ | さらに具体的な答えを引き出す質問をしている。 |
| そうね。今年度はほかの病棟から異動してきた人も増えてきたから，勉強会のやり方を見直すのもいいかもしれないね。午後のミーティングで提案してみようか。私がサポートするからBさんも発言してくれる？ | 「サポートするからBさんも発言して」はBさんを励まし，さらに発言を促すことでBさんの成長の支援もしている。 |

## ゼミナール
### 復習と課題

❶ コーチングの効果について考えてみよう。
❷ 実習や日常生活のどのような場面でコーチングのどのスキルを活用できるか考えて使ってみよう。

参考文献　1) 本間正人・松瀬理保：コーチング入門，第2版．日本経済新聞出版社，2015．

人間関係論

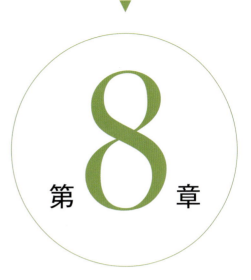

第8章

# アサーティブ・コミュニケーション

**本章で学ぶこと**
□アサーティブ-コミュニケーションとはどのようなものか学ぶ。
□医療現場におけるさまざまな状況に対して、看護師としてアサーティブな対応を考える。

# A アサーションの理論とスキル

## ① アサーティブ-コミュニケーションとは

　私たちはコミュニケーションをとるとき、自分の考えや気持ちをありのままに相手に伝えられているだろうか。親やきょうだい、親友など、なんでも正直に打ち明けられ、相談でき、飾らない自分の姿を見せられる対象が存在する人もいるだろう。そのような相手とのコミュニケーションは、ここちがよくてストレスを感じることはないだろう。しかし、ほとんどの人は、そのようなここちのよいコミュニケーションを誰とでもとれるわけではない。苦手だなと思う人の前では萎縮して自分の考えを十分に述べることができないかもしれないし、虫の居所がわるいときは、反抗的な態度で相手の意見を聞かずに自分の意見を押し通してしまうこともあるかもしれない。

▶適切な自己表現と相手の尊重

　アサーティブ-コミュニケーション assertive communication とは、自分の考えや気持ちを正直に率直に、その場の状況に合った適切な方法で表現することで、自分も相手も大切にしたコミュニケーションのことである。「自分の気持ちを率直に表現する」というと、一方的に自分の意見を押し通す強い自己主張のように感じるかもしれないが、重要なのは「その場に合った適切な表現方法」を選択し、相手を尊重することである。相手を尊重するとは、相手の気持ちや立場を考えることである。相手のプライドを傷つけるような言動をとったり、場にそぐわない大声を出したり、恐怖心をあおるような態度をとることは、相手を尊重していないことになり、相手に不要な負担や不安を与えてしまう。相手を尊重して自分の考えを表現することで、一方的ではなくお互いを大切にし合ったコミュニケーションとなる。

▶対人援助職とアサーション

　このようなコミュニケーション方法を、看護師が身につける意義はなんだろうか。看護師をはじめ、介護士、カウンセラー、教師など、多種多様な人々に臨機応変に対応し、サービスや支援を提供する職業に従事する人は、「人の役にたちたい」という思いが強く、ケアをする喜びや充実感が仕事のやりがいにつながっている。その反面、対人関係においてストレスを感じることも多く、自分を犠牲にしたり、自分の限界をこえて無理を続けたりした結果、心身の健康のバランスをくずし、燃えつき症候群（▶38ページ）になる人が多い職種でも

ある。このような，職務をまっとうするうえで人間関係の構築が重要になる職種の人が，アサーションのスキルを身につけることで，自尊心を高め，コミュニケーションによるストレスを軽減し，精神的健康の維持に役だてることができる。

なお，**アサーション** assertion は**アサーティブネス** assertiveness と表現することもあるが，いずれもアサーティブ assertive の名詞型であり，意味は同じである。

# ② アサーションの歴史と人権

**アサーションの歴史**　アサーションは，1950年代のアメリカで生まれた概念であり，対人関係で悩んでいる人や，自己表現ができず社会的場面が苦手な人のための治療法として開発された。その後，1960〜1970年代の人種差別撤廃運動や女性解放運動といった，基本的人権をめぐる社会的・文化的運動が契機となって，アサーションを求める動きが活発化し，広く知れわたるようになったといわれている。アルベルティ Alberti, R. E. とエモンズ Emmons, M. L. が，人は誰もがアサーティブになる権利をもち，アサーションは平等な人間関係を促進する技術である，と述べているように，アサーションは単にじょうずな自己表現や，対人関係を円滑にするスキルであるだけでなく，より広く，人間の平等性に対する考え方の基盤となっており，差別などの人権問題においても有効な対応法として認識されている。

**アサーションと権利**　アサーションという言葉はあまり耳慣れないので，むずかしい自己表現の技法のように感じるかもしれない。しかし，アサーションのもとになる考え方自体は，特別に新しい概念というわけではない。アサーションは人間として誰もが行使してもよいと保障されている1つの権利である。人には，自分の考えや気持ちを自由に表現する権利がある。これは，相手が学校の先生や先輩，後輩，家族，近所の子ども，道ですれ違う他人など，どのような立場の人でも，誰に対しても，等しくもっているものである。

**適切な権利の行使**　しかし，私たちはこの権利を正しく行使しているだろうか。特定の人に対してひどく臆病になったり，場の雰囲気や状況によって言いたいことをがまんしたりすることはないだろうか。人は，権力（パワー）をもつ人（自分を評価し成績や給料，昇進などに影響する学校の先生や職場の上司など）に対しては従順な態度になり，相手の顔色を見て話したり，相手の言いなりになりやすい。このように，自分の意見や感情を率直に表現しない（できない）ことは，意見の対立を避け，一見ストレスを回避しているようにみえるが，自分自身が表現する権利を放棄しており，自分の気持ちを大切にできず，自分に対して不誠実な自己表現をしていることになる。自分に不誠実な自己表現は，ストレスを蓄積させ，自尊心や自己効力感の低下から燃えつき症候群をまねく原因ともなる。

また，アサーションは自分だけに与えられた権利ではなく，コミュニケーションの相手にも同等に，考えや気持ちを自由に表現する権利があることを忘れてはならない。私たちは，自分よりも弱い立場にある人，たとえば，知識や経験が未熟な後輩や部下に対して，無理難題を言ったり，高圧的な態度をとったりしたことはないだろうか。このような自己表現は，相手の表現する権利を侵害している行為である。

　アサーションは，人は皆平等であるという原則を再認識し，お互いの表現する権利を尊重することで，自分も相手も大切にした対等な人間関係を築く基礎になる。

## ③ 自己表現のタイプ

　自己表現には**アサーティブな自己表現**と**ノン-アサーティブな自己表現**があり，ノン-アサーティブな自己表現はさらに**非主張的**なタイプと**攻撃的**なタイプの2つに分かれる（▶表8-1）。

### 1 アサーティブな自己表現

　アサーティブな自己表現とは，自分も相手も大切にする自己表現である。自分の気持ちや考えを，率直に正直に，その場にふさわしい表現で相手に伝える。話し合うことを大切にし，意見の相違による葛藤が生じることがあっても，お互いにゆずったりゆずられたりしながら，双方が納得できる結論を模索する。相手を尊重し，理解しようとすることで，お互いに大切にされた気持ちになる。

### 2 ノン-アサーティブな自己表現

#### ●非主張的な自己表現

　非主張的な自己表現とは，相手は大切にするが自分を大切にしない自己表現である。自分の気持ちや考えを表現せず，相手に結論をゆだねたり，あいまいな表現を使ったり，小さな声で話したりする。自分に自信がなく，相手の様子をうかがってビクビクしてしまう。自分の気持ちに正直でないために，卑屈な気持ちになったり，ストレスがたまりやすい。一見，相手に配慮し，相手をたてているようにみえるが，実は相手に対して率直でなく，自分に対しても誠実ではない。

#### ●攻撃的な自己表現

　攻撃的な自己表現とは，自分は大切にするが相手は大切にしない自己表現である。自分の意見や考えをはっきりと言い権利を主張するが，相手の言い分を軽視しているので，結果的に相手に自分を押しつけている。大声でどなったり，

▶ 表8-1　自己表現のタイプ

| 特徴 | アサーティブ | ノン-アサーティブ ||
| --- | --- | --- | --- |
| | | 非主張的 | 攻撃的 |
| コミュニケーションのスタイル | ●わたしもOK，あなたもOK<br>●相手を思いやりつつ，自分を高める<br>●中立的 | ●わたしはOKでない，あなたはOK<br>●自分を犠牲にする<br>●相手に気をつかいすぎる<br>●ことなかれ主義 | ●わたしはOK，あなたはOKでない<br>●相手を追いやることで自分が優位にたつ<br>●上下関係にこだわる<br>●相手に厳しく自分に甘い<br>●自己中心的，一方的 |
| 意思決定の方法 | ●自分で意思決定する | ●相手に従う，まかせる<br>●なにも言わない | ●相手にかわって，自分が勝手に決定する |
| 問題対処行動 | ●直接的かつ公平な立場で正面からのぞむ<br>●相手をせめることがない | ●逃げる<br>●向き合おうとしない | ●遠慮なく，攻撃的に行う<br>●問いつめる<br>●相手に責任を負わせる |
| 話し方・口調 | ●客観的で率直なわかりやすい言葉を用いる<br>●あたたかみがあるが，確固たる口調<br>●要求を明瞭かつ直接的に伝える<br>●自分の気持ちを正直に伝える<br>●おだやかで聞きとりやすい | ●申しわけなさそうな言葉を用いる<br>●やわらかいがためらいのある口調<br>●回避的で，まとまりがない<br>●口ごもる，言葉をにごす | ●優越的，指示的で，傲慢な言葉を用いる<br>●非難めいていたり，物議をかもすような口調<br>●ぶしつけで，いやみっぽい，しつこい<br>●感情むき出しの金切り声や大声をあげる<br>●冷たい感じで権威的，要求的 |
| 表情・態度 | ●自信があり，落ち着いている態度<br>●リラックスした姿勢<br>●あたたかいまな差し<br>●適宜アイコンタクトやうなずきがある | ●自信がなさそうな態度<br>●背を丸め縮こまっている姿勢<br>●視線をそらし，伏し目がち，涙目<br>●弱々しく，よそよそしい<br>●オドオドしている<br>●緊張している | ●威圧的，高圧的でえらそうな態度<br>●両手を両腰に仁王立ちし，腕を組む姿勢<br>●無表情，冷淡，目を細める，無視<br>●イライラしている<br>●じろじろと見る，にらみつける |
| 相手の反応 | ●相互に尊重された感覚をもつ<br>●話しやすい，相談しやすい<br>●一緒に仕事をしたい，仕事を頼みやすい | ●軽視する，罪悪感をもつ<br>●怒りや葛藤が生じる<br>●イライラする<br>●頼りないと思う | ●傷つけられ，防御的になる<br>●屈辱的と感じる |

威圧的な態度をとることのみをさすのではなく，自分勝手な行動をとったり，自分に都合のよい要求を通そうとすることも含まれる．つねに相手より優位にたち，相手を支配しようとするが，その態度はどこか防衛的で必要以上に強がっていたりする．

**状況から考える▶** 以下のような状況で，自分だったらどのような反応をするか考えてみよう．

休日に友人と映画を観る約束をしました。待ち合わせ時間の10時になっても友人は来ず，連絡もありません。約束の時間から30分たって，ようやく友人は待ち合わせ場所にあらわれましたが，なにごともなかったような様子で，「ごめん」の一言もありません。

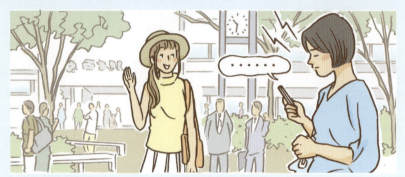

**[1] パターン1**

「遅いよ！ あなたが遅刻したせいで観たかった映画が観られなくなっちゃったじゃない。どうしてくれるの！」と相手をせめる。

**[2] パターン2**

遅れた理由を聞くこともなく，「私もさっき来たところだよ」と，なにごともなかったかのようにふるまう。

**[3] パターン3**

「遅かったね。途中で事故にあったり，電車で気分がわるくなったりしたのかと思って心配したよ。それに，遅れることがわかっていたなら連絡くれたらうれしかったな」と，待っている間，自分がどんな気持ちだったか，本当はどうしてほしかったかを率直に相手に伝える。

パターン1が**攻撃的**な反応，パターン2が**非主張的**な反応，パターン3が**アサーティブ**な反応である。

**パターン1の場合（攻撃的）▶** パターン1のように反応すると，長時間待たされた自分のストレスは発散されるが，相手は一方的かつ感情的にせめられ，口をはさむ余地もない。せっかくの休日の遊びの約束だったのに気まずい雰囲気となり，後味がわるくなってしまうだろう。

**パターン2の場合（非主張的）▶** パターン2では，「私もさっき来たところ」と自分も少し遅刻したことにして，相手に余計な気をつかわせないように配慮している。相手は遅刻したことをとがめられることもなくよい気分だろう。しかし，自分の気持ちはどうだろうか。長時間待ちつづけたにもかかわらず，「とにかく会えたからよしとしよう」とその場の雰囲気がわるくならないことを第一に考え，連絡なく待たされていやな気分だった自分の気持ちは封印している。遅れたくせに謝ってもくれない，せっかくこちらが気をつかってあげたのに，となんだかモヤモヤとした

気持ちが残るだろう。

**パターン3の場合（アサーティブ）**　パターン3では，長時間待っていた自分の気持ちを，正直に，しかし感情的になることなく相手に伝えている。また，本当はどうしてほしかったのか，自分の要求も伝えることができている。遅刻した側も，心配させてしまってわるかったなとすなおに自分の行動をふり返ることができ，場の雰囲気がわるくなることもないだろう。

**感情の伝え方**　非主張的な自己表現では，自分の感情に対して正直な表現を選択していないために，自分の尊厳をまもっていない。また，攻撃的な自己表現では，自分の感情には正直であるが，感情的に表現することで相手の尊厳をまもっていない。アサーティブ-コミュニケーションでは，自分の考えたことや感じたことを客観的に簡潔に述べる。自分の中にわきおこった感情を，感情的になるのではなく，「私はこう感じた」（上記の例では，「連絡がとれなくて困った，心配した」）と，感情を「伝える」方法を選択する。また，「しかし」「でも」などのbutを示す言葉は相手を直接的に否定してしまうのでできるだけ避け，「そして」「さらに」などのandを示す言葉で主張するほうがよい。自分の感情を冷静にていねいに取り扱うことで，相手の権利を尊重しながら自分の権利をまもることができるのである。

**チェックリストの活用**　表8-2のアサーション度チェックリストで，現在の自分自身のアサーションの程度をチェックしてみよう。

## ④ アサーティブな問題解決法

**活用の場面**　アサーションのスキルは，大きく分けて，①日常会話の場面と②問題解決の場面で活用することができる。日常会話の場面では，1対1もしくは複数人での会話のなかで，円滑な人間関係を構築したり，お互いにいごこちのよい雰囲気をつくったりすることが目的となる。一方，問題解決の場面では，生じた問題や課題に対して，なんらかの解決策や結論を導くことが目的となる。

**DESC法**　問題解決の場面でのコミュニケーションをアサーティブにする方法として，**DESC**（デスク）**法**がある。DESC法は，自分の考えを整理し，相手になにを望んでいるのかを簡潔に伝える手段として有効である。また，言いにくいことを伝えたいときや，話が複雑で相手にうまく伝えられる自信がないときに，DESC法を用いて整理すると役だつことがある。DESC法を用いる際は，準備段階として，①解決したい問題，②問題に対する自分の考え，③相手への要求，を明確にしたうえで，表8-3に示すD・E・S・Cの順に伝える言葉を考えていく。

## 表8-2 アサーション度チェックリスト

### Ⅰ. 自分から働きかける言動

1. あなたは，誰かにいい感じを持ったとき，その気持ちを表現できますか　　はい・いいえ
2. あなたは，自分の長所や，成し遂げたことを人に言うことが出来ますか　　はい・いいえ
3. あなたは，自分が神経質になっていたり，緊張している時，それを受け入れることが出来ますか　　はい・いいえ
4. あなたは，見知らぬ人の会話の中に，気楽に入って行くことが出来ますか　　はい・いいえ
5. あなたは，会話の場から立ち去ったり，別れを言ったりすることができますか　　はい・いいえ
6. あなたは，自分が知らないことや分からないことがあったとき，そのことについて説明を求めることが出来ますか　　はい・いいえ
7. あなたは，人に援助を求めることが出来ますか　　はい・いいえ
8. あなたが人と異なった意見や感じを持っている時，それを表現することが出来ますか　　はい・いいえ
9. あなたは，自分が間違っている時，それを認めることが出来ますか　　はい・いいえ
10. あなたは，適切な批判を述べることが出来ますか　　はい・いいえ

### Ⅱ. 人に対応する言動

11. 人から褒められた時，素直に対応できますか　　はい・いいえ
12. あなたの行為を批判された時，受け答えが出来ますか　　はい・いいえ
13. あなたに対する不当な要求を拒むことが出来ますか　　はい・いいえ
14. 長電話や長話のとき，あなたは自分から切る提案をすることが出来ますか　　はい・いいえ
15. あなたの話を中断して話しだした人に，そのことを言えますか　　はい・いいえ
16. あなたはパーティーや催し物への招待を，受けたり，断ったりできますか　　はい・いいえ
17. 押し売りを断れますか　　はい・いいえ
18. あなたが注文した通りのもの(料理や洋服等)が来なかった時，そのことを言って交渉できますか　　はい・いいえ
19. あなたに対する人の好意が煩わしい時，断ることが出来ますか　　はい・いいえ
20. あなたが援助や助言を求められた時，必要であれば断ることが出来ますか　　はい・いいえ

チェック方法：
(1) 1～20の中の，「いいえ」の数を数える。「いいえ」と答えた項目は，自分が自己表現できていない，あるいは苦手な領域である。
(2) 「はい」と答えた項目について，その「はい」が相手に対して否定的な感情を持ったものだったり，腹立たしさを攻撃的に表現したり，相手を無視する意図が潜んでいないか吟味する。もしそうであれば，その「はい」は◎にする。その項目は，自分は大切にしているが，相手の気持ちに配慮していない言動の可能性がある。
(3) 「はい」の○の数を数える（◎を除く）。10個以上あれば，自分のアサーション度は普通以上といえる。

(平木典子：改訂版アサーション・トレーニング．pp.13-14，日本・精神技術研究所，2009による)

## 表8-3 DESC法

| 項目 | 内容 |
|---|---|
| D（Describe：描写する） | 自分の状況や相手の行動を客観的に描写する。 |
| E（Express：表現する，Explain：説明する，Empathize：共感する） | 自分の状況や相手の行動に対する，自分の気持ちを表現したり，説明したり，相手の気持ちに共感する。 |
| S（Specify：特定の提案をする） | 相手に望む，具体的で実現可能な特定の提案をする（命令・指示ではなく提案）。 |
| C（Choose：選択する，Consequences：結論） | 提案に対する相手の肯定的な反応・否定的な反応を考え，それに対する具体的な選択肢を示し，結論とする。 |

# B 看護への応用

## ① 現代の医療の特徴と看護の役割

**チーム医療▶** かつて,医療現場は医師が治療方針に関するいっさいの権限をもち,他職種は医師の指示に従って動き,患者や家族は医師にすべてをゆだねるという医療父権主義(パターナリズム)の時代があった。しかし,現在は**チーム医療**が主流となっている(▶163ページ)。

　チーム医療において,チーム内のコミュニケーションは連携の要である。専門職種間のコミュニケーションでは,それぞれの専門的見解から問題のとらえ方や視点が異なると,治療方針に相違が生じることがある。また,専門職どうしであるために,互いに対する役割期待から生じる役割葛藤や,専門職種間の理解不足から効果的なコミュニケーションを妨げられることが少なくない。このような環境のなかで,看護師には,チームとして円滑に機能するように,互いの専門性を認め合い,信頼し理解し合える関係性となるよう,コーディネートする役割が期待されている。

**患者の役割▶** また,医療を受ける患者自身の役割も変化している。患者は,これまでの医師にすべてをゆだねまかせる立ち位置から,医療者へ治療に対する要望や期待,自分の価値観を伝えることで治療に参画するようになりつつある。医療の決定権は患者自身にあり,主体的・積極的に治療を受けることが,よりよい医療を受けることにつながる。患者自身もまた,チーム医療のメンバーの一員として,その役割を果たすことが求められているのである。

**看護師の役割▶** 看護師は,患者の生活につねに寄り添う存在である。日々のケアを通して患者の身体状況だけでなく,患者の病に対する思いや治療へのニーズを知る。また,1人の患者に対して,誰がどのようにどれだけかかわっているのか,家族の介護力やソーシャルサポートなど退院後の生活を支える基盤は整っているのかなど,患者を取り巻くあらゆる環境を把握している。このように,看護師は,患者の身体的・精神的・社会的健康を把握している専門職であり,チーム医療の中では患者の心の内を語ることができる代弁者の役割があるといえるだろう。

## ② 患者・看護師間のコミュニケーション

**非主張的な▶**
**自己表現** 意外かもしれないが,看護師のような対人援助職につく人は,一般的にアサーティブになりにくいといわれており,非主張的な自己表現になりがちである。これは,前述したように,看護師という職業を選択する人の多くが,他者につくすことに喜びややりがいを感じるため,自分よりも相手の気持ちを優先するために,自分の主張を控えてしまう傾向があるためである。また,世間の看護

師に対する役割期待に看護師自身もとらわれ、「看護師というものは、つねに笑顔でやさしく、共感的でなければならない、患者の要望にはこたえなければならない、少々いやなことを言われてもがまんしなくてはならない」など、理想の看護師の役割をまっとうするために、個としての自分を抑えてしまうこともある。

**攻撃的な自己表現**　逆に、患者への教育的なかかわりの場面では、看護師はときに攻撃的になる。教育的なかかわりとは、生活習慣病などの慢性疾患をもつ患者が、疾患やそれに伴う症状を理解し、不安なく社会で自立した生活が送れるように、疾患の進行を防ぐための生活習慣や症状悪化時の対処方法、日常生活で気をつけなければならないことなど、知識や技術の指導を行うことをいう。たとえば、糖尿病の患者に、食事の内容や運動習慣についてアドバイスをしたり、治療のためのインスリンの自己注射の技術を指導したりする。教育的なかかわりにおいて、看護師は一方的に知識や技術を教え込むよりも、患者の自己管理能力を引き出すサポートをするかかわりが求められる。しかし、看護師の「患者のために」「よくなってほしい」という思いが強すぎると、専門知識があるがゆえに理想的な生活習慣を押しつけがちになり、患者を追いつめてしまうことがある。そして、看護師の期待どおりの行動変容がなされないと、こんなに患者のためを思ってかかわっているのにどうしてできないのか、と失望や怒りの感情がわき、無意識のうちに患者を攻撃してしまうことがある。

**事例から考える**　患者・看護師間のコミュニケーションの例をみてみよう。同じような状況にたたされたとき、あなたならどのように反応するだろうか。事例を通して、一方の対応だけを考えるのではなく、コミュニケーションの相手の気持ちにも着目してみよう。相手がどのような気持ちで発言や行動をしたのかを考えることで、自分の対応や、対応するときの気持ちに変化が生じないだろうか。自分の気持ちも相手の気持ちも大切にし、お互いを尊重し合うアサーティブなコミュニケーションとなるためには、どうしたらよいだろうか。

---

**事例① 患者・看護師間のコミュニケーション（非主張的）**

　看護師Aは、肺炎で入院している80歳代の男性患者Bさんを検温のため訪室した。Bさんの妻はすでに他界し、自宅ではひとり暮らしだった。看護師Aが検温を終えると、Bさんは、「いつもありがとうね。退院したらまたさびしいひとり暮らしだし、ずっとここでお世話になりたいな」と言い、Bさんの両手で看護師Aの手を包み込むように握った。看護師Aは、握り方に性的な好意を感じていやな気分になったが、手を振り払うこともできず、あいまいに笑ってその場をにごしてしまった。

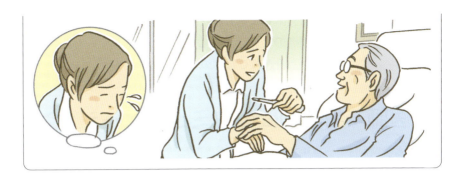

● 考えてみよう

(1) なぜ患者Bさんは，看護師の手を握ったのだろうか。Bさんはどのような気持ちだったのだろうか。
(2) なぜ看護師Aは，「やめてほしい」と伝えることができなかったのだろうか。
(3) 患者Bさんの尊厳をまもりつつ自分の権利もまもる，アサーティブな自己表現となるためには，どのように対応すればよいだろうか。

> **事例②** 患者・看護師間のコミュニケーション（攻撃的）
>
> 　看護師Cは，脳梗塞で片麻痺がありリハビリ中の70歳代の男性患者Dさんを担当していた。Dさんは歩行の際ふらつきがあり，転倒の危険があった。そのため看護師Cは，Dさんが移動するときは必ずナースコールを押すように説明していたが，Dさんは「看護師さんは忙しそうで呼ぶのは申しわけない」「リハビリ室では1人で歩く練習をしているのだからだいじょうぶだろう」と思い，1人でトイレまで歩くことにした。すると，そこに看護師Cが通りかかり，1人で歩いているDさんを見つけ，「Dさん！　歩くときはナースコールを押してくださいって言ったじゃないですか！　転んでけがでもしたらどうするんですか！」と大きな声で怒った。
>
>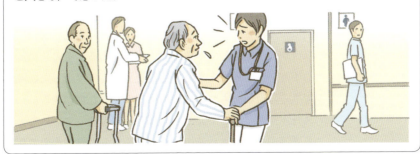

● 考えてみよう

(1) なぜ看護師Cは，強い口調で患者Dさんを叱責したのだろうか。

(2) 看護師Cに怒られた患者Dさんは、どのような気持ちになっただろうか。
(3) 患者Dさんの気持ちも尊重した、アサーティブな自己表現になるためには、看護師Cはどのように声をかけたらよいだろうか。

## ③ 医師・看護師間のコミュニケーション

**医師との関係性▶** 近年では、医師と看護師は「車の両輪」と表現されるように、互いが信頼し合いパートナーとして協働することが理想とされている。しかし、看護師は「医師の指示のもと」診療の補助業務を行うことが「保健師助産師看護師法」に規定されており、現実的には対等な立場で協働しているとはいいがたい。また、お互いに対等な関係であると認識しているかというと、そこにはまだ大きな隔たりがあるといえよう。

**非主張的な自己表現▶** 看護師は、医師とコミュニケーションをとるときもまた、非主張的な自己表現になる傾向がある。その理由として、一部にいまだ権威的な態度で看護師に接する医師が存在する一方で、看護師側の問題として、自律性と自信の欠如があげられる。ここでいう自信とは、医師とのコミュニケーションにおいて話題の中心になる、患者の疾患、治療、薬、今後の見通しなどの医学的専門知識に対する自信や、患者の身体状況を適切に判断する自信である。人は、自信があることがらに関しては、堂々とした態度で対等に話をすることができる。しかし、自信がないと不安になり、不安はオドオドとした態度や不適切な言動として表出される。不適切な言動は、相手をイライラさせたり、攻撃的な言動の誘因となったりすることがある。そして、そのような相手の反応がさらに不安を増大させ、負の循環が生まれてしまう。

**攻撃的な自己表現▶** では、医師に対して看護師が攻撃的な自己表現をするのはどんなときだろうか。医師も看護師も、「患者によりよいケアを提供したい」という志は同じである。しかし、看護師は「生活」を通して患者をみているのに対し、医師は「治療」を軸に患者をみている場合が多い。患者をみる基盤が異なれば、患者におこった現象のとらえ方も異なり、葛藤や衝突の原因となりうる。患者の日常生活に寄り添い支えている看護師は、患者の生活状況について医師よりも自分のほうがよく把握しているという自負がある。そのため、医師との議論においても不安が生じることなく、自信をもって堂々とした態度で自己主張することができる。自信をもつことがアサーティブな自己表現につながればよいのだが、ふだん医師に対して非主張的な自己表現をしていることでストレスが高じている看護師は、ときにそのストレスを自分の自信のある話題のときに、医師の都合を考えずに自己表現することで発散してしまうことがある。

**事例から考える▶** 医師・看護師間のコミュニケーションの例をみてみよう。

### 事例③　医師・看護師間のコミュニケーション（非主張的）

　乳がんの手術のために入院している 60 歳代の女性患者 E さんは，担当医師 F から翌日に控えた手術の説明を受けた。説明はよくわかり，納得して手術同意書にサインをした。

　しかし，説明が終わってしばらくすると，いくつか気になることが出てきた。そこで，看護師 G に「夫に同席してもらって，もう一度説明をしてもらえないか」と相談をした。看護師 G は，E さんが手術に対して不安があるのではないかと考え，医師 F に「E さんが，もう一度ご家族と一緒に説明を聞きたいそうなのですが……」と相談した。しかし，医師 F は不きげんそうな顔になり，「僕の説明になにか不満があったとでも言いたいの？　今日はもう時間がないから無理」と言った。看護師 G は，医師 F にもう少し自分の意見を言いたかったが，医師 F はさっさとその場からいなくなってしまい，言えずじまいになってしまった。

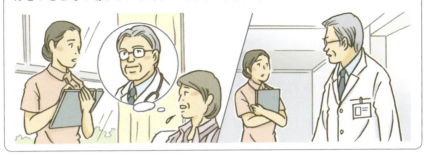

## ●考えてみよう

(1) 患者 E さんは，なぜ「もう一度手術の説明をしてほしい」と看護師に相談したのだろうか。
(2) 医師 F は，看護師 G の依頼に対して，なぜ不きげんな表情となったのだろうか。
(3) 看護師 G は，なぜ医師 F に自分の主張を言えなかったのだろうか。
(4) アサーティブな自己表現をするために，看護師 G は患者 E さんの思いをどのように医師 F に伝えたらよいだろうか。

### 事例④　医師・看護師間のコミュニケーション（攻撃的）

　肺がんの疑いで検査入院した 80 代の女性患者 H さんは，朝から血液検査，尿検査，胸部 X 線検査，CT 検査，核医学検査の予定があった。慣れない検査による緊張と，検査室への行き来や待ち時間でヘトヘトに疲れ，ようやくひととおりの検査が終わり病室に戻ると，もう 13 時をまわっていた。

　遅めの昼食を食べていると，受け持ち看護師 I が訪室し，「H さん，たくさんの検査，お疲れさまでした。お食事が終わったら少しお休みくださいね」と H

さんをねぎらった。すると，そこに担当医師Jが病室に入ってきて，「お，Hさん，ちょうどよかった！　検査室に空きが出て，午後から肺機能検査ができそうなんです。食事が終わったら看護師さんに案内してもらって行ってきてくれますか」と言った。看護師Iは，「J先生，1日にどれだけ検査を詰め込めば気がすむんですか？　人間ドックじゃないんですよ！　朝から検査づくしで，いったいHさんはいつ休めというんですか？　もっと患者さんの身になって考えてくださいよ！」とHさんの前で医師Jをせめた。Hさんは困ったような表情で黙っていた。

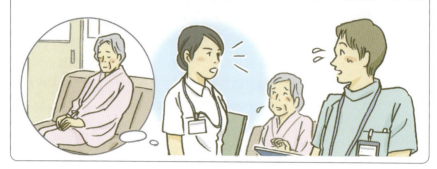

● 考えてみよう

(1) 医師Jはどんな気持ちで，患者Hさんに午後の検査の話をしにきたのだろうか。
(2) 医師Jの話を聞いて，患者Hさんはどう感じただろうか。
(3) 看護師Iはなぜ強い口調で医師Jをせめたのだろうか。
(4) 看護師Iにせめられた医師Jは，どのような気持ちになっただろうか。
(5) アサーティブな自己表現をするために，看護師Iは医師Jにどのように対応したらよいだろうか。

## ④ 看護師どうしのコミュニケーション

**看護師の上下関係▶**　最後に，看護師どうしのコミュニケーションについて考えてみよう。一般社会同様に，看護師のコミュニティにも上下関係が存在し，看護師長，副師長，主任などの管理職とスタッフという上司・部下関係，スタッフナース間における先輩・後輩関係がある。とくに新人看護師教育には，プリセプターシップを導入している病院が多く，新人看護師1人ひとりに経験年数3〜5年目程度の先輩看護師がつき，看護技術の指導やリアリティショックの軽減などのメンタル面のフォローをしている。プリセプターシップは，1対1で指導を受けられるメリットがある一方，1対1での濃密なかかわりとなるため，相性が合わないなどの理由で関係性の構築に困難が生じた場合，新人看護師の効果的な成長につながらないこともある。

**チームで行う看護▶**　看護はチームプレーである。どんなに1人でがんばっても24時間患者を看

護しつづけることはできないし，自分の看護スキルが不十分な場合には患者に必要なケアが提供されず，結果的に患者への不利益につながってしまう。そのため，看護師はチームの中で，患者の情報について口頭で申し送りをしたり，記録に残したり，カンファレンスを行ったりして，どの看護師が患者を担当しても，患者に必要なケアが提供されるようケアの質を担保している。

▶**非主張的・攻撃的な自己表現**　前述したように，人は管理者などの権力をもったものに対しては従順で非主張的になりやすく，部下や後輩などの立場の弱いものに対しては支配的で攻撃的になりやすい。チームメンバーが非主張的な，あるいは攻撃的な自己表現をしていたらどうだろうか。非主張的な人はチームの中で意見を言えず他者の意見に追随することで自分をまもろうとするかもしれないし，攻撃的な人は積極的に意見を述べるが他者の意見を聞かないかもしれない。どちらにしてもチームとして看護の質を高めるコミュニケーションにはならないだろう。

▶**事例から考える**　このように，チームメンバー1人ひとりの自己表現の方法が適切でないと，看護チーム全体の士気が下がり，職場環境にも大きな影響を及ぼす。看護師は日ごろからアサーティブなコミュニケーションを心がけ，自分も相手も尊重して意見を述べ合い，よりよい患者ケアを探求していく姿勢が求められている。看護師どうしのコミュニケーションの例をみてみよう。

---

**事例⑤　看護師どうしのコミュニケーション（非主張的）**

スタッフ看護師Kは，前日16時から夜勤業務を行っていた。翌朝，日勤への申し送りを終え，朝9時にようやく帰宅しようとしたところ，看護師長Lに声をかけられ，「Kさん，担当患者のMさんのリハビリ病院への転院が3日後に決まったわよ。急で申しわけないけど，転院先の病院に提出する看護サマリー※を書いてくださいね」と依頼された。

看護師Kは翌日から2日間休暇をとる予定であり，Mさんの転院日までに書類を完成させるには，いまから残業して作成するか，休暇中に病院に来て作成しなければならなかった。そのことを師長Lに伝えると，「患者さんの看護には最後まで責任をもってくださいね」とだけ言われた。看護師Kは，とても疲れていていまから書類の作成をするのは身体的にとてもつらかったが，師長Lに言うことはできなかった。結局，看護師Kは残業してMさんの看護サマリーを作成することにした。

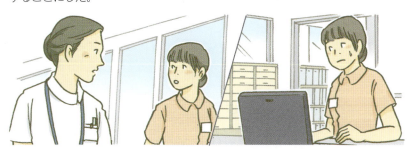

> ※ 看護サマリー（看護要約）：入院中の患者の経過や現在のADLの程度，どのような看護を行っていたかを記載した文書。

### ●考えてみよう

(1) 看護師長Lは，どのような気持ちでスタッフ看護師Kに業務を依頼したのだろうか。
(2) 業務を依頼されたスタッフ看護師Kはどのような気持ちになっただろうか。
(3) なぜスタッフ看護師Kは，看護師長Lにいまの自分の状況を伝えることができなかったのだろうか。
(4) アサーティブな自己表現をするためには，看護師長Lの依頼に対して，スタッフ看護師Kはどのように対応したらよいだろうか。

#### 事例⑥ 看護師どうしのコミュニケーション（攻撃的）

　新人看護師Nを教育する立場にある先輩看護師Oは，Nを早く一人前の看護師として自立させるため，毎日一生懸命指導をしていた。しかし，要領がわるく何度も同じミスをしたり，ほかの新人看護師に比べて成長が遅れているNを見ているうちに，「私はこんなに一生懸命指導しているのになんでできるようにならないのか」といらだちを感じるようになっていった。
　ある日，新人看護師Nが患者さんの採血に失敗し，先輩看護師Oに「失敗してしまったので，かわりに採血をしてほしい」と相談してきた。先輩看護師Oはイライラした態度で「採血くらいさっさと自立できないの？　そんなに不器用でよく看護師になろうと思ったね」と言いながら，新人看護師Nから採血用の器具が入ったトレイを強引に奪い取り，「本当に使えないんだから！」とまわりに聞こえる声で言いながら，ナースステーションを出て行った。

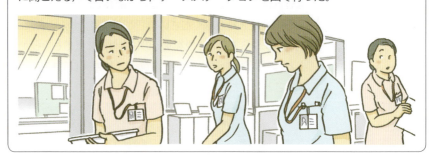

### ●考えてみよう

(1) 先輩看護師Oは，なぜ新人看護師Nに対して怒りを爆発させたのだろうか。

(2) 新人看護師 N は，どんな気持ちで先輩看護師 O に採血を依頼しにきたのだろうか。

(3) アサーティブな自己表現をするためには，先輩看護師 O は新人看護師 N の依頼に対して，どのように対応すればよいだろうか。

## ゼミナール
### 復習と課題

❶ 事例①〜⑥の状況（▶150〜156ページ）をクラスメイトとロールプレイしてみよう。相手の言動に対して，自分の中にわきおこった気持ちを率直に表現し，共有してみよう。

❷ アサーティブなコミュニケーションのとれる看護師になるために，いまの自分の課題といまから自分にできることを考えてみよう。

参考文献
1) アルベルティ，R. E.・エモンズ，M. L. 著，菅沼憲治・ジャレット純子訳：自己主張トレーニング，改訂新版．東京図書，2009．
2) 勝原裕美子：Be アサーティブ！現場に生かすトレーニングの実際．医学書院，2003．
3) 篠崎惠美子・藤井徹也：看護コミュニケーション──基礎から学ぶスキルとトレーニング．医学書院，2015．
4) バルザーライリー，J. 著，渡部富栄訳：看護のコミュニケーション．エルゼビア・ジャパン，2007．
5) 平木典子：改訂版アサーション・トレーニング──さわやかな＜自己表現＞のために．日本・精神技術研究所，2009．
6) 平木典子ほか編：ナースのためのアサーション．金子書房，2002．
7) 吉武光世・久富節子：じょうずに聴いてじょうずに話そう．学文社，2001．

第3部

# 保健医療における人間関係

# Introduction

## 第 3 部

第3部では,第1部で概観した人間関係を,看護の文脈でとらえ直す。保健医療とくに看護において,どのような人間関係が重要であり,どのような意味をもつのか,組織,地域社会といった背景を含めて考える。

第9章では職場(医療スタッフ間),第10・11章では患者や家族,第12章では地域における人間関係に関する特徴や課題について理解を深めるとともに,看護師としてどのような関係をどうやって築いていくのかを考える。看護師がかかわる多様な状況をイメージしやすいよう,できるだけ具体的な例を示しながら解説している。

| 第1部<br>人間関係基礎論 | 第2部<br>人間関係をつくる<br>理論と技法 | 第3部<br>保健医療における<br>人間関係 |
|---|---|---|
| 第1章<br>人間関係の中の<br>自己と他者 | 第5章<br>コミュニケーション | 第9章<br>保健医療チームの<br>人間関係 |
| 第2章<br>対人関係と役割 | 第6章<br>カウンセリングと<br>心理療法 | 第10章<br>患者を支える人間関係 |
| 第3章<br>態度と対人行動 | 第7章<br>コーチング | 第11章<br>家族を含めた人間関係 |
| 第4章<br>集団と個人 | 第8章<br>アサーティブ・<br>コミュニケーション | 第12章<br>地域をつくる人間関係 |

人間関係論

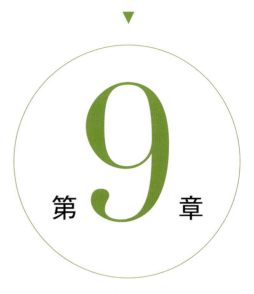
第9章

# 保健医療チームの人間関係

**本章で学ぶこと**
- □ 保健医療におけるチームの特性と看護師の役割を考える。
- □ チーム医療，多職種連携の意義を理解する。
- □ チームワークを促進・阻害する要因，チームエラーを引きおこす・防止する要因を知る。
- □ チームにおけるコミュニケーションエラーとその予防を考える。

# A 医療におけるチームと看護師の役割

　医療の高度化・専門分化，価値観の多様化などに伴い，今日の保健医療の現場において，さまざまな専門職が協働，連携することは，質の高いケアを提供するうえで不可欠になっている。本章では，まず保健医療におけるチームについて考えてみよう。

## ① チームとは

**グループとの違い▶**　第4章では，集団（グループ）とは，2人以上の人の集まりのうち，そのメンバーがなんらかの共通した目標や課題のもとで，一定期間安定した関係を維持し，相互に影響を及ぼし合っている集まりのことであると学んだ（▶60ページ）。一方，保健医療の現場では，**チーム医療**という言葉に代表されるように，グループよりチームという言葉のほうがよく聞かれる。チームとは，集団とどのように異なるのだろうか。

**チームの条件▶**　チームは，集団の1つのかたちであるが，チームとよぶためには，以下のような条件を満たしている必要があるとされる[1]。

### 1 達成すべき明確な目標の共有

　集団にもなんらかの目標はあるが，チームの目標はそれよりもかなり明確なものである。その目標のためにチームを組んでいるともいえるほど，メンバーにとって共通に価値のある目標であり，誰もがそれを認識している。たとえば，野球やサッカーなどの日本代表チームであれば，その試合での勝利が目標とな

---

1) 山口裕幸：チームワークの心理学——より良い集団づくりをめざして．サイエンス社，2008．

るだろうし，病院における緩和ケアチームや手術チームであれば，患者に適切な，質の高い緩和ケアや手術を実施することであるだろう。

### 2 メンバー間の協力と相互依存関係

　目標を達成するために，メンバーは，協力し合って課題や作業に取り組み，その課題や作業を行うために互いに依存し合っている。すなわち，メンバーどうしがコミュニケーションを取り合い，協力し合いながら課題や作業を進めることが必要とされる。先の例でいえば，野球もサッカーもメンバーがそろわなければ試合にならないし，緩和ケアや手術も，医師が1人で提供することはできない。必要な人数のメンバーが協力し合って作業することではじめて目標を達成することが可能になる。

### 3 各メンバーが果たすべき役割の割りふり

　効率よく目標を達成するために，各メンバーには役割が割りふられる。基本的には，それぞれのメンバーの能力や専門性に適した役割が割りふられ，目標を達成するために，メンバーは各自の役割をそれぞれ十分に果たすことが求められる。これが前項の相互依存にもつながっている。投手には投手の，ゴールキーパーにはゴールキーパーの役割がある。同様に，医療におけるチームでも，単に人数が複数いるというだけでなく，医師・看護師・薬剤師など異なる専門職がそれぞれの専門性を発揮して役割を担うことが必要となる。

### 4 チームの構成員とそれ以外との明瞭な境界

　たとえば，学校で一緒によく昼食をとるメンバーなど，集団の場合にはその集団に属しているかどうかあいまいなメンバーがいることもある。一方，チームの場合には誰がメンバーなのかは明確に認識されており，集団よりもメンバーの帰属意識が高いことが多い。もちろんチームのメンバーは，一定の期間ごとに入れかわることもあるが，メンバーかそうでないかの境界ははっきりと維持される。ある年度のサッカー日本代表チームといえば，誰がメンバーかは本人にも周囲から見ても明らかである。医療チームにおいても，メンバーはある期間固定されてそのチームの目標のために働き，欠員が出た場合には同じような役割を果たせる人物が補充されることが多い。

## ② チーム医療とは

　このようなチームの定義からわかるように，医療現場における集団は，一般的な集団というよりも，チームとしての特徴をもつことが多い。

**チーム医療の定義▶**　チーム医療の一般的な定義をみても，「医療に従事する**多種多様な医療スタッフ**が，各々の高い専門性を前提に，**目的と情報を共有**し，**業務を分担し**つ

▶ 表9-1　医療チームの具体例

| 種類 | かかわる職種の例 |
|---|---|
| 栄養サポートチーム | 医師, 歯科医師, 薬剤師, 看護師, 管理栄養士など |
| 感染制御チーム | 医師, 薬剤師, 看護師, 管理栄養士, 臨床検査技師など |
| 緩和ケアチーム | 医師, 薬剤師, 看護師, 理学療法士, 医療ソーシャルワーカー(MSW)など |
| 口腔ケアチーム | 医師, 歯科医師, 薬剤師, 看護師, 歯科衛生士など |
| 呼吸サポートチーム | 医師, 薬剤師, 看護師, 理学療法士, 臨床工学技士など |
| 摂食嚥下チーム | 医師, 歯科医師, 薬剤師, 看護師, 管理栄養士, 言語聴覚士など |
| 褥瘡対策チーム | 医師, 薬剤師, 看護師, 管理栄養士, 理学療法士など |
| 周術期管理チーム | 医師, 歯科医師, 薬剤師, 看護師, 臨床工学技士, 理学療法士など |

つも互いに連携・補完し合い，患者の状況に的確に対応した医療を提供すること」(太字は筆者による)とされており[1]，上記のチームがもつべき要件が備わっていることがわかるだろう。

**チーム医療の実践** ▶ 質の高い，安心・安全な医療に対する社会的な期待が高まる一方で，医療の高度化・複雑化に伴い，業務の増大による医療現場の疲弊，専門分化による互いの専門領域に対する理解不足や連携の不備なども指摘されている。チーム医療は，このような状況に対応する方策の1つとして注目されてきた。実際，さまざまな医療現場で，その目的に合わせたメンバーからなるチームが組まれ，チーム医療の実践が行われている(▶表9-1)。

**チーム医療の効果** ▶ このようなチーム医療がもたらす具体的な効果としては，
- 疾病の早期発見，回復促進，重症化予防など医療・生活の質の向上
- 医療の効率性の向上による医療従事者の負担の軽減
- 医療の標準化・組織化を通じた医療安全の向上

などが期待されている。

そのためにも，チーム医療においては，個々の医療スタッフがそれぞれの専門性を高め，その役割を果たすとともに，互いに連携し，補完し合ってチームとしての業務，目標に向かうことが不可欠である。

# ③ 医療チームにおける人間関係

第4章で，集団ではその活動を行うなかで，メンバー間の地位や役割が細分化され，その集団における各メンバーの位置が決まってくるなど，**集団の構造**

---

[1] 厚生労働省：チーム医療の推進に関する検討会報告書．2010．

化が生じることを学んだ（▶61ページ）。医療におけるチームは，どのように構造化されているのだろうか。

**医師を頂点とする構造** ▶ 伝統的に，医療においては医師のもつ力が大きく，医師を頂点としたヒエラルキー（ピラミッド型の階層）があった。多くの場合，医師が情報を一元的に管理して目的や方針を決定し，その指示や判断に従ってほかの専門職が活動しており，患者も医療スタッフの指示に疑問をはさまず従うことが暗黙の前提とされていた。

**チーム医療の構造** ▶ チーム医療の考え方は，こうした医師による支配的な構造を大きくかえたといえる。さまざまな専門性をもつ医療スタッフが，より適切なケアを患者に提供するために目的と情報を共有し，それぞれの専門性に基づいて業務を分担しつつ，互いに連携していくことが求められるようになったからである。

具体的なチームのメンバー構成や関係は，医療機関や患者の状態によっても異なるが，図9-1-aに示すように，医師も含めたさまざまな医療スタッフがチームのメンバーとして，互いに協働することが前提となっている。もちろん，そのなかで医師がリーダーシップをとることも多いが，そこで求められるのは，チームのメンバーがうまく連携して目的を達成する（その患者の状況に的確に対応した医療を提供する）ためにチームとしてのパフォーマンスを上げるためのリーダーシップである。そこには，一方向的な指示や支配ではなく，双方向的なコミュニケーションや協働が必要とされる。

**患者・家族とチーム医療** ▶ さらに，患者自身や家族もケアの対象となるだけでなく，みずからの健康状態の管理や治療法の決定を行う主体として，チームのメンバーとも考えられる（▶図9-1-b）。ここでは，患者や家族もチームの一員として，自分の状態や環

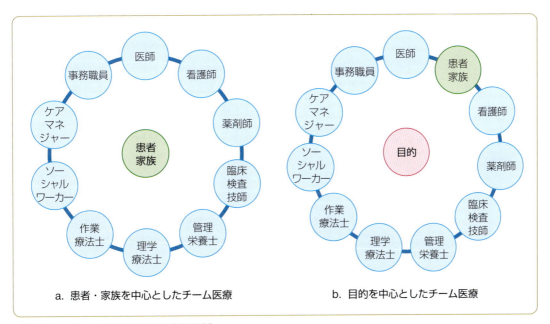

a. 患者・家族を中心としたチーム医療　　b. 目的を中心としたチーム医療

▶ 図9-1　チーム医療における人間関係

境についての情報を提供する，治療方針や療養生活に関する希望を伝えるなどの役割を果たし，医療スタッフとともに考え，協働していくことが求められる。

## ④ チームにおける看護師の役割

看護師は，医療現場のさまざまな場面で患者や家族に密接にかかわり，診察や治療に関連する業務から患者の療養生活の支援にいたるまで，幅広い業務を担っている。このため，チーム医療のキーパーソンとして，患者や医師その他の医療スタッフから寄せられる期待は大きい。

▶表出的機能

看護師の役割について，ジョンソン Johnson, M. とマーチン Martin, H. は，「病気になり，入院するというストレスフルな状況にある患者に，当座の満足を与え，それによって緊張を解消すること」「医師，看護師，患者間の関係を調和し，統合されたものに保つこと」にあるとしている[1]。こうした役割を**表出的機能**とよび，患者を治療するという直接的な目的を達成するための**手段的・技能的機能**と同様に，専門職としての重要な役割であるとした。

▶患者アドボケイト

また，ジェニイ Jenny, J. は，**患者アドボケイト** patient advocate としての看護師の役割を指摘している[2]。これは，『看護職の倫理綱領』（日本看護協会）の第4条「看護職は，人々の権利を尊重し，人々が自らの意向や価値観にそった選択ができるよう支援する」にもあらわれている。看護師は，患者や家族が知る権利や自己決定の権利を行使することができるように支援したり，チームにおいてときに患者の代弁者として話を伝えたり，交渉したりするという役割を担うこともある。

▶より高度な専門性

こうした伝統的な役割に加え，看護職の役割や専門性は，少しずつ変化している。アメリカなどでは，一定範囲の診断と治療を行うことができ，医師と一般の看護職との中間にあたる役割をもつとされる NP（Nurse Practitioner）や，専門看護師の CNS（Clinical Nurse Specialist）など，資格や役割が細かく分類されている。日本でも，少子超高齢社会のなかで，より高度な専門性をもつ看護師が期待されるようになり，1994（平成6）年に専門看護師制度，1995（平成7）年に認定看護師制度が発足した。

### 1 専門看護師

**専門看護師**は，複雑で解決困難な看護問題をもつ個人・家族・集団に対して水準の高い看護ケアを効率よく提供するための，特定の専門看護分野の知識・技術を深めた看護師である。**表9-2**のそれぞれの専門看護分野において，以

---

1) Johnson, M. and Martin, H.：A sociological analysis of the nurse role. *The American Journal of Nursing*, 58（3）：373-377, 1958.
2) Jenny, J.：Patient advocacy：another role for nursing? *International Nursing Review*, 26（6）：176-181, 1979.

▶ 表9-2 専門看護分野・認定看護分野一覧（2022年12月現在）

| 専門看護分野 | がん看護，精神看護，地域看護，老人看護，小児看護，母性看護，慢性疾患看護，急性・重症患者看護，感染症看護，家族支援，在宅看護，遺伝看護，災害看護，放射線看護 |
|---|---|
| 認定看護分野 | 感染管理，がん放射線療法看護，がん薬物療法看護，緩和ケア，クリティカルケア，呼吸器疾患看護，在宅ケア，手術看護，小児プライマリケア，新生児集中ケア，心不全看護，腎不全看護，生殖看護，摂食嚥下障害看護，糖尿病看護，乳がん看護，認知症看護，脳卒中看護，皮膚・排泄ケア |

下の6つの役割を果たす。

[1] **実践** 個人・家族・集団に対して卓越（たくえつ）した看護を実践する。
[2] **相談** 看護者を含むケア提供者に対しコンサルテーションを行う。
[3] **調整** 必要なケアが円滑に行われるために，保健医療福祉に携わる人々の間のコーディネーションを行う。
[4] **倫理調整** 個人・家族・集団の権利をまもるために，倫理的な問題や葛藤の解決をはかる。
[5] **教育** 看護者に対しケアを向上させるため教育的役割を果たす。
[6] **研究** 専門知識・技術の向上ならびに開発をはかるために実践の場における研究活動を行う。

## 2 認定看護師

認定看護師は，特定の看護分野において，熟練した看護技術と知識を用いて水準の高い看護実践のできる看護師である。表9-2のそれぞれの認定看護分野において，以下の3つの役割を果たす。

[1] **実践** 個人・家族・集団に対して，熟練した看護技術を用いて水準の高い看護を実践する。
[2] **指導** 看護実践を通して看護職に対し指導を行う。
[3] **相談** 看護職に対しコンサルテーションを行う。

## 3 特定行為に係る看護師の研修制度

さらに，2015（平成27）年10月から**特定行為に係る看護師の研修制度**も始まった。これはアメリカなどにおけるNPを意識したものであり，医師の包括的指示のもと，手順書によって38項目の特定行為が行える看護師を養成するための制度である。高齢化が進むなかで，在宅医療などを支えていく看護師の養成が目ざされている。

**看護師の専門性とチーム医療** ▶ このように高度な専門性をもつ看護師が増加することにより，チームにおける看護師の役割やほかのメンバーとの連携のあり方も変化していくと考えられ

る。今後,看護師を含めさまざまな保健医療専門職の役割は,さらに専門分化,拡大していく可能性がある。「看護業務基準」(2016年改訂版)では,看護実践の方法の項目のなかで,「チーム医療においてみずからとメンバーの役割や能力を理解し,協働する」ことがあげられており,「必要な保健医療福祉サービスをチームで実践するためには,サービス提供に係る専門職・非専門職の役割を理解し,看護職としての専門性を発揮しながら協働する」とされている[1]。みずからの職種の専門性を理解するとともに,ほかの専門職・非専門職を含めたチームのメンバーの役割を理解したうえで,うまくコミュニケーションをはかり,連携していくことが,看護職としてますます重要になるだろう。

# B チームワークとチームエラー

## ① チームワークとは

第4章では,集団で課題を行う際,社会的手抜きや社会的補償によって,集団としての課題遂行の成果(パフォーマンス)が,個人の課題遂行能力の単純な足し算にはならないことがあることを学んだ(▶64ページ)。

チームにおいても,同様のことがいえる。誰かがミスをしてもほかのメンバーが気づいて修正することで,医療事故が防げるなどチームとしてのパフォーマンスには影響せずにすんだり,各自が分担した業務をこなしたつもりが,全体の調整がされていないために,作業が引き継がれずむだになり,成果につながらなかったりすることもある。こうしたことに深くかかわるのが,**チームワーク**である。

▶チームワークの定義　チームワークとは,「チーム全体の目標達成に必要な協働作業を支えるために,メンバー間で交わされる対人的相互作用であり,その行動の基盤となる心理的変数を含む」と定義される[2]。つまり,チームワークには,情報の共有,コミュニケーション,ほかのメンバーの行動のモニタリング,援助行動などの行動的な要素と,団結心や協調性といった,メンバーの態度や感情などの心理的な要素が含まれていると考えられる。第4章では,集団の課題遂行や意思決定に大きな影響をもつリーダーシップ行動を扱った(▶72ページ)が,リーダーシップ行動と同様に,チームワーク行動においても,チームのパフォーマンスを統制し管理するための行動と,チームの円滑な人間関係を維持するための行動の双方が重要となる。

---

1) 日本看護協会:看護業務基準2016年改訂版.2016.
2) 三沢良ほか:看護師チームのチームワーク測定尺度の作成.社会心理学研究24(3):219-232,2009.

**チームワークと**
**パフォーマンス** チームワークは，チームによる課題遂行や生産性など，チームのパフォーマンスとの関係で多く研究されてきた。すぐれたチームワークによって，より高いパフォーマンスが達成できるという考えに基づく。保健医療分野でも，三沢らが，看護師チームのチームワーク測定尺度を開発し，チームワークが良好であるほど，メンバーは所属チームの一員としての誇りやチームへの愛着を強くいだいており，職場環境，人間関係，職務内容などに関する満足感が高かったことを示している[1]。また，チームにおける比較的軽微なインシデント（誤った医療行為などが実施前に発見されたもの，あるいは誤った医療行為などが実施されたが，結果として患者に影響を及ぼすにいたらなかった事例）の発生率が低かったことも示された。

## ② チームワークを促進・阻害する要因

**チームワークの**
**構成要素** ディッキンソン Dickinson, T. L. とマッキンタイア McIntyre, R. M. は，図 9-2 のモデルで，チームワークを構成する要素を示している。これらの要素によってチームワークは促進され，逆にそれが欠けるとチームワークは阻害されると考えられる。

ここでは，チームワークのためには，チームのメンバーが，チームとその課題に対して肯定的な態度をもち（チームの**志向性**），チームの目標を達成するために適切な指示とサポート（チームの**リーダーシップ**）があり，自分の仕事

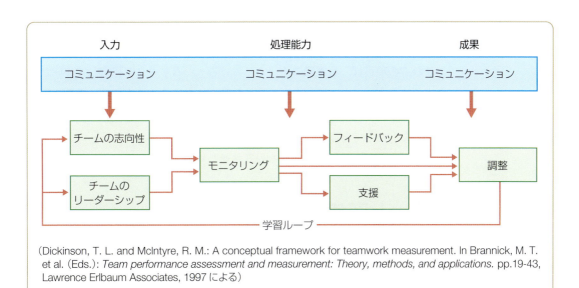

(Dickinson, T. L. and McIntyre, R. M.: A conceptual framework for teamwork measurement. In Brannick, M. T. et al. (Eds.): *Team performance assessment and measurement: Theory, methods, and applications.* pp.19-43, Lawrence Erlbaum Associates, 1997 による)

▶ 図 9-2　チームワークのモデル図

1) 三沢良ほか：上掲論文.

と互いに関係するほかのメンバーの仕事を理解していることが必要になるとされている[1]。これによって，チームのメンバーは，ほかのメンバーの仕事を**モニタリング**したり，**コミュニケーション**をはかったり，必要に応じて**フィードバックや支援**をしたりするなど，互いに行動を**調整**することが可能となる。その結果として，チームのリーダーもメンバーも，個人の成功やパフォーマンスではなく，チームワークを改善することに注意や関心を向けるようになると考えられる。

**看護師チームのチームワーク** ▶ 前述の三沢らの看護師チームのチームワーク測定尺度は，このモデルに基づいて作成されており，どのような要素や行動がチームワークを高めるのか具体的に見ることができる。いくつかの項目を見てみよう。

[1] **チームの志向性** 自分の知識・技能を高めるための取り組みがなされている。なごやかな雰囲気がある。

[2] **チームのリーダーシップ** 各スタッフの役割と責任を明確に示している。スタッフ皆の話をよく聞く。

[3] **モニタリングと相互調整** 仕事を1人でたくさんかかえているスタッフがいたら援助している。ほかのスタッフの仕事の進みぐあいについて，注意をはらっている。

[4] **フィードバック** ケアや処置を間違って行っているスタッフがいたら，それを本人に教えている。問題がおきたら，すぐに報告し，チーム内での共有をはかっている。

[5] **職務の分析と明確化** 自分たちの職務とその目的を確認し合っている。皆が納得するまで話し合っている。

[6] **知識と情報の共有** 仕事をうまく行うためのコツを伝え合っている。自分の経験から得た教訓や入手した情報を互いに伝え合っている。

これらの項目は，看護職のチームにおけるチームワークを想定して作成されたものであり，ほかの職種や医療以外の職場におけるチームでは，重要な行動がかわってくる可能性もある。しかし，おおむね図 9-2（▶169 ページ）のモデルにそったかたちで要素が示されており，どのようなチームでもチームワークの促進と阻害にかかわる要因はある程度共通して存在すると考えられる。

## ③ チームエラーと医療事故の防止

医療においては，生産性の向上というだけなく，安全管理，医療事故の防止という観点からも，チームワークが注目されてきた。人間がおこす過誤や失敗

---

1) Dickinson, T. L. and McIntyre, R. M.：A conceptual framework for teamwork measurement. In Brannick, M. T. et al. (Eds.)：*Team performance assessment and measurement：Theory, methods, and applications.* pp.19-43, Lawrence Erlbaum Associates, 1997.

(ヒューマンエラー)は，けっしてなくならない。どんなに注意深く慎重な人やベテランの専門職であっても，疲労や錯覚などでヒューマンエラーをおこす場合がある。それが医療現場でもかわらないことは，医療事故が一向になくならないことからもわかるだろう。ちょっとしたエラーが，人の生命にかかわる大事故につながりうる医療現場では，エラーがおきないようにする努力や工夫と同時に，どうしてもおきてしまう個人のエラーが事故につながらないよう，チームで防ぐという考え方が重要となる。

## 1 スノーボールモデル

医療現場におけるエラーと事故の発生の特徴を示したモデルに，**スノーボールモデル**がある[1]。

▶ エラーの発生と事故の防止

前項で見てきたように，チーム医療が推進される医療現場では，複数の職種の複数の医療スタッフが1つの医療行為を分担したり，引き継いだりして遂行している。このため，あるスタッフがエラーを発生させた場合，ほかの医療スタッフが仕事を引き継いでいくうちに，エラーを見つけ，事故につながらないよう防ぐこともある。

▶ エラーの発生と事故の発生

一方，引き継いだスタッフがエラーを見つけて修正することができなかった場合(防護エラー)や，新たな仕事や引き継いだ仕事で自分自身がエラーを発生させてしまった場合，雪玉が斜面を転がり落ちるうちにどんどん大きくなるように危険が増大し，患者のところまで到達して事故になってしまうこともある。さらに，その斜面にでこぼこがあると，雪玉が思いがけないところではねたり，横にそれたりして，次のスタッフがうまく受けとめられない可能性が高くなる。これが，コミュニケーションがうまくいっていないという状況であり，防護エラーがおきやすく，雪玉が転がり落ちて事故につながってしまうと考えられる。

## 2 チームエラー

▶ チームエラーとは

チームエラーは，ヒューマンエラーの一種であり，「チームとして行動する過程で，個人が犯したエラー，もしくは複数の人間が犯した同一のエラーのうち，チームのほかのメンバーによって修復されないもの」と定義される[2]。図9-3に示すように，ヒューマンエラーは，必ずしもチームエラーとなるわけではない。ヒューマンエラーがおきても，エラーを発見・指摘・修正することができれば，それはチームエラーにはつながらない。

逆に，せっかくエラーを発見しても，それを指摘し，修正して，エラーを回

---

1) 山内佳子・山内隆久：医療事故——なぜ起こるのか，どうすれば防げるのか．p.115，朝日新聞出版，2005．
2) 佐相邦英：チームによるエラー防止に向けて——チームエラーの概念から考える．看護管理12(11)：826-829，2002．

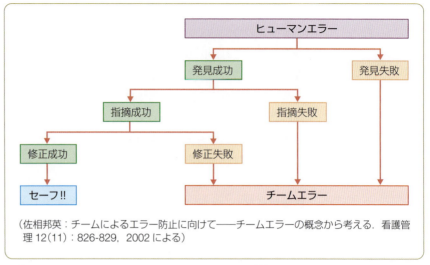

▶図9-3　ヒューマンエラーとチームエラーの関連性

復できるシステムや文化がなければ，チームエラーとして残ってしまい，事故防止にはつながらないことになる。

**エラー回復の失敗**▶　では，なぜエラーが発見されなかったり，発見されながら回復につながらなかったりすることがあるのだろうか。エラーの発見・指摘・修正を妨げるチームの要因として，佐相らは，原子力・航空・船舶業界における事故の事例分析から，以下のことを指摘している[1,2]。

### ●発見失敗の背景

[1] **コミュニケーションの不備**　エラーをおかした人の判断や行動の意図などの情報が十分に共有されていなければ，そこにひそむエラーを発見することは不可能である。このようなコミュニケーションの不備が生じる理由として，以下の要因が考えられる。

　①過度の信頼・依存　相手の知識や経験を高く評価しすぎて相手に無関心。
　②権威勾配　相手との地位の差が大きい。
　③職業的礼儀　自分の役割や責任のあることではないと思って関心をはらわない。

[2] **不適切な作業量，覚醒度**　忙しくて気がまわらないなど。
[3] **知識経験の不足**　そのものごとについて十分な知識や経験がなければ，エラーがおきていることに気づかない。

---

1) 佐相邦英：上掲論文．
2) Sasou, K. and Reason, J.：Team errors：definition and taxonomy. *Reliability Engineering and System Safety*, 65(1)：1-9, 1999.

[4] **物理的距離** 物理的に遠すぎて発見する機会がないなど。

### ●指摘・修正失敗の背景

[1] **コミュニケーションの不備** 過度の権威勾配や職業的礼儀の結果として気づいていながら言うことをためらう。また，指摘しても受け入れられず，修正されない。
　①**権威勾配** 地位や立場が上の者に遠慮してしまい，指摘しない。
　②**職業的礼儀** 担当業務の範囲を気にして，自分の責任範囲でない・余計なお世話になると思い，指摘しない。

[2] **不適切な作業量，覚醒度** 忙しくて気がまわらない。エラーに気づいたスタッフがいても，情報源としてきちんと活用されず，判断の材料となっていない。

[3] **知識経験の不足** 知識や経験が十分でないために，確信をもってエラーを指摘できない。

[4] **物理的距離** 物理的な距離のために指摘する機会がないなど。

▶ **看護師によるエラー回復の失敗**　このようなエラー回復を妨げる要因については，看護師を対象とした調査でも同様のことが明らかになっている。森永らは，「あなたがほかの医療スタッフの間違いを見つけたときに，指摘することをためらうことがあるとしたら，おもな理由はどういうことですか」という質問について自由記述で回答を得た[1]。その結果，看護師がためらう理由として多くあげていたのは，大きく分けて以下のような理由であったことが明らかになっている。

[1] **間違いへの確信がもてない** 自信がない，情報不足，意図的な行為かもしれない，自分の知識不足，自分が間違えているのかもしれないなど。

[2] **人間関係の悪化が心配** 相手からの反応が心配，相手の性格，傷つけたくないなど。

[3] **立場の違い** 上下関係，他部門や他職種であるなど。

## 3 チームエラーを防ぐ看護師の役割

　チームエラーの発生にかかわる発見・指摘・修正などの行動には，チームの人間関係やコミュニケーションが深くかかわっている。看護師は，医療チームのなかで最も患者の近くにいることが多く，看護師の手を通して患者に提供される医療も多い。すなわち，エラーの発見・指摘・修正の機会により多く遭遇する立場であると考えられる。看護師が，エラーを発見・指摘・修正することのできる能力をもつことは，チームによる医療安全の推進に不可欠である。

---

1) 森永今日子：医療事故防止におけるチームエラーの回復に関する研究(1)エラーの指摘を抑制する要因についての質問紙調査による検討．北九州市立大学文学部紀要 10：55-62，2003．

「看護業務基準」(2016年改訂版)においても，看護実践の基準のなかで，「主治の医師の指示のもとに医療行為を行い，反応を観察し，適切に対応する」とし，「主治の医師の指示のもとに医療行為を行う」にあたっては，「人の生命，人としての尊厳及び権利に反する場合は，**疑義を申し立てる**」(太字は筆者による)としており，「(1)医療行為の理論的根拠と倫理性，(2)対象者にとっての適切な手順，(3)医療行為に対する反応の観察と対応」について，適切な判断を行うこととしている[1]。こうした判断ができる知識や能力は，エラーを発見・指摘・修正し，チームエラーを防ぐうえで，大きな力となるだろう。

## C チームにおけるコミュニケーションエラーとその予防

効果的なチームワークのためには，コミュニケーションを通じてチームのメンバーが情報や資源を共有し，共通の目標を達成するために，それぞれの決定や活動を調整していくことが重要である。医療現場において，コミュニケーションの問題は，患者安全，医療過誤につながる要因としてしばしば指摘されてきた。たとえばアメリカでは，医療施設認定合同機構 The Joint Commission[2]が，死亡や重大な障害などの事例について，根本的な原因の分析を行っているが，最も頻繁にみられた原因の1つにコミュニケーションの問題をあげている[3]。

### ① コミュニケーションエラーとは

正確で迅速な情報の伝達が必要とされる医療現場では，オーダーや指示の聞き間違いや確認不足など，情報の送り手と受け手の間でおこるちょっとしたコミュニケーションの不ぐあい(**コミュニケーションエラー**)が医療事故やインシデントの重要な原因となることが少なくない。

▶ノイズの発生　コミュニケーションがうまくいかない(コミュニケーションエラーがおきている)場合，メッセージが送り手から受け手まで届けられる際に，なんらかの

---

1) 日本看護協会：前掲書．
2) 医療施設認定合同機構：1951年に創立されたアメリカの非営利団体であり，医療機関の評価・認定，安全で質が高い効果的な医療のプログラムの調査・研究・開発を行い，医療機関などに提供している。
3) The Joint Commission：Sentinel event data root causes by event type 2004-2015. (https://hcupdate.files.wordpress.com/2016/02/2016-02-se-root-causes-by-event-type-2004-2015.pdf) (参照 2017-11-01)

障害(ノイズ)が発生している(第5章, ▶90ページ)。このノイズは情報の送り手側でも受け手側でも生じるものであり、これがコミュニケーションエラーにつながっていると考えられる。このようなコミュニケーションエラーには、大きく分けて**誤伝達**と**省略**がある。

## 1 誤伝達

誤伝達とは、情報が正しく伝達されないエラーである。コミュニケーションのプロセスのなかで、どこでエラーがおきているのかを詳しくみると、さらに3つに分けられる(▶図9-4)。

**誤った情報伝達** ▶ 図9-4-aは、送り手側が自分の本来の意図と異なる、誤った情報を送信してしまった場合である。たとえば、「夜中に突然発熱した入院中の患者に、当直医が『サクシゾン』という薬剤を電子カルテから処方するため、3文字入力のサクシと入力したところ、その病院にはサクシゾンがなく、画面には別の薬剤である『サクシン』の1剤のみがヒットし、それをサクシゾンと思い処方してしまった。処方を見た薬剤師は、薬剤の量は通常の使用量を逸脱していない

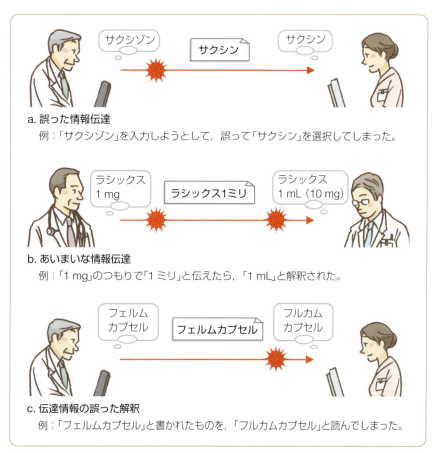

a. 誤った情報伝達
　例:「サクシゾン」を入力しようとして、誤って「サクシン」を選択してしまった。

b. あいまいな情報伝達
　例:「1 mg」のつもりで「1ミリ」と伝えたら、「1 mL」と解釈された。

c. 伝達情報の誤った解釈
　例:「フェルムカプセル」と書かれたものを、「フルカムカプセル」と読んでしまった。

▶図9-4　さまざまなコミュニケーションエラー:誤伝達

と判断し，調剤を行った」というような事例でおきているのがこのパターンである。

**あいまいな情報伝達**　図9-4-b(▶175ページ)は，送り手側があいまいなメッセージを送ったために，送り手の意図とは違う意味に受け手が解釈し，エラーがおこる場合である。たとえば，「新生児に対し，ラシックスを1mg静脈内注射することを意図して『ラシックスを1ミリ投与してください』と，送り手側の医師が口頭で指示したところ，受け取った医師は，ラシックス1mL(10mg)と解釈して患者に投与してしまった」というような事例がこれにあたる。

**情報伝達の誤った解釈**　図9-4-c(▶175ページ)は，送り手からは正しい情報が送られているにもかかわらず，受け手が誤って読みとってしまう場合である。たとえば，「フェルムカプセル(造血剤)と医師が処方箋に書いたのを，薬剤師がフルカムカプセル(消炎鎮痛剤)と読み誤って渡してしまう」というような事例では，受け手がメッセージを読みとるところでエラーがおきていると考えられる。

## 2 省略

　一方，必要なコミュニケーションが行われないこともコミュニケーションエラーと考えられる(▶図9-5)。

**情報伝達の省略**　「チームのほかのメンバーも当然わかっていると思ったのであえて言わなかった」「暗黙の了解だと思っていた」などで，思い込みや誤った期待によって情報伝達が省略されることがある(▶図9-5-a)。

**確認の省略**　また，「看護師が医師の指示を疑問に思ったが，確認できなかった」「新人が

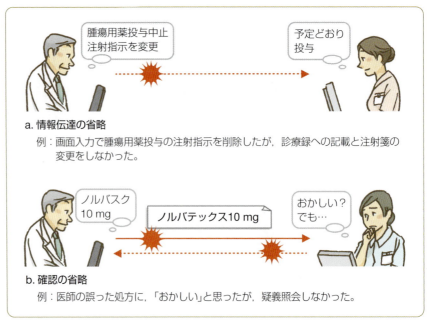

▶図9-5　さまざまなコミュニケーションエラー：省略

先輩から受けた説明を理解できていないにもかかわらず、聞き返しにくい、質問しにくいなどの理由で確認しなかった」のように、遠慮によって確認や指摘のコミュニケーションが省略されることもしばしばおきている（▶図9-5-b）。

## ② コミュニケーションによる医療安全

"To err is human"（あやまちは人の常）といわれるように、人間どうしがコミュニケーションを行う以上、必ずエラーはおきてしまう。では、どうしたらこのようなコミュニケーションエラーを少しでも防ぐことができるのだろうか。①コミュニケーションエラーの発生を減らす、②エラーが事故に発展しないようコミュニケーションによって防ぐ、という2つの観点から考えてみよう。

### 1 コミュニケーションエラーの発生を減らす

**対人によらない情報共有** ▶ 前述のとおり、人間どうしがコミュニケーションを行う以上、必ずエラーはおきる。そこから、コミュニケーションエラーの発生を防ぐには、それがおきる機会を減らす、すなわち、人間どうしのコミュニケーションを必要とする場面をできるだけ少なくすることが考えられる。逆説的に聞こえるかもしれないが、たとえば、患者に関する情報をスタッフで共有するにしても、スタッフの対面での引き継ぎのような対人コミュニケーションだけに頼るのではなく、電子カルテの処方システム、看護記録、ナースステーションのホワイトボードなど自動的に情報が共有されるしくみをつくることも考えられる。

**情報の変更・削減** ▶ また、エラーがおきやすい情報を扱わない、減らすようにすることも1つの方策である。図9-4-a（▶175ページ）の例で出した「サクシン注射液」は、2009（平成21）年に「スキサメトニウム注」に名称変更されている。病院で採用する薬剤の数を減らす、間違いやすい類似名のものはほかの薬剤に変更するなどの取り組みも行われている。

**正確な情報伝達** ▶ 送り手側が正確で受け取りやすい情報伝達を行うことも重要である。アメリカの国防省は、医療研究品質局 Agency for Healthcare Research and Quality (AHRQ) と協力して、チームのパフォーマンスを高めるコミュニケーションを向上させ、医療安全を推進するための枠組みを作成している。ここでは、たとえば、医療現場でしばしば重要になってくる、緊急の情報を迅速かつ的確に伝達するための方法として、**SBAR**とよばれる報告の形式を提案している（▶表9-3）。このように定型化された形式に従って患者に関する情報を伝達することによって、情報のもれを防ぎ、正確な情報を迅速に伝えることが可能になると考えられる。情報の発信を正確にするだけでなく、伝達される情報の枠組みを送り手と受け手が共有しておくという点においても、エラーの発生を防ぐために有用であろう。

▶ 表9-3 情報伝達の定型化の例：SBAR

| Situation（状況） | いま，患者になにがおこっているのかを簡潔に伝える。 |
| --- | --- |
| Background（背景） | いまの状況を理解するのに必要な情報（できごとに関する経過や患者の既往など）を伝える。 |
| Assessment（評価） | なにが問題だと思うのか，自分の考えや判断したことを伝える。 |
| Recommendation（提案） | どうしてほしいのか提案・依頼する，どうしたらよいのか指示を受ける。 |

## 2 チームエラーを防ぐコミュニケーション

一方，おきてしまったエラーを回復するにはどうしたらよいだろうか。前項でみてきたように，ヒューマンエラーがチームエラーに発展しないようにするためには，エラーを発見し，指摘し，修正することが必要である。このエラーの回復過程において，コミュニケーションは重要な役割をもっているが，さまざまな要因によってコミュニケーションの不備がおき，エラーの回復が妨げられてしまうことがある。

### ● 組織・チームの取り組み

**組織風土の醸成** ▶ 組織やチーム全体として，確認と指摘を受け入れる風土の醸成していくことが不可欠である。とくに，地位や立場の差によってエラーを発見しても指摘がしにくくなっていることを考えると，上の立場にある人が「間違いに気づいたら，教えてほしい」「言ってくれてありがとう」という姿勢を示すことの意味は大きい。

**情報の共有** ▶ また，職場やチーム内で，情報を共有しておくことも重要である。これは，コミュニケーションの文脈（コンテクスト）を共有するということにつながる。コミュニケーションの文脈を共有しておくことで，メンバーが間違いに気づきやすくなり，自信をもって指摘できるようになる。

**ネットワークの構造** ▶ さらに，チームにおけるコミュニケーションネットワークの構造にも注意したい。コミュニケーションネットワークの構造は，チーム内で情報がどのように伝達され共有されるかに大きく影響する（第4章，▶63ページ）。完全連結型のような，スタッフ間での情報の伝達やフィードバックが相互に多発的に行われやすいコミュニケーションネットワークをもつチームでは，コミュニケーションの重なりが増えるため，エラーがおきた際にみつかりやすいと考えられる。

### ● 個人の取り組み

**コミュニケーションスキルの向上** ▶ 一方，個人としてはどのようなスキルや行動が必要だろうか。エラーに気づくことのできる知識や経験を積むことはもちろん必要であるが，エラーに気づ

いたとき，確認や指摘を行い，修正につながるようなコミュニケーションを行うことのできるスキルをもつことが重要である。ほかの医療スタッフのエラーに気づいたり，疑問を感じたりするようなことがあったとき，相手が先輩や上司であればなおさら，指摘しにくいことがある。そのような場合であっても，相手を尊重しつつ，自分の考えや気持ちを他者にきちんと伝えることがエラーの回復のためには重要になる。第8章で扱ったアサーティブなコミュニケーションスキルを身につけておくことは，こうした場面でも役にたつだろう（▶142ページ）。

# D 多職種連携に向けて

## ① 多職種連携とは

**多職種連携の推進** ▶ チーム医療の要となっているのが，チームを構成するさまざまな専門職間の連携，すなわち**多職種連携**である。イギリスやアメリカなどでは，人口の高齢化に伴うさまざまな健康・生活課題への対応と，保健医療福祉のコスト高騰への対応策として，多職種連携が注目され，積極的に推進されてきた。日本でも，2000（平成12）年に施行された介護保険制度において，多職種連携の理念が取り入れられ，在宅ケアの現場をはじめとして，しだいにその重要性が広く認識されるようになっている。

世界保健機関（WHO）は，このような世界的な動向をふまえて，2010（平成22）年に"Framework for action on interprofessional education and collaborative practice"（多職種連携教育および連携医療のための行動の枠組み）を発表し，多職種連携の教育と連携の実践が，世界的な医療従事者不足の危機を緩和するうえで重要な役割を果たす革新的戦略であるとして，多職種連携の推進を推奨している。

**多職種連携の実践と効果** ▶ 多職種連携の実践とは，「あらゆる状況で最高品質のケアを提供するために，異なる専門分野をもつ複数の医療従事者が，患者，家族，介護者，地域と連携して包括的なサービスを提供すること」である[1]。ここでは，診断，治療，監視，ヘルスコミュニケーション，管理，衛生工学など，臨床・非臨床のさまざまな医療関連業務を含めて考えられている。

これまで実際に，多職種連携の実践による効果として，以下のようなさまざまな効果が報告されてきた[2]。

---

1) WHO：Framework for action on interprofessional education and collaborative practice. 2010.
（https://www.who.int/publications/i/item/framework-for-action-on-interprofessional-education-collaborative-practice）（参照 2024-09-04）
2) WHO：上掲論文．

- 医療サービスへのアクセスと医療サービスの調整の改善
- 専門医により提供される医療資源の適切な活用
- 慢性疾患をもつ患者の健康アウトカムの改善
- 患者のケアと安全の向上
- 患者の合併症の総数の減少
- 入院や入院期間の減少
- 介護者間の緊張や対立の緩和
- スタッフの離職の減少
- 医療ミスの発生率の減少
- 死亡率の減少

## ② 多職種連携教育

**多職種連携教育とは**　多職種連携を実践するためには，このような連携を実践できる能力をもった医療従事者の育成が前提となる。**多職種連携教育** interprofessional education（IPE）とは，これを目ざした教育であり，「効果的な連携を実現し，健康アウトカムを改善するために，複数の専門職がお互いについて，お互いから，お互いとともに学習し合うこと」とされる[1]。

**多職種連携教育の効果**　とくに，学生のうちから，ほかの職種の役割や専門性を知ることを通じて，自分自身の職種の専門性，チームにおける役割や責任をよりよく理解することができる。多職種連携教育によって，連携が実践できる医療従事者が増えれば，実際の医療現場において効果的な連携の実践が可能になり，最適な医療の提供，医療の質の向上につながると考えられる。

### ゼミナール
#### 復習と課題

❶ 医療現場におけるチームにはどのようなものがあるか，具体的に調べてみよう。なにを目的にしたチームで，どのようなメンバーが入っているだろうか。

❷ 前項❶で調べたチームについて，それぞれのメンバーはどのような役割を期待されているのだろうか。看護師の役割はなんだろうか。

❸ これまでチームやグループでなにかをする際，ほかのメンバーのエラーに気づいていながら指摘しなかったり，指摘したのに受け入れてもらえなかったりした経験はあるだろうか。それはなぜだったのか，どうしたらよかったのか，本章で学んだことをもとに考えてみよう。

---

1) WHO：前掲論文．

❹ 医療事故の例を調べてみよう。どのようなエラーがおき,なぜそれは回復されなかったのだろうか。事例は新聞などで報道されたものでもよいし,公益財団法人日本医療機能評価機構の「医療事故情報収集等事業」のホームページ(http://www.med-safe.jp)の公開データや医療安全情報などでもみつけられる。

---

**参考文献**

1) 東京慈恵会医科大学附属病院看護部・医療安全管理部編:ヒューマンエラー防止のためのSBAR/TeamSTEPPS.日本看護協会出版会,2014.
2) 山内桂子・山内隆久:医療事故——なぜ起こるのか,どうすれば防げるのか.朝日新聞社,2000.
3) 山口裕幸:チームワークの心理学——より良い集団づくりをめざして.サイエンス社,2008.
4) 鷹野和美編:チーム医療論.医歯薬出版,2002.

人間関係論

第10章

患者を支える人間関係

# 第10章 患者を支える人間関係

> **本章で学ぶこと**
> □患者とはどのような存在かを理解し，患者と医療者の関係のあり方を考える。
> □患者と看護師の相互作用を評価するための方法を学ぶ。
> □さまざまな状況にある患者を理解し，それぞれの状況で患者を支えるための看護師のかかわりを学ぶ。

## A 患者・医療者関係

**社会生活での人間関係** ▶ 私たちは，さまざまな人と関係をもちながら社会生活を送っている。相手が家族なのか，友だちなのか，あるいは職場の上司なのかという，お互いの関係性によって，それぞれにあったふるまいをしているだろう。このように社会には，お互いのおかれた立場によって，どのように行動すべきかについての，ある程度の暗黙の了解がある。それによって私たちは，円滑に社会生活を送っている。

**医療場面での人間関係** ▶ では，医療者と患者とは，どのような関係にあるだろうか。医療者は，医療の専門職であって，医師や看護師などその専門性をもった立場から患者と向き合うことになる。一方，患者とはどのような存在だろうか。トラベルビー Travelbee, J. は，『人間対人間の看護』の中で，「患者」という用語は1つのステレオタイプであって，実際には存在しないと述べている[1]。皆同じ人間であって，ただ「患者」は，健康上の問題の解決の手だすけをしてもらえるような，他人の援助を求めているという点においてのみ特徴がある。この特徴によって，医療者の患者とのかかわりには，目的が生まれる。しかし，それを除いては，患者と医療者の関係性は，人と人との関係であることになんらかわりはない。

近年の医療現場は，生産性や効率が重視され，管理され画一化される傾向にある。こうしたなかで，疾病をもった1人の人であるという基本的な要素が抜け落ち，まるで医療技術と疾病とが向かい合っているようだとさえ指摘されている。人と人とのかかわりの前提には，相手についての理解が必要である。そこで，医療者と患者がよい関係性をつくるために，患者になるとはどのような体験なのかについて考えてみたい。

---

1) トラベルビー，J. 著，長谷川浩・藤枝知子訳：人間対人間の看護．pp.43-46, 医学書院，1974.

# ① 患者となった人の体験

## 1 日常の喪失が引きおこす患者の世界の変化

**日常の生活行動▶** 私たちは，朝起きて洗面や更衣をし，朝食を食べて，職場や学校などそれぞれの活動の場へと向かう。そこでおのおののなすべきことをなし，夕方家路につく。帰りに買い物をしたり，友人と会ったりもする。夕飯を食べ，家族団らんのひとときを過ごし，入浴して，1日の活動を終えて就寝する。多くの人は，こんな日常を繰り返しながら生活を営んでいる。こうした日常の生活行動は，ふだんあまり意識されることはないが，人が自分でできると確信している行動であり，自分の考えに基づいて，自分の力で営まれている行動である。

**健康問題による▶**
**影響** ひとたび健康問題が生じると，あたりまえに繰り返されていた，これらの生活の営みに支障が生じ，その一部を他者の手にゆだねなければならない事態が発生する。さらに他者との関係性にも変化が生じる。日常生活は，どれも人との関係の中でつくられており，自己完結的なものではない。たとえば，朝，洋服を選ぶという行為ひとつをとってみても，その日誰と会い，なにをするのかによって選択がかわってくる。

このように日常の生活行動は，自分らしさと，他者との関係性という要素を含んでいる。丹木は，健康問題によっておこるこれらの日常生活の変化は，世界の中のささいなエピソードではなく，患者のもつ世界それ自身の変化として受けとめられると述べている[1]。

## 2 患者になるということ

**患者役割▶** 健康問題には，少し休めば回復するものから，手術や長期の療養が必要なもの，さらには生命の危機に陥るものまでさまざまである。私たちは，医療機関を訪れ，医師によって病気と診断されてはじめて「患者」となる。ひとたび患者というカテゴリーに入れられると，社会的には患者という役割をとることが期待される。

パーソンズ Persons, T. は，患者役割をとるものに期待されることとして，4つの点をあげている。第1に「正常な社会的役割」の責務を免除されているということ，第2に「力をふるいおこして」病気を克服し，健康を取り戻すことが期待されていないということ，第3に「回復」しようとする義務を負うということ，第4に「医師の援助を求める義務，および回復しようとする過程で医師と協力する義務」があるということである[2]。しかし，私たちは患者になっ

---

1) 丹木博一：いのちの生成とケアリング——ケアのケアを考える．p. v, ナカニシヤ出版，2016．
2) 細田満和子：医療における患者と諸従事者への視座——「チーム医療」の社会学・序説．ソシオロゴス 24：79-95, 2000.

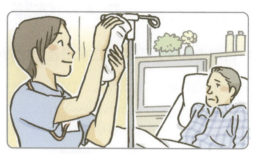

a. 患者：自分らしさが揺らぐ場　　b. 看護師：自分らしさを発揮する場

▶図 10-1　医療の場における患者と看護師

たとたんに、この患者役割を受け入れ、患者に徹することができるだろうか。

**自分らしさを発揮する場** ▶ 医療の場において、看護師と患者とは正反対の立場におかれる（▶図 10-1）。看護師は国家資格をもち、患者の日常生活の援助と診療の補助を実施することをその職務としており、患者へのケアの提供は、まさに専門職としての自分らしさを発揮する場である。

**自分らしさが揺らぐ場** ▶ 一方、患者となる側は、自分らしさが揺らいだ状況にある。健康障害による身体機能の低下は、その人のもっている自分の能力への認識と現実との間に隔たりを引きおこす。たとえば、循環器系の疾患では、活動に必要な酸素の供給が不足する。駅の階段が休み休みでないと登りきれなくなる。長期間の安静臥床は、心肺機能を低下させ、筋肉量も減少させ、これまでのように動くこともままならなくなる。

このように、患者になるということは、「自分にはできる」と信じて疑わなかったことに支障が生じる経験であり、「自分はこのような人間である」という自分についての了解がくずれた状態におかれることである。病院で「こんなこともできなくなって情けない」という患者の悲痛な声をしばしば耳にする。情けないという感情によって表現される喪失感は、自分で認識している自分と、現実の自分との差異によって引きおこされる気持ちであり、その人の行動の基盤となってきた自己概念が揺るがされていることのあらわれである。

## ②患者・看護師の関係性を通じてまもるべきもの

**看護の機能と役割** ▶ ヘンダーソン Henderson, V. は、『看護の基本となるもの』の中で、看護の機能について、「病人であれ健康人であれ各人が、健康、あるいは健康の回復（あるいは平和な死）に資するような行動をするのを援助することである。その人が必要なだけの体力と意思力と知識をもっていれば、これらの行動は他者の援助を得なくても可能であろう。この援助は、その人ができるだけ早く自立でき

るように仕向けるやり方で行う」と述べている[1]。看護師の役割は，対象の健康障害の程度に応じて，必要な日常生活の援助を行うことである。しかし，看護援助は，単に生活の維持という目先のことを目的とした行為ではない。

**日常生活援助と患者の尊厳** ▶ 患者との関係性の中で看護師に求められるものは，日常生活の援助を通じて，健康問題によって自分らしさに揺らぎが生じている人の存在そのもの，すなわちその人の尊厳をまもることである。それによって患者の中から，問題を解決し，自分らしさを再構築する力を引き出すことにある。看護師がこの点について理解することなく行動すると，いったいなにがおこるのだろうか。このことをわかりやすく伝えているのは，トラベルビーが『人間対人間の看護』の冒頭に掲載した，ルース=ジョンストンの「聞いてください，看護婦さん」である[2]。

> ひもじくても，わたしは，自分で食事ができません。
> あなたは，手の届かない床頭台の上に，わたしのお盆を置いたまま，去りました。
> そのうえ，看護のカンファレンスで，わたしの栄養不足を議論したのです。
> のどがからからで，困っていました。
> でも，あなたは忘れていました。
> 付添いさんに頼んで，水差しをみたしておくことを。
> あとで，あなたは記録につけました。わたしが流動物を拒んでいます，と。
> わたしは，さびしくて，こわいのです。
> でも，あなたは，わたしをひとりぼっちにして，去りました。
> わたしが，とても協力的で，まったくなにも尋ねないものだから。
> わたしは，お金に困っていました。
> あなたの心の中で，わたしは，厄介ものになりました。
> わたしは，1件の看護的問題だったのです。
> あなたが議論したのは，私の病気の理論的根拠です。
> そして，わたしをみようとさえなさらずに。
> わたしは，死にそうだと思われていました。
> わたしの耳がきこえないと思って，あなたはしゃべりました。
> 今晩のデートの前に美容院の予約をしたので，勤務のあいだに，死んでほしくはない，と。
> あなたは，教育があり，りっぱに話し，純白のぴんとした白衣をまとって，ほんとにきちんとしています。
> わたしが話すと，聞いてくださるようですが，耳を傾けてはいないのです。
> 助けて下さい。
> わたしにおきていることを，心配してください。
> わたしは，疲れきって，さびしくて，ほんとうにこわいのです。
> 話しかけてください。

---

1) ヘンダーソン，V. 著，湯槇ます・小玉香津子訳：看護の基本となるもの．p.11，日本看護協会出版会，2006．
2) トラベルビー，J. 著，長谷川浩・藤枝知子訳：前掲書．p.5．

> 手をさしのべて，私の手をとってください。
> わたしにおきていることを，あなたにも，大事な問題にしてください。
> どうか，聞いてください。看護婦さん。

　看護師が人々にとっての日常生活の重要性を理解することなく，日常生活の援助を，ただの決まりきった雑用におとしめることは，患者の尊厳をふみにじることにつながる。この詩を通じて，どんなに小さな看護行為も，対象の尊厳そのものにつながる倫理的な行為であることを理解することができるだろう。

## ③ 日本人の病に向かう姿勢

　第1章でも指摘されていたように，日本を含む東洋社会では，西洋社会に比較して，他者との結びつきが強調され，社会的関係の一部として自分をとらえる傾向がある（▶13ページ）。日本でも古くから自己主張することよりも，他者と協調して和をもって過ごすことが重んじられてきた。近年は情報開示や医療訴訟などが報道されるようになり，医療への向かい方には，世代差が生じてきている。しかし，現在でもなお臨床の場においては，「苦しいです」「つらいです」という患者の訴えよりも，「だいじょうぶです」「ありがとうございます」という言葉のほうが頻繁に聞かれる。自分の気持ちをがまんしても，まわりの人を不快にさせない日本人特有の気づかいである。

▶**感情のコントロール**　感情のコントロールの方法には2通りある。1つは相手や状況をコントロールして自分にとってよい状況をつくろうとする方法であり，もう1つは自分の気持ちをコントロールすることで，周囲の人がいやな思いやつらい思いをしないように調整する方法である。前者は**一次的コントロール**とよばれ，欧米の人々の多くはこの方法で自分の感情をコントロールしている。後者は**二次的コントロール**とよばれ，私たち日本人の多くはこの方法で気持ちの調整をはかり，他者と調和することを大切にしている。

　日本人は，病気になってもつらさや苦しさを主張せず，医療者や家族に迷惑をかけないように，がまんや遠慮をする傾向がある。患者は病状が深刻で，死が近いことを自覚していても，家族に「そんなことはない」と言われれば，最後までそれに気づかないふりをする。それによって自分を気づかって，予後や病状を隠そうとしてくれている家族を思いやっている。

　また，ときにこうした患者の気づかいが裏目に出てしまうことがある。事故を防止するためにトイレに行くときには呼ぶようにと看護師に言われていても，動けるようになると自分でトイレに行こうとする患者に多く出会う。看護師の手をわずらわせないようにという遠慮からくる患者の行動選択である。しかし，患者の思いとは裏腹に，看護師からはなぜ呼ばなかったのかと叱責されることになる。

**文化背景の理解 ▶** 患者のもつ文化背景を理解することは，患者の行動の意図を理解するうえで重要である。表面に見える行動だけをとらえた看護師の対応は，疾病によって苦難をしいられている患者に，さらに重荷を負わせることになる。患者の文化を理解し，行動の意図をくむことができたなら，自分でトイレに行こうとした患者を叱責し，危険行動をとる患者として問題視をする前に，「ご自分でがんばろうと思われたのですね」「私たちに気をつかってくださったのですね」というねぎらいの言葉をかけられるだろう。自分の気持ちを理解してもらえた，自分を大切に思っていてくれているのだと感じられるとき，はじめて人は相手の声にも耳を傾けることができるのである。

## ④ 認知枠組みが他者理解に及ぼす影響

**認知枠組みとは ▶** 他者のもつ世界を理解し，他者の行動の意図を推しはかるということは，簡単なことではない。人は，同じものを見ても写真で写しとられるように見てはいないし，同じ音を聞いてもレコーダーで録音されるように聞いてはいない。そこには人間のもつ認知機能がはたらいている。認知機能は育ってきた環境や経験によって，人それぞれのものの見方や感じ方をつくり出している。これは**認知枠組み**とよばれるもので，個人がもっているものの見方や感じ方のものさしと考えればよい。私たちは自分の認知枠組みの中で世界を解釈しているし，逆にいえば，自分の認知枠組みの中でしか世界を理解することができない。

**看護師の認知枠組み ▶** 看護師のもつ認知枠組みは，個人の育ってきた家庭や，教育，文化によっても影響を受けている。さらに医療という場での経験によってつくられたものもある。看護師の働く場は，命と隣り合わせの過酷な場である。身体を露出することはおろか，血液や吐瀉物，排泄物は日常的に目にふれるものであり，それを扱うことも特別なことではない。病室では，複数の見知らぬ人どうしがカーテン1枚で隔てられた中で診察を受けたり，ときには排泄をしていることもある。また，突然に心電図のアラームが鳴って患者が急変したり，死亡することもある。医療者ではない者にとっては非日常的なこのような場が，看護師にとっては日常なのである。このことを心に留めて，看護師自身がもっている認知枠組みを理解したうえで，患者がおかれている世界にともに身をおき，患者の認知枠組みを考える姿勢が大切である。

## ⑤ 看護理論にみる患者・看護師関係

**看護理論とは ▶** 看護理論は，看護という営みやその本質について記述された知識体系である。実践的な学問である看護学において，患者と看護師の関係性はその中心的テーマである。看護という場における両者の関係性は，疾病の治癒過程はもちろん，苦悩からの解放や人間としての成長にも影響する。

**看護理論家と理論** ▶ 患者と看護師の関係を中心にした理論は，1951 年に発表されたペプロウ Peplau, H. E. の『人間関係の看護論』から始まり，オーランド Orlando, I. J. の『看護の探求』，キング King, I. M. の『看護の理論化』，ウィーデンバック Wiedenbach, E. の『臨床看護の本質』，トラベルビーの『人間対人間の看護』へと続いている。ここでは 2 名の看護理論家の理論を取り上げる。

## 1 ペプロウの看護理論

**人間関係のプロセス** ▶ この理論は，看護という現象を人間関係の側面からとらえた最初の看護理論である。ペプロウは，看護は**人間関係のプロセス**であり，しばしば**治療的なプロセス**であると述べている。この治療効果は，看護師と患者がお互いに同等ではあるが異なる人間として，またともに問題解決をしていく人間として知り合い，尊敬し合うようになるときに発揮される。

**治療的関係の 4 つの局面** ▶ 治療的関係の進展には，看護師と患者とが出会う「①方向づけの局面」，患者が看護師と同一化をはかる「②同一化の局面」，患者が自分に与えられるサービスを十分に利用する「③開拓利用の局面」，ニードが満たされる「④問題解決の局面」という 4 つの局面がある。このプロセスを通じて看護が目ざすことは，いま目の前でおきている問題を解決することだけではなく，同じような問題が生活の中で再び生じたとき，患者の中に自分で対処して解決できるような力を開発することである。

看護師の役割は，「①未知の人の役割」から始まり，「②情報提供者の役割」「③教育的役割」「④看護におけるリーダーシップ機能の役割」「⑤代理人の役割」「⑥カウンセラーの役割」という異なる 6 つの役割があり，それぞれの局面で，看護師はこれらの役割を段階的に果たしていくことになる。

ここで示された 4 つの局面を使って，臨床で患者との関係に行き詰まってしまった場面を思い出し，看護師・患者関係を分析してみると，そこに必要な看護の方向性が導かれてくる。

## 2 トラベルビーの看護理論

**人間対人間の関係** ▶ トラベルビーは，心理学者のフランクル Frankl, V. E. の考え方や，ペプロウの看護理論の影響を受け，看護師と患者の相互作用に焦点をあてた理論を発展させた。この理論では，患者が生きることや死ぬことの中に意味を見いだせるように援助するという点が強調されている。患者と看護師が，それぞれの立場を超越したところに人間対人間としての深いつながりが生まれ，それによって患者が意味を見いだすことへのたすけになる。トラベルビーはこの関係が確立されていなければ，看護の目的は達成できないと考えており，看護がなりたつための前提として位置づけている。

**4 つの位相とラポールの確立** ▶ 人間対人間の関係が成立するまでには，「①最初の出会いの位相」「②同一性出現の位相」「③共感の位相」「④同感の位相」という 4 つの位相があり，それ

それが最高度に発達して，**ラポール** rapport とよばれる人間対人間の関係が確立した段階にいたる。この関係は相互的なプロセスであり，看護師だけによって確立されるものではない。しかし，トラベルビーは，この関係をつくり維持する責任は，看護師にあると述べている。

この理論を活用することで，看護師自身の看護についての考えを再確認することができる。臨床での自分と患者との間のできごとややりとりをていねいに書き出し，人間対人間の関係から整理をしてみると，そのやりとりが適切であったかどうかを評価することができる。

# B 患者・看護師間の相互作用の評価

**相互作用とは**　看護実践には，ケアの提供者である看護師から受け手である患者への一方向的なはたらきかけではなく，看護師と患者との双方向的なやりとりから生まれる**相互作用**が存在する。この相互作用は，日々の患者とのコミュニケーションの中でつねにはたらいているものであり，看護師は患者から得られる反応を通して，状況やニーズを的確にとらえ，よりよい看護へと反映させている。経験豊富で熟達した看護師であればあるほど，その一連の動作は自然であり，特別意識して行っているようにはみえない。

これは，たとえるならば車の運転技術のようなものである。車を運転する際には，安全な走行のために，どの方向へ進むのか，周囲に危険な物はないか，人が飛び出してくる気配はないかなど，五感をはたらかせて察知する必要がある。そして察知した感覚を，今度は行動へとつなぎ，手でハンドルを，足ではアクセルやブレーキを操作する。熟練ドライバーであれば，運転時の五感の使い方や手足の動作がからだにしみついているので，この過程を無意識に，しかし確実に経て，安全な運転へ反映させることができる。しかし，新米ドライバーは，1つひとつを意識して確認し，手をどのように動かすか，足をどの位置に置けばいいのかを考えてからでないと行動に移すことができない。

**相互作用のふり返り**　前節で，患者の認知枠組みと看護師の認知枠組みは異なると述べたが，看護学生や看護師として経験が浅い段階では，その事実を知識として知っていても実践の場でいかすことはむずかしい。患者の言動を自分がどのようにとらえ，自分がなにを考えて，どのような言動へと結びついたのか，1つひとつのステップを着実にふみ，立ちどまり，熟考し，患者との相互作用という目に見えないものをとらえる力を養っていく必要がある。その一連の過程を手だすけしてくれるのが**リフレクション**である。

# ① リフレクション

## 1 リフレクションとは

　リフレクション reflection とは，1900年代前半に教育哲学者のデューイ Dewey, J. によって定義された，自分の経験に対する，意図的で実践的なふり返りのプロセスである。リフレクションの目的は，経験から生まれる知識を身につけるために「意識して経験を積むこと」であり，人が学習したり，成長するために欠かせない重要な役割を担っている。

## 2 リフレクションのプロセス

　自分の実践を意図的にふり返るためには，やみくもに反省したり，考えたりしても建設的な学びにはならない。ギブス Gibbs, G. が提唱する**リフレクティブ-サイクル** reflective cycle は，段階を追ってリフレクションのプロセスを学ぶことができる（▶図 10-2）。

[1] **第 1 段階：記述・描写**　どのような状況だったのか，なにがおこったのか（判断や解釈を加えずに，状況の記述のみ行う）。

[2] **第 2 段階：感覚**　どのように感じ，どのように反応したのか（まだ分析はせず，自分の感情のみに焦点をあてる）。

[3] **第 3 段階：推論**　この経験のよかった点とわるかった点はなにか。

[4] **第 4 段階：分析**　なにがおこったのか，なぜこのような状況がおこったか，分析の結果浮かびあがってくる自己の課題はなにか（状況を要素に分解し，批判的に分析する）。

[5] **第 5 段階：評価**　リフレクションを通しての自身の気づきや実践から新たに学習したものはなにか。自分はほかになにができたか。

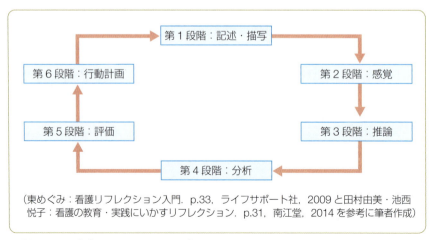

（東めぐみ：看護リフレクション入門．p.33，ライフサポート社，2009 と田村由美・池西悦子：看護の教育・実践にいかすリフレクション．p.31，南江堂，2014 を参考に筆者作成）

▶図 10-2　ギブスのリフレクティブ-サイクル

[6] **第 6 段階：行動計画** 再び同じような状況に遭遇したとき，どのように行動するか．

## 3 看護におけるリフレクション

　看護におけるリフレクションの対象となる経験は，看護実践である．みずからが行った看護について，自分の言動や感情を客観的にふり返り，患者と看護師の間にどのような相互作用が生じていたのかを吟味する．そして，ケアに対して患者がどのような反応を示したかを観察して，次の実践にいかす．看護はその繰り返しであり，リフレクションを通して，看護実践の意味を見いだしたり，さまざまな状況に対応したりすることへとつながっていく．

　看護実践場面でのリフレクションの方法の1つに**プロセスレコード**がある．プロセスレコードは，看護場面における相互作用の評価ツールとして広く知られている．

# ② プロセスレコード

## 1 プロセスレコードの目的

　プロセスレコード nursing process record とは，ペプロウによって開発された記録様式であり，患者と看護師のやりとりをふり返り，相互作用過程を考察することで，患者との望ましい対人関係について自己学習することを目的としている．実用化されているプロセスレコードは，ペプロウのほかに，オーランドやウィーデンバックによって開発された様式などがある．

　プロセスレコードの記録様式は，「患者の反応（言動・態度・表情）」「看護師の感情（感じたこと，思ったこと）」「看護師の言動」を区別して，時間軸にそって書き出す．このように記述することで，患者の言葉や態度を看護師がどのように受けとめ，看護師は感じたことをどのように表現したのか，それに対する患者の反応はどうであったか，というコミュニケーションのプロセスを客観的にとらえることができる．書き出した記録を1つずつ検討していくと，患者の言動と看護師の受けとめ方の相違や，看護師の内面の感情と実際に表出された言動とのズレが見えてくる．このように，プロセスレコードを通して，看護師は患者の言動に対する看護師自身の反応を分析し，患者理解を深めることができる．また，看護師の言動が患者へ及ぼした影響についても吟味することができる．

## 2 プロセスレコードの記述方法

　プロセスレコードは，以下の基本的な手順にそって記述する．
(1) この看護場面を取り上げたいと思った動機を記述する．

(2) 具体的な看護場面，患者の背景を簡潔に記述する．
(3) そのときのことを想起し，患者の言動と看護師の言動を記入する（表情やしぐさも入れる）．
(4) 看護師の感情（患者や自分自身の言動や態度に対して感じたこと，考えたこと）を記入する．
(5) 時間軸にそって，各文頭に番号をつける．
(6) 感じたこと，気づいたこと，わかったこと，学んだことなどを考察に書く．
プロセスレコードの記入例を表 10-1 に示す．

## 3 プロセスレコードの評価

プロセスレコードで重要なことは，患者と看護師のやりとりとそのときの感情をいかに正確に記述するか，ではない．たとえば，やりとりのなかで一部の記憶があいまいで正確に記述できなかったとしても，プロセスレコードは成立する．重要なのは，その思い出せない部分があるということをどのように評価するかである．記憶に残らなかった部分に関しては，自分はそのときの患者の言動に意識が向いていなかったと評価すること，そして，患者とのかかわりの中で自分は見落としがちな傾向があることに気づき，では今後どうすればよいのかという考察につなげることが，プロセスレコードの真の目的である．

このように，プロセスレコードは，その記述から患者と看護師の相互作用について自己評価し，よりよい看護実践について考察することができる．自己評価の際は，宮本が作成した，以下の視点を参考にするとよい[1]．

(1) なぜこの場面を再構成しようと思ったか．
(2) この場面にはどのような背景があるか．
(3) 自分と患者の間にはどのような対人関係が生じていたと考えられるか．
(4) 患者との間に生じた対人関係を，今後の看護にどのようにいかせそうか．
(5) 看護場面の再構成，検討を通じてどのような気づきを得たか．
(6) 看護場面の再構成とその自己評価を行ってみて，どのようなことを感じたか．

---

1) 宮本真巳編：援助技法としてのプロセスレコード――自己一致からエンパワメントへ．p.18，精神看護出版，2003．

▶表10-1 プロセスレコードの記入例

**この場面を取り上げた理由**：
　患者が看護学生からの清潔ケアの提案に対して拒否をするが，その後担当看護師が促すと受け入れるということが続いたため，自分のコミュニケーションの方法についてふり返り，よい対応の仕方を考えたい。

**患者背景**：
　90代女性A氏。大腿骨頸部骨折で入院。2週間前に手術を行い，現在リハビリ中。認知症の症状があり，記銘力の低下や見当識障害，リハビリに対する意欲の低下がある。移動は歩行器や車いすを使用している。ADLは一部介助であり，清潔ケアは2回/週程度の入浴（またはシャワー浴）と，入浴日以外はあたたかいタオルでの清拭や陰部洗浄を行っている。

**具体的な場面**：
　朝の申し送りを聞いたあと，担当患者のA氏の部屋を訪室した。A氏に声をかけてあいさつし，本日のリハビリや検査の予定を伝えるとともに，清潔ケアについての希望を聞いた場面。

| 患者の反応<br>（言動・態度・表情） | 看護学生の感情<br>（感じたこと・考えたこと） | 看護学生の言動 | 考察 |
|---|---|---|---|
| 看護学生が訪室すると，ベッドで仰臥位で布団を胸もとまでかけている。眠っているのかどうかはよく見えない。<br>③「あぁ，おはようございます。」 | ①寝ているかな。話しかけてもいいかな。<br><br><br>④よかった。寝ていなかった。 | ベッドサイドで中腰になり，<br>②「Aさん，おはようございます。」 | 中腰で話しかけたが，A氏からみたら，上から見下ろされているように感じたかもしれない。 |
| | ⑤認知症があるから，私の名前を忘れているかもしれない。耳も少し遠いから，大きな声で話そう。 | 耳もとで大きな声で，<br>⑥「学生の田中です。今日も1日よろしくお願いします。」 | A氏の居室が大部屋でほかの入院患者もいるなかで，⑥のように大きな声で話しかけることはA氏の耳が遠いことを周囲の患者にも知られることになり，プライバシーの配慮に欠けている。 |
| ⑦「田中……さん。ごめんなさいね，私，覚えがわるくて，すぐ忘れちゃって。」 | ⑧どうして謝るのかな。謝ることじゃないのに。<br><br>⑩そうそう，お風呂のことを聞かなくちゃ。 | ⑨「だいじょうぶですよ。」<br><br>⑪「Aさん，昨日お風呂に入らなかったので，今日はお風呂に入りましょうか。」 | ⑦では，A氏がなぜ急に謝ったのか理解できず，私はとまどっている。<br>⑪では，前後の脈絡なく入浴の話題を切り出していて，A氏は唐突に感じたと思う。私は，浴室を使用するならば朝一番にA氏に確認して浴室の予約表に名前を書かないと，ほかの患者さんの予約が入ったらA氏が入れなくなってしまう，とあせっていた。 |
| ⑫「お風呂ねぇ。」<br>さえない表情をしている。 | ⑬今日もいい反応じゃないな。まただめかもしれない。<br>⑮昨日も入浴を提案したら断られて，でもその後看護師さんが清拭を促したら応じてくれた。もう少し誘ったら，いいって言ってくれるんじゃないかな。 | ⑭「そう，お風呂……。」 | |
| ⑯「寒いじゃない？」 | ⑰え，寒いからいやだったの？ | ⑱「お風呂に入る前に浴室をあたためて，寒くないようにするからだいじょうぶですよ。」 | ⑱㉑㉔では，A氏が入浴をこばむ原因を解決しようとしたが，売り言葉に買い言葉のように返答しており，A氏からすると自分の言葉を否定されているように受け取られたかもしれない。ケアの提案を受け入れられないことで，私はだんだんイライラしはじめている。 |
| 手術をした足の傷を指さして，<br>⑲「これがねぇ……えらい（つらいという意味）もんで，足が上がらないでしょう。」<br>㉒「そんなによごれていないし。今日はいいですよ。」 | ⑳足が痛くて浴槽をまたげないことを心配しているの？<br><br>㉓あぁ，やっぱりだめか。結局はお風呂がめんどうで入りたくないだけなんじゃないかな。 | ㉑「安全にお風呂につかれるようにお手伝いしますよ。からだがあたたまって気持ちがいいですよ。」<br>㉔「お風呂，お好きじゃないですか？」 | |
| ㉕「いえ，好きですけどね。」 | ㉖じゃあなんで入りたがらないんだろう。もうわからない。このあたりが潮時かな。 | ㉗「そうですか……。じゃあ，今日はやめておきますか。」 | |
| ㉘「いろいろめんどうかけちゃって，すみませんねぇ。いつも看護師さんのお手をわずらわせちゃって。」 | ㉙また謝らせてしまった。なんだかかみ合わない感じだな。 | ㉚「いいんですよ。またあとでお熱をはかりに伺いますね。失礼します。」<br>退室する。 | ㉚では，自分の思いと患者の思いにすれ違いを感じている。コミュニケーションがうまくいかなかった気まずさから早く解放されたくて，最後の「お手をわずらわせちゃって」に対して，反応せずに退室している。 |

## C さまざまな看護場面における人間関係

　看護は，あらゆる年代のあらゆる健康レベルの人々を対象とした営みである。対象がおかれた状況や活用できる理論を理解することは，患者の状態に合わせた看護師のかかわり方を考え，効果的なケアを提供するうえで大切である。ここでは患者の視点から，状況の理解を深め，看護師との人間関係について考えていく。

## ① クリティカルな状況の患者を支える人間関係

### 1 クリティカルな状況の患者の体験と特徴

**クリティカルな状況とは**　クリティカルな状況とは，重篤な疾患や外傷，身体侵襲の大きい手術などによって生命の危機に直面している事態であり，救命救急センターに搬送された患者や，手術直後の周手術期にある患者，さらには病状が重篤でICU（集中治療室）やCCU（心臓疾患集中治療室）などで集中管理を要する患者などの状況である。このような場面で展開される医療は，**クリティカルケア** critical care とよばれている。

**患者の体験と特徴**　クリティカルな状況にある患者は，たえがたい痛みや，呼吸困難，激しい嘔吐や下痢，痙攣，高熱，麻痺，意識消失，出血など，身体的に過酷な状況下にあり，検査や医療処置が次々に行われる。患者は自分の身体であるにもかかわらず，自分の力ではもはやどうすることもできず，これからなにがおこるのかの見通しもたたない事態におかれる。気持ちは動揺し，なんとか落ち着きを取り戻そうと努力するもののむずかしく，強い恐怖や不安が続くことになる。

　精神的な脅威は，人の行動や反応にさまざまな影響を及ぼす。強い恐怖によって，周囲のあらゆるものに対して警戒心が生まれ，緊張が続き，極端な防衛や認知的な混乱が引きおこされる。いつもならとれる行動がとれなくなり，不安発作，意識の混濁，幻覚・妄想，うつ状態，せん妄，不眠，自殺念慮などの精神症状を呈することも多くある。

　さらに，恐怖や不安で気持ちが占有されている状況下では，情報処理の過程にも変化が生じる。情動状態を解消するためにエネルギーが使われる結果，ふだんならふつうに受けとめられる情報が受けとめられない状況になる。この結果，ものごとや状況のとらえ方が狭まったり，かたよった見方になってしまう。また，非合理的な意味づけや行動をとることがある。

## 2 クリティカルな状況を理解するための理論

### ● 危機状態

**危機状態とは** ▶ キャプラン Caplan, G. は，危機状態を「人生の重要目標が達成されるのを妨げられる事態に直面したとき，習慣的な課題解決方法をまず初めに用いてその事態を解決しようとするが，それでも克服できない結果発生する状態である」と定義し，「危機状態になると，混乱と動揺の時期がしばらく続き，その間，打開するためのさまざまな試みがなされる。しかし，結果的にはある順応が，その人自身やまわりの人にとって最もよい結果をもたらすか，またはそうでないかもしれない結果で形成される」と述べている[1]。

**危機状態の特徴** ▶ 図 10-3 は，危機状態を引きおこす事態の発生（難問発生状況）から，どのように事態が変化するのかを示したものである。危機状態の特徴として，①不安の増大，状況認知および行動の制約，混乱，②新しい対処方法を求める要求，動機の増大，③すでにもっていた自己の対処方法が使えなくなる，④1〜6 週間しか続かないという 4 点をあげている。

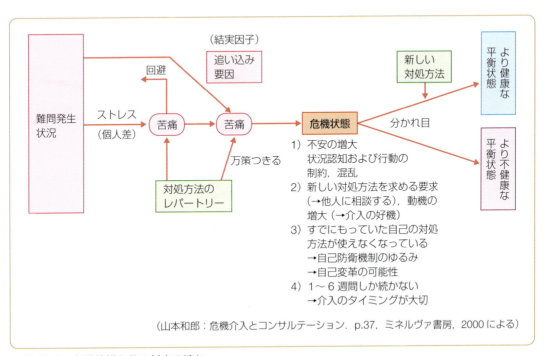

▶ 図 10-3 危機状態とその対応の流れ

---

1) 山本和郎：危機介入とコンサルテーション．p.36, ミネルヴァ書房，2000.

## 危機モデル

**看護介入の視点** ▶ このような状態は，人にとって危機的な場面であるが，同時に新しい対処方法を求める学習や成長の機会として機能することもある。また，危機状態は，不安定であるがゆえに他者からの援助を受け入れやすい状況であり，影響を受けやすい状況でもある。危機モデルは，危機状態におかれた人の経過が模式的に示されたものである。危機状態にある対象についての理解をたすけ，看護介入の視点を明確にしてくれる。

**看護場面への活用** ▶ 看護場面で活用されている危機モデルには，フィンク Fink, S. L. の障害受容危機モデル，アギュララ Aguilera, D. C. の問題解決型危機モデル，ドゥリン Dlin, B. M. の心臓術後の危機モデルなどがある（▶表10-2）。それぞれのモデルの背景をよく理解して活用することで，患者のおかれた状況の理解に役だつ。

▶表10-2 危機モデルとその特徴

| 危機モデル | 危機プロセス | 特徴 |
|---|---|---|
| キャプラン | 緊張のうちの発生→緊張の高まり→急性の抑うつ→破綻や病的パターンの発生 | ●危機状況から精神障害へのプロセス<br>●5～6週間でなんらかの結末を迎える |
| フィンク | 衝撃→防衛的退行→承認→適応 | ●マズローの動機づけ理論に基づく<br>●危機から適応へ焦点をあてる<br>●脊髄損傷患者を対象とした研究 |
| ションツ | 最初の衝撃→現実認知→防衛的退行→承認→適応 | ●フィンクのモデルに類似<br>●危機状態のプロセス<br>●乗りこえがたい障害との直面 |
| コーン | ショック→回復への期待→悲嘆→防衛→適応 | ●突然の身体障害を受けた患者<br>●障害受容にいたるプロセス |
| アギュララとメズィック | 均衡状態→不均衡状態→均衡回復へのニード→バランス保持要因の有無→危機回避あるいは危機 | ●系統的な問題解決過程の適用<br>●危機あるいは危機回避にいたる過程<br>●バランス保持要因の重要性 |
| ゴーラン | 危険なできごと→脆弱な状態→危機を促進する要因→危機が顕在化する状態→再統合または危機の解決 | ●危機にいたる過程に重点をおく<br>●均衡状態を失った状態から再び均衡を取り戻す過程 |
| クリンガー | 回復への強い努力→欲求不満・自暴自棄・攻撃性→不適応（悲観的・無感動・抑うつ）→心理的回復→適応 | ●コミットメントの機能低下，喪失<br>●大きな人生上の危機的できごと |
| ドゥリン | ショック→自己防衛の毀損→前共同生活的→共同生活的→共同生活的合一の決心→病前人格への復帰 | ●心臓手術後の心理的プロセス |
| フレデリックとガリソン | 衝撃の段階→英雄的な段階→幸福の段階→幻滅の段階→再建，再結成の段階 | ●偶発的な危機のプロセス<br>●人身災害に対する反応 |
| 山勢 | 受動的対処→情動中心対処→問題中心対処→適応 | ●個人のコーピングに焦点をあてる<br>●救命救急センターに入院した患者が対象 |
| 岩坪 | ショック→混乱→義肢への期待→苦悩→再適応への努力→適応 | ●障害受容にいたるプロセス |

（山勢博彰編：救急・重症患者と家族のための心のケア．p.39，メディカ出版，2010による，一部改変）

## 3 クリティカルな状況下の患者と看護師とのかかわり

　緊急性の高いクリティカルな状況で医療者に求められることは，迅速で正確な判断と治療である。医療者の注意は，生命体としての患者の身体に向けられている。患者の命を救うために，「いまこの場」に焦点がしぼられる。

　一方，患者の側はどうだろうか。自分から身体だけを切り離して，そこに存在することができるだろうか。人間は，どのような状況にあっても身体的・心理的・社会的に統合された存在であり，クリティカルな状況下にある患者は，これらすべての面に苦痛を負った状態におかれる。看護師は，患者の身体のみではなく，患者のかかえた不安や恐怖，患者を取り巻く家族や社会にも目を向け，患者の尊厳をまもり，生きる意欲を支えつづける役割がある。

### ● コントロール感を再構成するためのかかわり

　クリティカルな状況におかれた患者は，自分自身の身体のコントロールを失った状態に陥っている。一般にコントロールできないできごとは，人間にとってストレスとなるが，とくにそれが自分の身体となれば，患者の受けるストレスの大きさははかりしれない。

　しかし，どのような状況でも，看護師のかかわりによって患者の中に新たなコントロール感をつなぐことができる。それはこれまで患者がコントロールできたものとは違う視点からのコントロールである。たとえば，「自分で動くことができない」状況であっても，視点をかえれば「看護師を呼べば動くことができる」という見方へと変化する。「これしか食べられない」という状況であっても，「これなら食べられる」という見方へと変化する。このようにしてつないだコントロール感は，患者がいまのつらい状況をたえぬき，未来の希望をもちつづけるために大きな資源となる。

### ● 予測可能性を導くためのかかわり

　クリティカルな状況では，患者は予測のつかないことを多く経験する。人間は，予測できないできごとに対してもストレスを感じる。そこで看護師は患者に事態を説明し，患者の不安を取り除くことが求められる。しかし，ここではコミュニケーションの方法をよく考えて選択することが必要である。緊急な状況下での患者の情報処理の過程について説明してきたように，患者は恐怖や不安で心を奪われており，その他の情報をうまく処理することができなくなっている。したがって，細かな状況や今後の見通しを説明することは，かえって混乱を深めることになる。

### ● クリティカルな状況下でのコミュニケーションの特徴

　看護師は，患者とかかわるにあたって，複数のコミュニケーションのチャネ

ルを活用できる。たとえば，非言語的なチャネルとしては，患者との距離の操作やタッチング，声のトーンや環境の整備などである。患者に近づいている点では，検査や治療のための行為も同じにみえるかも知れない。しかし，処置のために皮膚に触れることと，その人のために身体に触れることや，意識レベル確認のために呼びかけることと，その人のために名前を呼ぶこととは，患者の側からはまったく違ったはたらきかけとして受けとめられる。

### ● 信頼関係構築につながる環境整備

　身体が露出された状態や，脱がされた下着が無造作に置かれている状況は，患者の側からは気になるものである。また，いまにも吐きそうなのに，近くに袋やガーグルベースンがなかったり，鼻水や口のまわりが気になってふきたいのにティッシュペーパーが届かなかったりする状況は，患者には不安で不快な状況である。こうした部分に配慮して環境を整えるという看護師の行動は，「あなたを大切に思っています」という非言語的メッセージを届けており，患者との信頼関係構築にあたって重要である。

## 4 看護師のかかわりの実際

**事例から考える▶** クリティカルな状況にある患者と看護師とのかかわりの実際について，1つの事例を通して考えていく。

> **事例①　救急搬送されたAさんに安心感を与えた看護師のかかわり**
>
> 　私は43歳になるが，これまであまり病気らしい病気を経験したことがなかった。この会社での勤務も20年をこえ，仕事量も増え，責任も大きくなってきた。最近，新しいプロジェクトをまかされ，とてもやりがいを感じる一方で，オーバーワークぎみであることも自覚していた。その日，取引先との打ち合わせを終えて，タクシーに乗り込もうとした瞬間に，火箸で胸を突かれるような激烈な痛みにおそわれた。冷や汗がからだ中から吹き出し，胸を押さえてその場に倒れ込んだ。急性心筋梗塞だった。救急車に乗せられ，薄れゆく意識の中で，中学生と高校生の子どもの顔，朝送り出してくれた妻の顔が浮かんだ。
>
> 　気がつくと，機械に囲まれた処置室のかたいベッドの上で，医療者に取り囲まれていた。「Aさん，わかりますか」「Aさん，聞こえますか」という声が聞こえていたが，うまく応答することはできなかった。医師や看護師の殺気だった声と動き，次々に腕や足に刺される針の感覚を感じていた。起き上がろうと思ったが，自分ではからだを動かすことができなかった。ただならぬ事態にあることを感じ，このまま死ぬのかもしれないという強い恐怖感と焦燥感とにおそわれていた。
>
> 　次の瞬間，誰かが私のからだの側面にぴたりと立ち，私の右手を両手でやさしく包みこみ，「Aさん，びっくりされましたね。よくがんばりましたね。もうだいじょうぶですよ，ここはB病院の救命救急センターです。わかります

か?」と声をかけてきた。ゆっくりうなずくと,続けて,「私たちが全力で治療をしますので,安心して,おまかせください」と言う声が聞こえてきた。緊張していた力がいっぺんに抜けるのを感じた。

　検査の結果,緊急手術を受けることとなったが,さきほどのあたたかな言葉が心を支え,恐怖や焦燥感はなくなり,むしろここで手術をしてもらえばだいじょうぶという確信が頭に浮かんでいた。

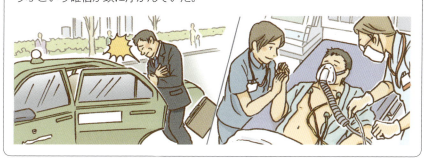

### ● 患者のコントロール感をつないだかかわり

　救急搬送された A さんは,恐怖感と焦燥感をかかえながらも,医療者の処置を受け入れるしかなかった。しかし,看護師の「私たちが全力で治療をしますので,安心して,おまかせください」という言葉によって,緊張は解消し,安心感へと変化している。この看護師の言葉が,患者の中に新たなコントロール感をつくり出した。「治療やケアを医療者にみずから委託した」というコントロール感を得たことによって,「治療を受けることしかできない」という消極的な気持ちから,「医療者から治療を受けることができる」という積極的な方向へと変化をもたらしている。

### ● 患者に安心を与えるかかわり

　A さんは,自分がどうなっているのか,これからどうなるのかについて,まったく予測できず,恐怖と焦燥感の中にいた。しかし,看護師の「私のからだの側面にぴたりと立ち,右手を両手でやさしく包みこんだ」というタッチングと,「安心して,おまかせください」という言葉は,A さんに大きな安心感を与え,いましか見えなかった A さんの視界に,「これから」という未来の時間を加えることへとつながった。

　クリティカルな状況下では,今後についての詳細で具体的な説明を提供し,理解を求めることはむずかしい。しかし,過去と未来から分断され,いまという時間のなかで恐怖に立ちすくんでいた A さんの気持ちを,ほんのわずかではあるが未来につなげられたことは,意味あることであっただろう。緊急手術を受けることになった A さんの,「むしろここで手術をしてもらえばだいじょうぶという確信が頭に浮かんでいた」という前向きで落ち着いた言葉がそれを

示している。

# ② 慢性疾患をかかえて生きる患者を支える人間関係

## 1 慢性疾患をかかえて生きる患者の体験と特徴

**慢性疾患とは▶** 徐々に発症し，治癒にも長期間を要する疾患は，**慢性疾患**とよばれている。糖尿病や，脳血管疾患，心筋梗塞などの生活習慣病は慢性疾患の代表である。このほかに，遺伝性の疾患や白血病なども含まれる。ここでは，わが国の慢性疾患の多くの占める生活習慣病に焦点をあてて考えてみたい。

### ●慢性疾患とともに歩むということ

生活習慣病の患者は，初期の段階では自覚症状に乏しく，発見が遅れたり，服薬や生活調整の指示をまもらないことも多くある。この時期は，治療を受けなくても，それまでとかわらない生活を継続できるし，たとえ治療が必要になってもある程度までは生活調整によって社会生活を維持できる。しかし，身体内部では病状が着実に進行し，ついには重篤な合併症や障害が引きおこされ，その結果，患者の生活の質は著しく低下し，その後の生活においてさまざまな苦難を経験することになる。

このように慢性疾患は，はじめは身体の部分に生じた問題であるが，その影響は部分にはとどまらない。徐々にその人の人生そのもののありように影響し，その人の生き方に変化を及ぼすことになる。それでもなお人は生きつづけなければならないことに，慢性疾患をかかえて生きることの厳しさがある。

### ●行動変容のむずかしさ

生活習慣病は，規則正しい食事・睡眠・運動習慣などによって，発症を予防できる。たとえ発症しても，その後適切にセルフケアをすれば合併症を防ぎ，ある程度よい状態を維持できる場合が多くある。それにもかかわらず，多くの人が発症し，合併症を防げず，苦しい状況に陥っている。このことは，疾病の予防や回復に向けてこれまでの生活習慣を改善したり，改善した行動を継続することが，いかにむずかしいかを物語っている。

日常生活1つひとつの行動は，その人にとって意味をもってかたちづくられている。他人からみて意味がなく思えたり，無謀に感じる行動であっても，本人なりの意味がある。したがって，それを変化させるということは，単に1つの行動をかえるということ以上の意味をもっている。

## 2 慢性疾患をかかえて生きる状況を理解するための理論

### ●自己効力感と自己概念

　人には，比較的一定したその人の行動パターンがある。その背景には，自己概念や自己効力感がある。それらを理解することは，慢性疾患患者の理解を深め，患者の行動変容に向けたはたらきかけのきっかけを見つけることにつながる。

　私たちは皆，「自分とはどのようなものであるか」についての，自分なりの考えがある。これは**自己概念**とよばれ，自分から見た自分であり，それまで生きてきた過去の経験によってかたちづくられている。自己概念には，自分の性格や家族環境，身体的特徴などに加えて，「私は英語ができる」「私は走るのが早い」など能力の評価も含まれる。この能力評価は，**自己効力感**とよばれ，人がどのような行動を選ぶかを左右している。

　ふだんの生活の中では意識しないものの，私たちは日常のあらゆる行動について「自分はできる」という確信をもって暮らしている。たとえば，「歯をみがくことができる」「ご飯を食べることができる」「電車に乗ることができる」などである。そして，そのようなことができる昨日とかわらぬ自分が，明日も存在すること，これからもそうであることを確信している。この確信によって，過去と現在，未来とは結びつけられ，私たちは不安なく夜眠りにつき，安心して朝を迎え，またかわらない今日という日を送ることができている。

　このように，自己概念は私たちが自分らしく生活を営むことの根幹にある。慢性疾患では，症状が出現して徐々に悪化するプロセスにおいて，自己効力感の喪失が生じ，自己概念にも揺らぎが生じる。

### ●9つの喪失

　バラクロー Barraclough, J. は，がん患者の体験する喪失について取り上げている[1]。患者は，①身体的強さと安寧の喪失，②自立の喪失，③役割の喪失，④対人関係の喪失，⑤性的機能の喪失，⑥身体的な統合性の喪失，⑦将来展望の喪失，⑧コントロール感の喪失，⑨精神的な統合性の喪失という9つの喪失を体験している。がん患者や慢性疾患患者では，病状悪化や合併症の出現によって，身体機能の低下が生じやすい。「歩くことができない」「食べることができない」「入浴することができない」といった日常生活動作に関連する自己効力感の喪失は，行動に影響があらわれるため理解しやすい要素である。しかし，身体機能の低下はそれだけにとどまらず，自分をかたちづくっている重要な側

---

1) Barraclough, J.：*Cancer and emotion : A practical guide to psycho-oncology, 3rd ed.* pp.37-39, Wiley, 1999.

面の喪失へと及ぶ。この点は，慢性疾患患者の看護をしていくうえで重要であるものの，直接見ることができない要素であるために，看護師がそれを理解することは非常にむずかしい。

## 3 慢性疾患をかかえて生きる患者と看護師のかかわり

### ● 患者の世界を理解しようとする姿勢

人間は，行動する主体である本人が意思をもたなければ，たとえ指一本たりとも動かすことはできない。慢性疾患の改善のためには，患者自身が病に向き合い，行動をかえる意思をもたなければ変化はおこらない。患者が病気に向き合い，折り合いをつけていくために看護師がなすべきことは，患者に行動を強制することではなく，患者の世界を共有し，共感することである。患者をどうやって病院に来させるか，指示をまもらせるかという医療者を起点とした発想ではなく，患者がなぜ病院に来られなかったのか，なぜ食事制限をまもれなかったのか，という患者を主体とした世界を理解することが必要である。

### ● 患者に病気と向かい合う力をもたらすかかわり

慢性疾患とともに生きる患者への看護支援は，患者が疾病と共存して少しでも長く，よい状態を維持するための方向づけを行うことである。そのためには，患者自身が変化した自分の身体や役割を受け入れる必要がある。それができてはじめて，みずからの意思で次の行動へと向かうことができる。

#### ● 患者の尊厳をまもる

それをかなえるためには，喪失体験によって失った自分への自信を取り戻す支援が必要となる。看護師が行うべきことは，その人に関係するいかなるものが変化したとしても，その人のもつ尊厳はまったく揺らぐことがないという確信を看護師自身がもちつづけ，患者とかかわることである。動けなくなり，人の手を借りなければ生きられない現実を受け入れることは，誰にとってもとてもつらいことである。患者は，役にたたなくなった自分，家族に迷惑をかける自分，いないほうがいい自分を感じ，自分の存在そのものがあやうい状態になる。しかし，看護師の患者の尊厳への揺らがない態度は，言葉の端々やケアに反映され，患者自身が存在してよいことを言語的・非言語的メッセージとして伝えつづけることにつながる。

#### ● 患者の未来への希望をつくり出す

慢性疾患による身体の機能の喪失や低下という現実は，誰にもかえることはできない。しかし，ものごとには多様な見方があり，見方を転換することで異なる受けとめ方が生まれる可能性がある。看護師は，患者との日々のかかわりにおいて，どこにその可能性があるかを考えながら，機会をとらえてはたらきかけることで，患者の自信を失った役割や，未来への希望や自立をつくり出す

ことができる。最も変化がおこりやすいのは、患者の自己概念が不安定なときである。看護師は、患者の不安や怒り、不満が大きいときにこそ、変化の機会であることを理解し、患者の感情に巻き込まれず、その機会をとらえることが必要である。

### ●患者の世界に寄り添う言葉

さまざまな指示やアドバイスに対する患者の受けとめ方は、看護師の表現ひとつで違いが生じる。継続して受診行動をとってほしいという意図であっても、「なぜ病院にきちんと通わないのですか？」という問いには、強い非難の意味が含まれ、患者は苦しい言いわけをせざるをえなくなる。一方、「きちんと病院に通ってください」という言葉は、患者をせめるニュアンスはないものの、患者は「はい」と応答するしかない。

看護師にとって必要なのは、患者をせめることや、さとすことではない。患者の思いをくみ、「お仕事をとても大切にされているのですね」「重責を担っておられるのですね」という言葉を伝えると、患者にはどのような気持ちが生じるだろうか。患者は医療者への言いわけのためではなく、自分自身のために、自分にとっての仕事や病気の意味を考えるきっかけとなるだろう。

### ●患者が他者のケアを受け入れることへの支援

慢性疾患は徐々に進行し、ある一定の段階を境に、身体症状や合併症が出現し、やがて他者のケアを受け入れなければならない状況へと変化する。たとえば、慢性腎臓病であれば、腎臓の機能が正常の3分の1程度に低下するステージ4をこえると、倦怠感や疲労感、浮腫や高血圧が出現し、動くことがままならなくなる。このような状況になると、患者は入院中のみではなく、退院後の生活においても、他者のケアを受けなければならなくなる。誰もが自分でなしたいと願い、他者にはゆだねたくないと感じる排泄や入浴といった日常生活動作について、他者の手を自分の手のように受け入れることは容易なことではない。その責任をはじめて委託されるのが看護師である。

長い療養生活において、患者が自分の身体ケアを他者の手にゆだねる意思をもつためには、最初に看護師によって提供されるケアがどのようなものであるかが重要である。患者の願いにこたえるための技術は、単なる技術ではなく、人としての最も大切な尊厳をまもるケア技術である。

## 4 看護師のかかわりの実際

**事例から考える▶** 慢性疾患をかかえて生きる患者と看護師とのかかわりの実際について、1つの事例を通して考えていく。

> **事例②-1　Bさんの病気のはじまりからゆるやかに進行するプロセス**
>
> 　私は，35歳のときに職場の健康診断で血糖値が高いことを指摘された。それ以来，毎年同じ指摘が繰り返されていたが，当時は糖尿病について，尿に糖が出る病気というくらいの認識しかもっていなかった。
>
> 　年齢とともに，仕事量も責任も増し，接待のために，夜間飲酒をする回数も増えた。若いときには 65 kg だった体重が，40 歳で 75 kg，50 歳のときには 83 kg になっていた。45 歳の健康診断で，空腹時血糖値が 160 mg/dL，グリコヘモグロビン（HbA1c）が 14% となり，受診するように指示があった。それでも，自分としてはあまり治療が必要だという気持ちにはならなかったが，家族のすすめもあって一度は受診した。食事と運動についての指示を受け，経口薬も処方された。薬がある間は飲んだが，再診のために平日に休みをとることがむずかしく，気になりながらもそのままにしてしまった。そのうちまるでなにもなかったかのように，いつもの暮らしに戻ってしまった。
>
> 　あるときから無性にのどが渇くようになってきた。それまではなんでもなかった仕事が，1つ終わるたびにため息をつくほど疲れを感じるようになった。ときおり，左手や左足にしびれを感じるようになっていた。妻からは，「病院に行ったほうがいいわよ」と何度も言われていたが，会社を休むほどに動けないわけではなかった。むしろ自分が休むことで会議を延期して，部下たちに迷惑をかけることのほうが気になった。
>
>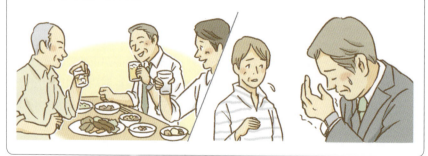

## ● 患者の世界を理解しようとする姿勢

　慢性疾患の多くは，初期段階では自覚症状も少なく，生活に支障が及ぶことも少ない。Bさんにとってこの段階で自分に生じた健康問題は，ささいなことであった。治療を拒否しているわけではなく，家族の要請により受診し，薬がある間は服薬もしている。しかし，「再診のため平日休みをとることがむずかしかった」という言葉から，この段階ではBさんにとって自分の病気の問題は，仕事の優先度をこえるものではなかったと読みとれる。仕事の優先度は，自覚症状が出てきた段階でもかわることはなく，症状があってもなお，会議を延期することによる周囲への迷惑について述べている。

　Bさんの自己概念においては，仕事をしている自分の比重が非常に大きい。

健康に焦点をあててかかわっている看護師や医師は，健康問題を最優先事項と考えるが，人それぞれに大切にしている価値観があり，それに基づいた自己概念や行動がある。患者の気持ちに寄り添うためには，看護師がまずこの点を理解し，患者の大切にしている世界をともに大切に考える姿勢が必要である。

> **事例②-2** Bさんの合併症を発症し，病と向き合うまでのプロセス
>
> 　ある日，会社で会議中に急にろれつがまわらなくなり救急搬送され，脳梗塞と診断された。到着時には左半身に強い麻痺が出現し，自力では立てない状況だった。左半身に力が入らず，自分のからだなのに，まるで自分のものではないように感じた。尿道には管が入れられ，おむつをあてられていた。よだれかけをかけられ，スプーンですくって食事を口に入れられなければ食べることもできない自分がみじめだった。
>
> 　毎日，毎日，先の見えないリハビリテーションを強制された。行きたくなくても，時間が来ると車椅子に乗せられ，抵抗することさえできない。からだが思うように動かないことや，動かすと強い痛みがおそってくることはひどく苦痛だった。しかしもっと苦痛だったことは，まるで子どもをほめるように，平行棒で1m進むたびに「がんばってますね。じょうずですね」とおおぜいの人がいる前で若い看護師に声をかけられることだった。ふつうの人間はみんな誰でも歩けるし，逆にそんなことをほめられる自分はまるでなんの能力もない人間であることを前提にされているように感じた。
>
> 　脳梗塞の原因は，糖尿病によるものだと説明を受けて愕然とした。誰のせいでもない，まぎれもない自分のせいだった。妻はそんな私をせめず，朝から夜まで付き添って，かいがいしく世話をしてくれた。みじめで，みじめで，いっそ死ねたらいいのにとばかり思っていた。しかし，階段を自分で昇ることもできなくなった自分には，もはや死ぬ手段さえ見つけることができなかった。
>
>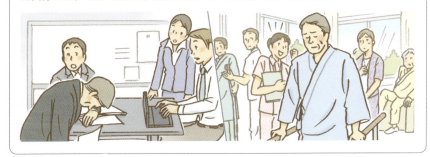

## ●患者の世界を理解しようとする姿勢

　Bさんは，重大な事態にいたって，はじめて自分の病気と直面している。脳梗塞による麻痺によって，それまでできていた日常生活動作ができなくなることで，さまざまな自己効力感を喪失している。「自分のからだなのにまるで自

分のものではないように感じた」「尿道には管が入れられ，おむつをあてられていた」「スプーンですくって食事を口に入れられなければ食べることもできない自分がみじめだった」などの語りがそれを示している。その背後には，本当の自分は，自分で立つことができ，排泄することができ，食べることができるはずなのにという気持ちがある。本当の自分と，いまある自分との間に大きな隔たりが生じている状況にある。さらには，身体機能の喪失によって自分で死を選ぶことさえできなくなったという表現で，それまで自分がもっていたはずの人としての自立を喪失したことが示されている。まずはBさんの思いを理解し，Bさんのおかれている世界に看護師も身をおいて考えてみることが必要である。

### ● 患者の尊厳をまもるかかわりと，尊厳をそこなう危険

患者は，昨日の自分とかわらぬ今日の自分があるはずだった状況が断絶することで，病気と直面してさまざまな喪失を体験し，自己概念が揺らいだ状況におかれる。できなくなった自分をつきつけられる状況は，患者にとって非常につらく苦しい時間である。しかし，この自己概念の動揺は，変化を引きおこす契機ともなる。逆に，患者の自己概念への配慮を欠いた看護師の不用意な言葉かけは，患者の自尊心を傷つけ，自己概念を一層不安なものにする危険な時期でもある。リハビリテーションでの体験について，「ふつうの人間はみんな誰でも歩けるし，逆にそんなことをほめられる自分はまるでなんの能力もない人間であることを前提にされているように感じた」という語りは，看護師の対応が望ましいものでなかったことを示している。

#### 事例②-3 Bさんが病と折り合いをつけるまでのプロセス

　リハビリテーションのあと，あまりのみじめさに病室で1人ふさぎ込んでいた。検温にきた看護師に，「Bさん，奥様が泣いておられましたけれども，なにかありましたか？」と聞かれて驚いた。さっきまでニコニコして，うるさいくらいにしゃべって，いましがた帰った妻だった。人がこんなにつらい思いをしているのに，とさえ思っていた。自分のつらい思いばかりにとらわれていた自分が恥ずかしかった。リハビリテーション室で「じょうずですね」と言われたときの悔しさと屈辱感を，妻に話してはいなかった。しかし，妻も同じ思いでいてくれたことを知り，それがなによりうれしかった。

　ふと，自分はなにかこれまで1つでも妻が喜ぶことをしてきただろうかと考えた。この日を境に気持ちがかわった。自分にできることをして，お世話になった人によいことを1つでもしてから人生を終えようと思った。つらいリハビリテーションにも前向きに取り組み，その効果があり，1年後には社会復帰を果たした。もちろん管理職に戻れるわけではないが，それでも自分の居場所があることはありがたかった。退院してからは食事や運動に気をつけ，なるべく無理はしないよ

うに心がけている。

　ふり返ってみると，管理職として，会社の命運を背負って仕事をしていたころは，とてもやりがいもあったし，それを担う能力もあると自負していた。しかし，自分の地位や役職をまもるために，いつも人よりも上に上に，前に前にという気持ちで走りつづけていなければならなかった。その分，ストレスをため込み，周囲が見えなくなっていたのだと反省もしている。

　長年の血糖コントロールがわるかったことがたたって，からだ中の血管がダメージを受けているそうだ。あちこちに合併症が出てきている。腎臓の機能は悪化しており，遠からず透析（とうせき）が必要になるといわれている。糖尿病網膜症のため，視力もかなり低下している。こんなにガタガタでも自分のからだだから，これまでがんばってくれた分，できるだけ大切にして生きられるようにと思って毎日をていねいに生きている。

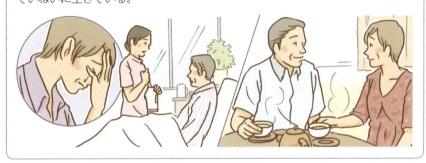

● 患者の世界の見方の転換を導くかかわり

　死ぬことさえできない自分についてなげいていたBさんは，妻の思いを知ったことがきっかけとなり，大きく視点が転換している。看護師の声かけはごく自然で偶然のようにみえるが，意図的になされたものであった。Bさんがかわりたいと願っているときに，ときにかなったフィードバックがなされ，夫としての役割を取り戻すためのはたらきかけとなっている。

　左半身が麻痺している現実はかわっていないし，もとの仕事に戻れるわけでもない。それでもBさんはこの視点の転換によって，これまでとは異なるかたちの未来に目標や希望をみつけ出していることがわかる。この場面こそが患者の自己概念が再構築された場面であり，ここからBさんは新たな希望をもった人生を生きられることになる。健康障害によって患者のもつ世界そのものが激変し，いったんは混乱し，とまってしまっていた時計が，新たな力を得て動き出す瞬間である。このように看護師のかかわりは，患者の自己概念の再構築に寄与できる大きな可能性を秘めている。

## ③ 死に向かう患者を支える人間関係

### 1 死に向かう患者の体験と特徴

**終末期とは**　終末期はターミナル期ともよばれ，一般に病気が治る可能性がなく，数週間から半年程度で死を迎えるだろうと予測される時期をさしている。終末期の患者には，**緩和ケア**が行われることが多い。緩和ケアは，痛みなどの身体的苦痛，精神的苦痛，社会的苦痛，スピリチュアルな苦痛を早期に発見し，的確なアセスメントや対処（治療・処置）を行うことにより，それらの苦痛を予防し，やわらげることで，QOL を改善するアプローチである。

**生死の場の変化**　私たちは皆，いつか死を迎えるにもかかわらず，日常の生活の中で，死を意識することはほとんどない。生死の問題は，人類にとって自然の営みの中の一部分であり，身近にあるできごとであった。わが国でも，昭和 20 年代には 9 割以上の人が自宅で生まれ，約 8 割の人が自宅で看取られていた。しかし，近代化に伴い，こうした営みの場は施設へと移りかわり，現在では自宅での出産は 0.1％，自宅で死を迎える人は約 1 割であり，日常の生活の中で生死を自分の問題として実感することが少なくなった。

医療の場では，生や死は日常的なことであり，避けて通ることはできない。そして人々は，疾病への罹患や，慢性疾患の悪化，けがなどによって患者になったとき，自分の死というものに向き合わなければならない状況になる。

**死の恐怖**　まるで他人事のようにしか思っていなかった死が，自分につきつけられるとき，多くの人はその事実の前に狼狽し，怒りや無念さで心が乱れる。終末期の患者の最も大きな恐怖は，死である。死の恐怖には，肉体的苦痛への恐怖，屈辱への恐怖，目標が果たされなくなることへの恐怖，存在を失うことへの恐怖，遺族の悲しみへの恐怖，さらには孤独への恐怖などがある。澤田は「人間が死を恐怖するのは，『死ぬ』という事実そのものによるのではなく，死によって自分がいままで結び，その中で安住してきたあらゆる関係が断絶してしまうことによるのである」と述べている[1]。

### 2 死に向かう状況を理解するための理論

#### ● キューブラー＝ロスの死の受容過程[2]

精神科医のキューブラー＝ロス Kübler-Ross, E. は，死にゆく人の心理プロセスを明らかにし，5 つの段階に分類した（▶図 10-4）。この段階がすべての人に

---

1) 澤田愛子：末期医療からみたいのち——死と希望の人間学．p.31，朱鷺書房，1996．
2) キューブラー＝ロス，E. 著，川口正吉訳：死ぬ瞬間——死にゆく人々との対話．pp.65-189，読売新聞社，1971．

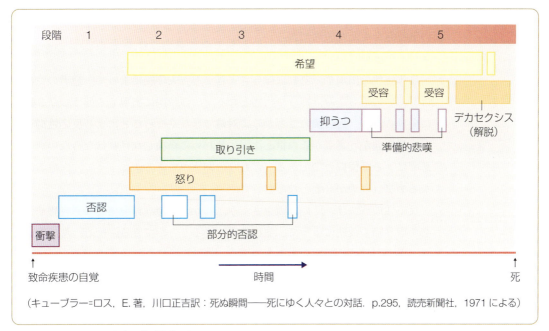

▶図 10-4　死にゆく人の心理プロセス

あてはまるわけではないし，またこの段階どおりに進むということではない。しかし，各段階で示された特徴とケアの方向性は，現代でも終末期患者と看護師とのかかわりを理解するうえで，参考になる点が多い。

### ●第 1 段階：否認

　患者が最初に示す反応である。心がくずれてしまうのを防ぐための防衛機制であり，無意識のはたらきである。この段階では，医療者はそれを無理に解除してはいけない。患者が死や死後について語っているのに突然話題をかえたり矛盾したことを言うときは，現実を直視することが不可能である徴候である。このようなときには，ただちにその話題をやめることが必要である。逆に患者が死について話したいという意思を示したときには，健康状態がまだよく，体力があるときでも，話をする最適のときである。

### ●第 2 段階：怒り

　否認が維持できなくなると，自分が予後不良の疾患であるという現実に直面しなければならなくなる。そこでは，怒り，憤り，羨望，恨みなどの感情がわき上がってくる。怒りは，医師，看護師，家族などあらゆる方向に向けられる。このような感情は，自分の実存をおびやかされる事態に対する恐怖からくる。

　この段階で看護師に求められる行動は，患者の怒りの背景にある原因を理解し，遠ざかるのではなく，むしろ積極的にベッドサイドに行き，患者とかかわることである。それによって患者の怒りの感情は徐々に静まっていく。

### ●第 3 段階：取り引き

　この段階は，「神となんらかの取り引きができれば，もしかすると，この悲

しい不可避のできごとをもう少し先へとのばせるかもしれない」と考える人々の気持ちをくんだ段階である。

● **第4段階：抑うつ**

身体症状の出現や，それに伴うさまざまな喪失体験によって，患者の気持ちはしだいに落ち込み，抑うつ状態となる。この時期に出現する抑うつは2種類に分けられる。目の前のことがらに対処できなくなることによる**反応性抑うつ**と，死に向かう患者がこの世と決別するために経験しなければならない準備的悲嘆による**準備抑うつ**である。どちらの抑うつであるかによって，医療者は異なるアプローチが必要となる。

反応性抑うつは，その原因をさぐり，抑うつに伴う非現実的な罪責感や羞恥心を取り除く援助によって，症状を軽くすることができる。一方，準備抑うつは，患者が愛する周囲の人々との別れる準備をするためのものである。患者が悲しむことを許容することが，気持ちを整理していくたすけになる。準備抑うつの段階で看護師が行うべきことは，患者になにかを伝えることではなく，手を握ったり，髪をなでたり，あるいは黙ってそばに座っていることである。

● **第5段階：受容**

患者が自分の中にあるさまざまな感情をあらわしきれたとき，怒りや抑うつの感情がなくなり，"長い旅の前の最後の休息"のときが訪れる。患者の関心の範囲は縮まり，外界との交流を望まない。もはや家族も医療者も言葉によるコミュニケーションは不要であり，ただ黙って座っていることが患者の望むことである。周囲のすべてのものへの執着がなくなった状態を，**デカセクシス（解脱）**という。

● **希望**

5つの段階と並行して**希望**が継続する。末期がん患者の多くは，どのような状況でもあきらめてはおらず，治療による可能性に希望をもちつづけていた。希望は，たとえそれが現実的でなかったとしても，患者の心を支え，つらさを乗りこえる気力を与えるものとして作用している。

## ● バックマンの死へのプロセス3段階モデル[1]

腫瘍内科医のバックマン Buckman, R. は，死に向かう患者の恐怖や罪悪感といった感情に注目し，患者の行動を予測するために3段階モデルを提案した。このモデルは，わるい知らせを伝えられる患者の心理的反応を理解するためのものである。

● **初期段階：脅威との直面**

はじめて自分の死に直面する段階である。その人独自の激しい反応を示す。

---

1) バックマン，R. 著，恒藤暁監訳：真実を伝える――コミュニケーション技術と精神的援助の指針．pp.30-36，診断と治療社，2000．

- **中期段階：病気の段階**
  自分が死に向かっていることは自覚しつつも，その脅威と共存している段階である。患者は孤独を感じ，抑うつが認められることもある。
- **最終段階：受容**
  自分の死が近いことを受け入れた段階である。

  このモデルでは，死に直面した患者の反応は，その人の人生経験を反映した個別性のある反応としてあらわれること，さまざまな感情は同時に出現し，順番にあらわれるものではないこと，そして希望と絶望とが交互に入れかわることなどが示された。

## 3 死に向かう患者と看護師とのかかわり

### 患者の恐怖をやわらげる身体ケアを通したかかわり

安楽な身体的ケアの提供は，患者にとって身体のみでなく，存在全体をケアするものである。ていねいな身体ケアは，非言語的チャネルを通じて，患者に尊厳をまもることを伝える支援となる。

### 患者の恐怖をやわらげる精神的ケア

終末期には，精神的ケアの必要性が高まるにもかかわらず，治療できることが少なくなるにつれて，医師のみでなく看護師までも患者から遠ざかっていく傾向にある。しかし，看護師が提供すべきものは，治療ではなくケアである。たとえ治療できることがなにもなくなっても，看護師は患者のそばにいることができるはずである。そばにいて苦痛を分け合うこと，それこそがケアである。

### 終末期患者とのかかわりにおいて大切なこと

- **看護師の死生観を育てる**
  死に向かう患者に向き合うことを妨げているものの1つは，看護師の死への恐怖である。看護師自身も生身の人間であり，死の恐怖がある。死とはなんであるのかを学び，考える機会をもつことが，それを乗りこえる1つの方法である。死を考えることは，やがて生を考えることにつながっていることを知ることができるだろう。看護観とともに死生観を育てていくことは，看護師が死にゆく患者の恐怖と向かい合う力をもつために必要なことである。
- **注意して聴く**
  患者は刻々と悪化していく身体状況を感じ，恐怖と不安におののいている。看護師もまた患者の感情に影響を受け，患者と同じような感情をいだきやすい。しかし，終末期の患者の前提は，着実に死に向かっているということである。看護師は専門職として，その事実を受けとめ，患者がやがて迎える死を人生の締めくくりとして最善の場となるように支援するという大きな役割がある。患

者が伝えたいことを冷静に受けとることで，看護師は患者の最後の願いをかなえることができる。

## 4 看護師のかかわりの実際

**事例から考える ▶** 死に向かう患者と看護師とのかかわりの実際について，1つの事例を通して考えていく。

> **事例③ 末期がんのCさんに癒しをもたらした看護師のかかわり**
>
> 　私は，がんと診断され，もはや手術はできないと言われたときから，ある程度の覚悟はしていた。でも，いざ本当に死ななければならないのだと思うと，やっぱり恐怖でふるえてしまう。痛みがひどいときは鎮痛薬がほしいと思うけれど，らくになってしまうと，もはや戻ってこられなくなるのではないかと考えたりもする。痛みは断続的におそってくるし，1日中横になっているのに，背中も，足も，手も，どこにどうすればいいのかわからないくらい重くて，しんどくて，まるであちこちに鉛がつけられているようで身のおきどころがない。しばしば熱が出て，そのたび息苦しくなって，気持ちも落ち込んで，はやくお迎えがくるほうがいいと思う日もある。
>
> 　熱が出ると汗をかくので，看護師さんはそのたび，からだをふいてくれたり，氷枕をかえてくれたり親切にしてくれるけれど，いつも忙しそうだ。手ぎわよく仕事を終えたら，「なにかあったら声をかけてください」と言って，そそくさと行ってしまう。比較的元気で話ができたときは，看護師さんたちはよく話に付き合ってくれたけれど，病状が一進一退を繰り返すようになってからは話しづらいようだ。主人や子どもの面会は，入院生活の唯一の楽しみだけれど，心配をかけたくないので無理にはしゃいで元気にふるまって，あとでどっと疲れてしまう。本当は，これから私はどうなるのか，どういう状態で死ぬのか，それはいつごろなのか，聞きたいことはたくさんある。でも，そんな話に付き合ってくれる人はみつかりそうにない。1人でいるとさびしくなるけれど，一緒にいるともっとさびしくなるのはどういうことだろうか。
>
> 　あの夜，夕方から痛みが強くなり，熱も40℃近くまで上がり，息も苦しく，からだがバラバラになりそうだった。鎮痛薬を打ってもらっても一向にらくにならず，夜中のベッドでのたうちまわりながら，ふとんにもぐって泣いていた。そんなとき，懐中電灯を持って夜の巡視に来た看護師さんが，そっとそばに来て，「つらいですね。こわいですね」と言って，背中をさすりはじめた。ふとんから私を引き出すこともせずに，それ以上なにも聞くこともせず，黙ってずっとさすりつづけてくれた。なにもしゃべらないのに，「思いきり泣いていいですよ。がんばらなくてもいいですよ」と言ってもらっているのを感じた。あんなにつらかった痛みがすっとやわらぎ，いつのまにか眠りについていた。

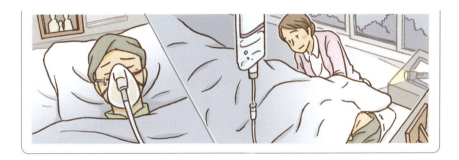

### ●患者の恐怖をやわらげるかかわり

　看護師が提供する身体ケアは，患者の身体のみでなく患者の存在そのものをケアするものとして機能することができる。しかし，Cさんへの身体ケアは，Cさんの身体以外をケアするものではなかった。技術的にはていねいになされている様子が語られているが，「手ぎわよく仕事を終えたら，『なにかあったら声をかけてください』と言って，そそくさと行ってしまう」というCさんの言葉は，このケアの不足を示している。そのとき，Cさんに必要だったのは，「熱が上がったり下がったりでつらいですね」「熱が下がったようですが，少しおからだはらくになりましたか」など，Cさんの苦痛を気づかう言葉であった。

### ●患者に寄り添い，ともに時間を過ごすかかわり

　泣いていたCさんの背中をさすりながら，Cさんに寄り添った看護師のケアによって，孤独は癒されていった。看護師は，死に向かっているCさんの恐怖や不安を恐れることなく，Cさんに向き合いタッチングを通じてその世界を共有しようと努めた。看護師がしっかりと死生観をもつことが，死を目前にした患者の世界に寄り添うことを可能にする。鎮痛薬でもおさまらなかった苦痛が，看護師のかかわりにより軽減している。治療することができなくなった患者にとって，看護師がともにいることは大きな心の支えとなる。

## ④ 人間関係構築がむずかしい患者との関係構築

### 1 子どもと看護師とのかかわり

#### ●病をかかえる子どもとは

　健康問題が生じるのは成人だけではない。生まれたばかりの新生児やよちよち歩きの乳児，元気に走りまわる幼児，勉強や部活，習いごと，友だち付き合いなどで日々忙しく活動している学童期や思春期の子どもにも，災害や不慮の事故，病気はおそいかかり，看護の対象となる。

**子どもの入院** ▶ 自分自身やきょうだいが病気で入院した経験をもつ人は，子どもが入院するということがどういうことか，想像することができるかもしれない。しかし，私たちはふだん生活しているなかで，入院・治療が必要なほど重篤な病気の子どもを身近に感じることはあまり多くはない。病をかかえる子どもとはどのような存在で，どんな生活を送っているのだろうか。安心できる家族と別れ，居ごこちがよい自宅を離れ，治療環境におかれることは，発達段階にある子どもにどのような影響を及ぼすのだろうか。疾患をかかえ医療という非日常の空間におかれた子どもは，大人と同様のコミュニケーションや関係づくりがむずかしい側面をもちあわせている。医療者は病をかかえて生きる子どもとどう向き合っていけばよいのだろうか。

## ● 心もからだも発達途上である存在

患者と信頼関係を確立するためにコミュニケーションが重要なカギを握っていることはいうまでもないが，とくに子どもとのコミュニケーションにおいてはどのような特徴があるだろうか。子どもといってもその対象は幅広く，中学生・高校生ともなれば，そのコミュニケーション方法は成人とほとんどかわらないだろう。ここでは，小学校低学年くらいまでの子どもを想像して考えてみよう。

**言語的能力の発達** ▶ 大人と子どもの最も大きな違いは発達上の違いである。子どもは心もからだも未成熟な状態にあり，それは言語的な発達においても同様である。私たちはふだん，コミュニケーションの手段として，言語に大きなウェイトをおいているが，子どもとのコミュニケーションではそうではない。たとえば，新生児には快と不快の感情しかなく，泣く以外のコミュニケーション方法を知らない。お腹が空く，オムツがぬれるといった不快なことがおきたら泣き，欲求が満たされたら寝る。新生児はその繰り返しである。

言語的能力が未熟な相手に対する養育者の反応は，**非言語的コミュニケーション**が優位となっている。つまり，言葉だけでなく，表情や身ぶり手ぶり，声のトーンなどを駆使して表現することで，相手に感情を伝えている。子どもは，そんな養育者の表現方法をまのあたりにすることで，徐々に喜怒哀楽を表情で，身ぶりで，言語で表現することを学び，成長していく。

学校でいじめに悩んでいる子どもは，学校に行きたくない理由を正直に親に言えず，「おなかが痛いから休みたい」と仮病(けびょう)を使うことがある。そして，そんなことを考えていたら本当におなかが痛くなり，動けなくなることさえある。このように，心が未成熟な子どもは，いやなことや不安なことといった心の問題をじょうずに言語化できずに，からだの問題として表現することがある。

**患児と看護師との かかわり** ▶ 入院している子どもは，非日常的な空間で，ときに親から離れ，病気と一生懸命たたかっている。甘えたい親はそばにおらず，看護師はいつも忙しそうでゆっくり話を聞いてくれない。子どもは小さな心に実に大きなストレスを日々

かかえ込み，ふつふつとわき上がる不安やさびしさをがまんして過ごしている。しかし，だからといって，看護師に「さぁ悩みを打ち明けてごらん」と真正面から構えられて，本音を話す子どもは少ないだろう。

　入院している子どもが「おなかが痛い」と訴えてきたら，あなたはどうするだろうか。診察して身体的な問題がなかったとしても，「だいじょうぶだよ」とすぐにその場を離れず，少し子どものそばに寄り添う時間をつくってみてほしい。その訴えは，「そばにいてほしい」「かまってほしい」「さびしい」などの心の叫びをあらわしているかもしれない。看護師には，こうした訴えを子どもからの重要なメッセージとしてとらえられる感性が求められている。

### ●遊びを通したかかわり

　どんな環境におかれても，子どもにとって，**遊び**は成長に欠かせない重要な要素である。子どもは医療者と遊びを通じてかかわることで，医療者を自分の世界に引き込み，緊張がとけ，リラックスした雰囲気となる。また，遊びは空間と時間を共有し，非言語的コミュニケーションとして手と手が触れるような身体的な接触もある。このような体験を通し，子どもは少しずつ医療者を受け入れ，信頼関係の構築へとつながる。医療者は，子どもと感情を共有しつつ，遊びのあいまにポツリポツリと語られる子どもの本音を聞き逃さないようつねにアンテナをはることで，子どもを知り，関係を築いていくことになる。

### ●医療者は敵か味方か

　医療にとって，患者への**インフォームドコンセント** informed consent は，必要不可欠であり，治療の第一歩である。医療は患者の協力なしではなりたたない。患者は医療者による治療の説明を経て，入院や検査，処置の必要性，治療のために食事や運動など生活の制限があることを理解する。患者が治療を理解し，治療内容に同意することで，はじめて治療に患者の協力が得られ，医療者と患者がお互いに同じ目的に向かって歩みを進めることができる。

**プレパレーション**　子どもへのインフォームドコンセント[1]の場合にも，年齢や理解度に応じた説明がなされるのが通常である。説明の方法は，口頭のほかに，**プレパレーション** preparation とよばれる絵本や紙芝居，ぬいぐるみなどを用いた治療の説明を行ったりする（▶図 10-5）。プレパレーションは，治療の内容を子どもにわかりやすく伝えることで治療に対する心の準備ができ，子どものがんばる力を引き出したり，積極的に治療に向かう姿勢を導く効果もあるといわれている。

---

[1] 子どもへのインフォームドコンセント：小児医療の分野では，親や保護者を対象としたものをインフォームドコンセント，子どもを対象としたものを**インフォームドアセント** informed assent と使い分けることがある。どちらも治療に対する説明と同意を得ることを意味しているが，インフォームドアセントでは，医療者が子どもに理解できるようわかりやすく説明し，その内容について子どもの納得を得ることをさす。

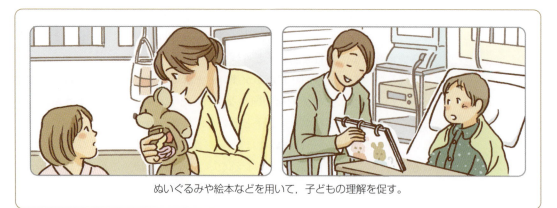
ぬいぐるみや絵本などを用いて、子どもの理解を促す。

▶図10-5 プレパレーションの例

看護師に向ける否定的感情 ▶ 　子どもの発達段階や理解度に合わせた説明がなされ、それによって医療者は子どもの病気をやっつける協力者・味方として子どもに認識されるかというと、そこにはまだ隔たりがあるだろう。入院する必要がある子どもは、学校に行けなくなり、ベッド上での安静をしいられ、注射や点滴などの痛みを伴う処置や、ときには手術によって、身体的にも心理的にも大きな苦痛が生じる。

　いやなこと、痛いこと、つらいことをしいる医療者は、ときとして怒りの対象となり、「敵」となる。とくに看護師は、療養生活を支える存在として、日々子どもと接する頻度が高いため、子どもの怒りの標的となり、否定的感情を向けられやすい。人は怒りの感情を向けられると防衛的になり、あまり相手に近づかず必要以上の接触を避けようとする。子どもに怒りをぶつけられた看護師は、「子どもに嫌われた」と思うと信頼関係の構築をあきらめてしまうことがある。治療過程の中で子どもが看護師に怒りを向けることは特別なことではないこと、関係性に悩んだときは1人で対応せず、看護チームとして対応を検討することを覚えておくとよいだろう。

## ●親との関係性

親への支援 ▶ 　小児看護では、子どもとの関係構築と同等に、親との関係構築が重要となる。病気の子どもをもつ親は、子どもの病状や症状について医療者以上によく観察している。そして、わずかな変化に大きく動揺したり、医療者に説明を求めたりすることもある。その様子は、医療者からみると少々大げさに感じたり、神経質すぎると思うこともあるかもしれない。親は、生まれてからずっと自分の手の中で大切に育ててきた子どもが、病を発症したことで医療という自分の手の届かないところに離れてしまった感覚をもつ。医療を前にして、己の無力さを感じたり、子どもを病気にしてしまった罪悪感をもったりすることもある。看護師は、子どもだけでなく親もケアの対象者としてとらえ、不安に共感し、身体的・精神的健康を支えていく必要がある。

治療方針の代理決定 ▶ 　子どもが自分の受ける医療について十分な理解や判断ができない場合，親は子どもにかわって治療内容を理解し，治療方針を代理決定する責任を負う。とくに，子どもへの告知の場面では，医療者は十分な配慮が必要となる。子どもの年齢や理解度によって，どこまで真実を伝えるか，母親・父親だけでなく，ときには祖父母も参加して，話し合いがなされる。親と子ども，医療者それぞれの考えが異なる場合には，意見のすり合わせや家族間の調整が必要となることもある。このような場面では，看護師は葛藤を生じやすく，家族に対して怒りの感情をもつこともある。しかし，誰の意見が正しいか，という議論ではないことをつねに念頭におく必要がある。看護師には，子どものために最もよい方法はなにかという原点にたち返り，客観的に冷静に場を見きわめる力が求められる。

## 2 精神障害をもつ患者と看護師とのかかわり

### ●精神障害をもつ対象とは

精神障害に対するイメージ ▶ 　あなたは「精神障害者」という言葉にどのようなイメージをもっているだろうか。また，そのイメージはどのようにして形成されたのだろうか。メディアではときおり，精神科通院歴がある人がおこした事件が報道され，社会の注目を集めることがある。報道によって精神障害の特殊性が大きく報じられることで，世間は精神障害に対して，ときに特別な負のイメージをいだくことがある。しかし，そのイメージは必ずしも真実ではない。

精神障害の種類 ▶ 　精神障害とは，一般的に，統合失調症やうつ病がおもな疾患であると考えられているが，医学的に精神障害に分類される疾患はより幅広く，不安障害，双極性障害，摂食障害，強迫性障害，発達障害，不眠症，アルコール依存症，認知症なども含まれ，それぞれの疾患特有の症状がある。看護師として，精神障害について正しい知識を得て接することは，患者自身の尊厳をまもることにつながる。

### ●関係構築をはばむもの

　精神障害をもつ人との関係構築がむずかしい要因はおもに2つあると考えられる。

患者の要因 ▶ 　1つは，患者自身の要因である。精神障害をもつ人の多くは，自己の内面が不安定で，他者からのわずかなはたらきかけで動揺しやすく傷つきやすい側面をもつ。また，自己と他者との境界が不鮮明で，他者との適切な距離感をつかめず，他者に干渉しすぎたり，それが原因で他者からうとまれたり，避けられた経験がある人もいる。精神障害をもつ人は，このような人間関係における失敗体験から自信を喪失し，人とのかかわりに消極的・警戒的になりやすい。

医療者の要因 ▶ 　もう1つは，医療者側の要因である。専門知識をもち，患者を理解し支える

立場である医療者でさえも，自分自身がもつ「精神障害者」のイメージが先行し，精神障害をもつ患者との関係構築に，みずからが壁をつくってしまうことがある。確かに，症状や内服中の薬などが影響して，目線が合いにくかったり，問いかけに対する反応がゆっくりであったりする場合があり，コミュニケーションがとりづらいと感じることもある。また，ときには，その言動が医療者の予測をこえていたり，理解しがたい場合もある。しかし医療者は，精神障害をもつ人が，「精神障害者」である前に，1人の人間としての尊厳をもつ存在であることを忘れてはならない。精神障害は，個人がもつ特性の一部分であり，その人全体ではない。真摯に誠実に対象と向き合うことで，人と人との関係が構築されるという基盤は，精神障害をもっていてもいなくても，なにもかわらない。

## ● 現実と異なる現象をとらえていることへの対応

私たちは，ふだん対面でコミュニケーションをとる際，自分が見えているもの，聞こえていることがまさに真実であり，相手も自分と同じ世界を共有していると信じて疑わないだろう。しかし，目の前にいる相手が，自分とは違うものを見ていたり，聞いていたり，自分とは異なる現象をとらえていたらどうなるだろうか。医療者の多くは，精神障害をもつ患者とのコミュニケーションをむずかしいと感じている。それは，患者が幻覚や妄想といった精神症状を有するために，しばしば医療者のいる現実世界と患者がとらえている世界が共有できず，コミュニケーションの調子が合わないという違和感をおぼえるからである。

**幻覚・妄想** ▶ **幻覚**は感覚・知覚の障害，**妄想**は思考・判断の障害である。幻覚や妄想は，一般的には統合失調症の症状として認識されているが，同様の症状は，躁うつ病，認知症，脳炎，膠原病などほかの疾患でもおこりうる。

たとえば，認知症の患者が財布の置き場所を忘れただけなのに「誰かに財布を盗まれた」と騒いだり，統合失調症の患者が「鍵穴からずっと監視されている」と被害妄想を訴えたりすることがある。事実と異なる訴えをしている場合，医療者はつい「それは違いますよ」と言葉で否定しがちである。しかし，患者にとってそれはなんの援助にもならない。なぜなら，現実世界での真実がどうであれ，患者にとってそれは事実であり，いままさに直面している困りごとだからである。医療者に言葉で否定されると，患者は相談したのになにもわかってくれないと自分を否定された気持ちになり，医療者に心を閉ざしてしまう。

医療者は，まず患者の訴えを受け入れ，患者の恐怖心や不安感を軽減し，落ち着きを取り戻せるようにかかわることが必要である。そのために，一緒に財布をさがしたり，鍵穴をガムテープでふさいだりすることで，気持ちが落ち着くこともある。大切なことは，患者の言動の真偽を明らかにすることではなく，患者がそのときそのように感じていることを事実と受けとめ，その不安に寄り

添うことである。

### ●転移と逆転移

精神的な問題をかかえる患者が，医療者とともに問題解決に向かって取り組んでいく段階でおこりやすい問題として，フロイトが提唱した精神分析学的概念の**転移**と**逆転移**がある（▶113ページ）。これは，患者が幼少期の重要他者（おもに養育者）に対していだいていた感情的態度を，医療者に向けてくる現象をいう。たとえば，自分を受け入れ，話を聞いてくれる看護師に対して，やさしく包容力のあった母親像を重ね合わせて過度に甘えたり依存的になったり，管理的で厳しい看護師に対して，権威的で苦手であった父親像を投影して反抗的になったりすることである。

**転移▶** 転移には，**陽性転移**と**陰性転移**があり，以下のような特徴がある。
[1] **陽性転移** 甘え，過度の従順，依存，恋愛感情。
[2] **陰性転移** 憎しみ，恨み，反抗，非難，敵意。

**逆転移▶** 一方，逆転移とは，医療者から患者に対する感情的態度である。しばしば看護師にみられる陽性の逆転移として，特定の患者に対し，患者が自分だけに心を許してくれていて，自分だけが患者を救えると思い込み，1人で患者をかかえ込み奮闘することがある。

転移も逆転移も，無意識の中でおこるため，あたかも真実の感情であると思いやすい。看護師は，患者とのかかわりの中で生じる双方の感情について，注意深く冷静に考察する必要がある。客観的な視点を得るために看護チームで情報を共有してケアの方向性を考えていくことや，患者と自分との間におこっている相互作用を評価するために**プロセスレコード**（▶193ページ）を記載することも有用である。

## ゼミナール
### 復習と課題

❶ ある日の日常生活行動をすべて書き出し，そのときその行動をとった理由を考えてみよう。
❷ 対人関係を取り扱った看護理論をグループで読み，要点をまとめてみよう。
❸ ある1日の生活の中で，家族や友人，先生など，誰かと会話を交わした場面を想起し，プロセスレコードを書いてみよう。
❹ ロールプレイを通じて，クリティカルな状況下におかれた患者の気持ちを体験し，その体験を話し合ってみよう。
❺ 慢性疾患患者の闘病記を読み，病気の経過と患者の気持ちの変化をまとめてみよう。
❻ 自分と周囲の関係性について考え，終末期患者が体験する，それらの関係性の喪失について話し合ってみよう。

❼ 子どもが入院することでかかえるストレスについて，成人と比較して考えてみよう。

❽ 精神障害者に対するイメージについて話し合い，自分の中にある偏見や，当事者がかかえる偏見（セルフスティグマ）について考えてみよう。

**参考文献**

1) ウィーデンバック，A. 著，外口玉子・池田明子訳：臨床看護の本質——患者援助の技術．現代社，1984．
2) 上野徳美・久田満編：医療現場のコミュニケーション——医療心理学的アプローチ．あいり出版，2008．
3) 及川郁子監修，村田惠子編：病いと共に生きる子どもの看護（新版小児看護叢書2）．メヂカルフレンド社，2005．
4) オーランド，I. J. 著，稲田八重子訳：看護の探求——ダイナミックな人間関係をもとにした方法．メヂカルフレンド社，1964．
5) 岡崎祐士監修，五味渕隆志・鍋倉あつ子編：全科で知っておきたい——心のケア Q&A．中山書店，2007．
6) キング，I. M. 著，杉森みど里訳：看護の理論化——人間行動の普遍的概念．医学書院，1976．
7) 坂田三允編：心を病む人の看護．中央法規出版，1995．
8) 阪本恵子編：看護実践に活かすプロセスレコード．廣川書店，1987．
9) ジョリー，J. 著，鈴木敦子訳：病める子どもの入院生活と看護．医学書院，1989．
10) 田村由美・池西悦子：看護の教育・実践にいかすリフレクション．南江堂，2014．
11) 東めぐみ：看護リフレクション入門．ライフサポート社，2009．
12) ペプロウ，H. E. 著，稲田八重子ほか訳：ペプロウ 人間関係の看護論．医学書院，1973．
13) 宮本真巳編：援助技法としてのプロセスレコード——自己一致からエンパワメントへ．精神看護出版，2003．

人間関係論

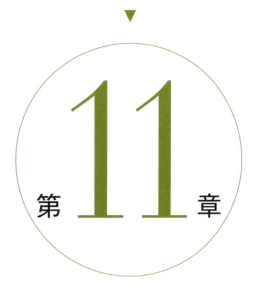
第11章

# 家族を含めた人間関係

**本章で学ぶこと**
- 看護学において家族をどのような視点でとらえるかについて学ぶ。
- 現代社会の家族の特徴と多様性を学ぶ。
- 家族を理解するための理論と支援モデルを学ぶ。
- さまざまな場面における家族への看護について学ぶ。

# A 家族関係論

## ① 家族という存在

**家族とは**　私たちは物心がついたときから，家族に囲まれて生活してきた。人間の子どもは，生理的に未熟な状態で生まれてくるので，養育者からのケアを必要とし，ケアなしには生きることができない。誰もが家族によってはぐくまれ，家族を通して世界を知り，自立してきた。子どもにとって世界のはじまりは家族であり，子どもにとって家族は，自分の世界のすべてである。それだけに，人にとって，家族から受けてきた影響は大きいものがある。

**母子関係の影響**　最初の他者との関係である母子関係は，基本的信頼感をつくり出し，人として社会で生きていくための基盤となる。幼少期に家族の中で築かれてきた母子関係のありようは，人が生涯にわたり他者をどのように認識するかということにも影響している。母親とのあたたかで安心した関係を経験してきた人は，人というものは愛情深く誰にも親切なものという認識を前提に，他者との関係を構築する傾向があるといわれている。

**家族の価値観・文化**　また，それぞれの家庭によってみそ汁の味が違うように，家族には，家族の中で共有されて暗黙の了解となっているさまざまなルールや習慣がある。それら1つひとつに，家族のものの見方や考え方，価値観が反映されている。私たちは，知らず知らずのうちに家族から価値観や文化を引き継ぎ，また次の世代へと継承している。

　個人が家族から受けてきた影響は膨大なものである。しかし，どれもが自分にとっては生まれたときから経験してきた "あたりまえ" のことであり，家族だけの生活の中ではそれに気づくことは少ない。友だちと旅行に行ったときに思いがけない習慣の違いがあることを知ったり，結婚したときに相手と自分のあたりまえが違うことに気づいたりする。このように，家族というものは，誰がそこに存在するかという物理的なことだけではなく，見えないきずなとして個人の中に息づいているものである。

## ② 現代社会の家族の特徴

**世帯の縮小 ▶** わが国の世帯規模は縮小しつづけており，核家族世帯の増加を反映して1世帯あたりの平均世帯人数は 2.25 人となっている(▶表11-1)。この背景には，ライフスタイルの変化により三世代同居の直系制家族が減り，夫婦と未婚の子どものみの夫婦制家族に移行していること，晩婚化や晩産化，結婚しない人が増加傾向にある非婚化などがある。

核家族は，総世帯数の約半数であり，内訳をみると夫婦のみの世帯と，夫婦と未婚の子どものみの世帯がその半数を占めている。ひとり暮らしの単独世帯は 32.9% であり，このうち半数は 65 歳以上である。また 65 歳以上の人のいる世帯は，全体の約半数を占めており，夫婦のみの世帯についてみると，3 割で夫婦いずれかが 65 歳以上に達している[1]。

**家族の多様化 ▶** さらに近年，家族形態の多様化も進み，ひとり親家族，事実婚の家族，再婚者どうしの家族，同性カップルの家族など，多様な家族が存在し，血縁のみによって家族を規定することは困難になりつつある。

▶表 11-1 世帯構造別世帯数と平均世帯人員の年次推移

| 年次 | 総数 | 世帯構造 ||||||| 平均世帯人員 |
|---|---|---|---|---|---|---|---|---|
| | | 単独世帯 | 夫婦のみの世帯 | 夫婦と未婚の子のみの世帯 | ひとり親と未婚の子のみの世帯 | 三世代世帯 | その他の世帯 | |
| (年) | 推計数(単位：千世帯) ||||||| (人) |
| 1986 | 37544 | 6826 | 5401 | 15525 | 1908 | 5757 | 2127 | 3.22 |
| 1992 | 41210 | 8974 | 7071 | 15247 | 1998 | 5390 | 2529 | 2.99 |
| 1998 | 44496 | 10627 | 8781 | 14951 | 2364 | 5125 | 2648 | 2.81 |
| 2004 | 46323 | 10817 | 10161 | 15125 | 2774 | 4512 | 2934 | 2.72 |
| 2010 | 48638 | 12386 | 10994 | 14922 | 3180 | 3835 | 3320 | 2.59 |
| 2016 | 49945 | 13434 | 11850 | 14744 | 3640 | 2947 | 3330 | 2.47 |
| 2022 | 54310 | 17852 | 13330 | 14022 | 3666 | 2086 | 3353 | 2.25 |
| (年) | 構成割合(単位：%) ||||||| |
| 1986 | 100.0 | 18.2 | 14.4 | 41.4 | 5.1 | 15.3 | 5.7 | — |
| 1992 | 100.0 | 21.8 | 17.2 | 37.0 | 4.8 | 13.1 | 6.1 | — |
| 1998 | 100.0 | 23.9 | 19.7 | 33.6 | 5.3 | 11.5 | 6.0 | — |
| 2004 | 100.0 | 23.4 | 21.9 | 32.7 | 6.0 | 9.7 | 6.3 | — |
| 2010 | 100.0 | 25.5 | 22.6 | 30.7 | 6.5 | 7.9 | 6.8 | — |
| 2016 | 100.0 | 26.9 | 23.7 | 29.5 | 7.3 | 5.9 | 6.7 | — |
| 2022 | 100.0 | 32.9 | 24.5 | 25.8 | 6.8 | 3.8 | 6.2 | — |

(厚生労働省：令和 4 年国民生活基礎調査の概況による)

---

1) 厚生労働省：令和 4 年国民生活基礎調査の概況.
 (https://www.mhlw.go.jp/toukei/saikin/hw/k-tyosa/k-tyosa22/) (2023-08-23 参照)

**家族機能の変化** ▶ このような家族の変化は，家族の機能の変化にもつながっている。世帯規模の縮小によって，これまで家族の中で担われていた役割分担がむずかしくなり，家族機能が低下傾向にある。ここに，家族員（家族の1人）の健康問題が発生すると，家族への負担は増加し，かろうじて保っていた家族機能を一層低下させるおそれがある。また家族形態の多様化は，家族支援にあたり，これまでにはない複雑で多様なニーズを生み出している。

**家族への看護支援** ▶ 家族機能が低下し，多様なニーズをもつ家族を支援するにあたって，看護師は家族とはどのような集団であるかについての理解を深め，家族のもっている機能と，その機能のなりたちを理解することが必要である。

## ③ 家族の定義

家族の定義には多様なものがあるが，それはどの立場から家族にかかわろうとしているかによって違いがある。法律的な立場からは婚姻関係や血縁，養子など制度的な視点から，カウンセリングの立場からは家族間の情緒的なつながりやその関係性の視点から定義がなされている。では，看護学の立場からは，どのような定義が必要だろうか。ここでは，家族看護学領域で提案されてきた定義を紹介する。

**看護学からみた家族** ▶ 表11-2の定義に共通しているのは，家族がほかの家族員について「家族である」と認識することを大切にしている点である。渡辺は，「看護の場合，近親者であるかどうかに意味があるわけではなく，内縁であっても，古くからの友人であっても，患者とその人が深い絆を共有し，お互いに家族と認識していれば，それが家族看護の対象である」[1]と述べている。これらの定義は，家族の

▶ 表11-2　家族看護における家族の定義

| フリードマンの定義 | 家族は，感情的な強い絆で結びついた2人以上の人々であって，家族の一員だという意識のある人々である。 |
|---|---|
| ライトの定義 | 家族とは，強い感情的な絆，帰属意識，そして互いの生活にかかわろうとする情動によって結ばれている個人の集合体である。 |
| ハンソンの定義 | 家族とは，お互いに情緒的，物理的，そして／あるいは経済的サポートを依存し合っている2人かそれ以上の人々のことである。家族のメンバーとは，その人たち自身が家族であると認識している人々のことである。 |

（フリードマンの定義はFriedman, M. M.：*Family Nursing Theory and Practice*. p.9, Appleton & Lange, 1992，ライトの定義はWright, L. M. et al.：*Beliefs：The Heart of Healing in Families and Illness*. p.45, Basic Books, 1996，ハンソンの定義はHanson, S. M. and Boyd, S. T. 著，村田惠子ほか監訳：家族看護学．p.5, 医学書院，2001による）

---

1) 渡辺裕子：家族看護学の基本的視座――単位としての家族を看護するということ．日本看護研究学会雑誌 22(2)：61-69, 1999.

多様化が進む現状のなかで，看護師が家族をどのようにとらえ，誰を看護支援の対象とすればよいかの方向性を導いてくれる。

## ④ 家族の機能

**セルフケア機能** 個人がセルフケア能力をもっているのと同じように，家族もまた，家族員の力によって発達課題を達成したり，健康問題に対処するなど，家族としての**セルフケア機能**をもっている。この機能は，家族内の円滑なコミュニケーションと，あたたかな感情の交流によって発揮される。フリードマンは家族看護学の立場から，家族のもつセルフケア機能を，①情緒的機能，②社会化の機能，③ヘルスケア機能，④生殖的機能，⑤経済的機能という5つに整理している（▶表11-3）。これらは，家族が社会に対してどのような機能を果たしているかに焦点がおかれている。

**家族維持機能** 家族機能のもう1つのとらえ方として，家族の内的機能に注目したものがある。これらは**家族維持機能**とよばれ，適応，パートナーシップ，成長，愛情，問題解決などの視点からとらえたものや，問題解決，意思疎通，役割，情緒的反応，情緒的関与，行動統制の視点からとらえたものなどがある。家族維持機能が良好で，家族システムがうまく維持されている家族では，家族に健康障害などのなんらかのトラブルが発生しても，その問題にうまく対処し，家族機能をたて直すことができる。

▶表11-3 フリードマンの家族機能の分類

| 家族機能 | 内容 |
| --- | --- |
| ①情緒的機能 | 家族員の間のあたたかな感情の交流を基盤とする機能である。この機能は，家族員がお互いに支え合い，緊張をやわらげ，建設的で積極的な気持ちを高めることを可能にしている。 |
| ②社会化の機能 | 社会的な規範や文化，社会人としての役割を，両親が子どもに教えることによって伝え，子どもを社会化していく機能である。この機能によって，子どもは社会に参加するための能力を身につけていく。 |
| ③ヘルスケア機能 | 家族員が保健行動や健康観を家族の中で学び，自己の健康の維持増進に向けたセルフケア行動や，病気の家族へのケアができるようにするための機能である。 |
| ④生殖的機能 | 子どもを産み育てる機能であり，世代をこえて家族や社会の継続を保障するものである。 |
| ⑤経済的機能 | 家族が生活していくうえで必要なお金や物を十分に確保し，それらの資源の配分をしていく機能である。この機能の維持には，家族の将来を予測し，計画的に家計を営む能力も関係している。 |

(Friedman, M. M.：*Family Nursing Theory and Practice*. pp.8-9, Appleton & Lange, 1992による)

## ⑤ 家族を理解するための理論

家族全体を理解するために，さまざまな理論が構築されている。ここではその代表的な理論として，家族発達理論，家族システム理論，家族ストレス対処理論の3つを取り上げる。

### 1 家族発達理論

**発達段階と発達課題** ▶ 家族発達理論は，個人の発達過程と同様に，家族を発生から成長の過程を経て消滅するという一連のプロセスとしてとらえた理論である。家族の発達段階に応じて発達課題がある(▶表11-4)。

たとえば，夫婦に第一子が生まれる時期の家族は，子どもが誕生し，新たに3人での関係を構築していかなければならない。母親・父親としての新たな役割を学習することが発達課題である。第一子が巣だつころになると，家族はまた異なる段階へと発達する。子ども夫婦のライフスタイルや価値観を認めたり，子どもが家を離れたあとには，夫婦の役割を調整して再確立することが課題となる。

**看護支援での活用** ▶ 家族発達理論は，家族の発達段階ごとに到達すべき発達課題が示されているので，その家族が最も必要としている援助に焦点をしぼりやすくなる。

▶表11-4 家族の発達段階と発達課題

| 発達段階 | 発達課題の例 |
|---|---|
| 第1段階：家族の誕生 | ●お互いに満足できる結婚生活を築く |
| 第2段階：出産家族 | ●家族メンバーが新しい役割を学習する |
| 第3段階：学齢前期の子どもをもつ家族 | ●親役割と夫婦役割を調整する<br>●親子関係を調整する |
| 第4段階：学童期の子どもをもつ家族 | ●子どもが親から分離できるように促す<br>●円満な夫婦関係の維持 |
| 第5段階：10代の子どものいる家族 | ●子どもの自由や責任を認める<br>●両親と子どもの間に開放的なコミュニケーションを確立する |
| 第6段階：新たな出発の時期にある家族 | ●子どもの結婚により新しい家族員を迎え，家族を拡張する<br>●子ども夫婦のライフスタイルや価値観を認める |
| 第7段階：壮年期の家族 | ●年老いた両親や孫と有意義な関係を維持する<br>●夫婦関係を強固なものにする |
| 第8段階：退職後の高齢者家族 | ●配偶者の喪失に適応する<br>●人生をふり返り，自分の存在の意味を見いだす |

(野嶋佐由美監修：家族エンパワーメントをもたらす看護実践．p.105，へるす出版，2005による，一部改変)

## 2 家族システム理論

家族システム理論は、生物学者のベルタランフィ Bertalanffy, L. V. の一般システム理論を家族に適用したものである[1]。一般システム理論は、ものの見方の枠組みを提案している理論で、ものごとを理解するにあたって、部分ではなく、部分が集まったときになにがおこるかに注目している。家族システム理論もこの考え方に基づき、家族員をばらばらに見るのではなく、家族を社会や環境、家族どうしが相互に影響し合いながら変化するシステムとしてとらえ、その特徴を理解しようとしている。

▶家族システムの構造　家族システムは、夫と妻という夫婦サブシステム、親と子どもという父子・母子サブシステムをその内部に含み、地域・社会のほかの家族システムをもつ家族と相互に作用し合いながら存在している（▶図 11-1）。そして健康な家族システムには、以下の 4 つの特徴がある。

▶健康な家族システム　1 つ目は、システムがオープンであるという特徴である。これにより家族に健康問題が発生したときにも、社会資源やソーシャルサポートを外部から取り

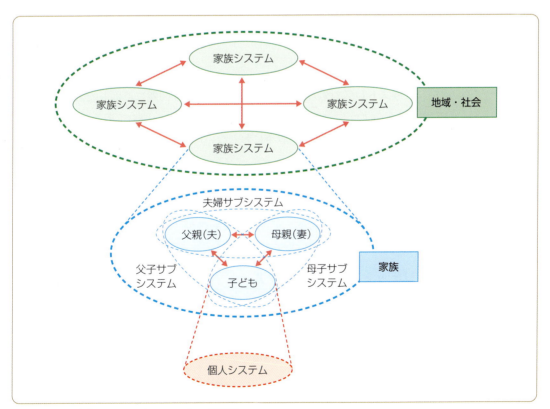

▶図 11-1　家族システムとシステムの階層性

1) 法橋尚宏：新しい家族看護学──理論・実践・研究. p.65, メヂカルフレンド社, 2016.

入れ，家族内のバランスを再調整することができる。

　2つ目は，家族員どうしのつながりや距離が適切に保たれ，内的境界がはっきりとしているという特徴である。たとえば，幼児期の子どもには母親との密接な関係が必要であり，思春期では，両者にはある程度の距離が必要である。健康な家族システムでは，これらの関係が適切に維持されている。

　3つ目は，均衡（きんこう）を維持する力をもっているという特徴である。社会で生活していくなかでは，家族内外にさまざまな変化が生じるが，健康な家族システムでは，そのつどじょうずにフィードバックし，コントロールすることで家族内の均衡をたもつことができる。

　4つ目は，家族員間で相互に明確であたたかなメッセージのやりとりがなされるコミュニケーションのパターンがあるという特徴である。健康な家族システムでは，これを基礎として，家族の内外に生じる問題を家族自身で解決する力を発揮することができる。

**看護支援での活用▶**　家族員に健康障害が生じても，もともと健康な家族システムだった家族では，家族の力で対処し，安定した状態を取り戻すことができる。しかし，家族システムに脆弱（ぜいじゃく）さがある場合には，家族の問題が顕在（けんざい）化してくる。看護師は家族をシステムという視点からアセスメントすることによって，家族のどこにはたらきかけることが必要かを知ることができる。

## 3 家族ストレス対処理論

　**家族ストレス対処理論**は，家族がさまざまな問題に直面したときに，ストレスにどのように対処していくのかに焦点をあてた理論である[1]。この理論は第二次世界大戦やベトナム戦争におもむいた兵士の家族のストレス対処の調査に基づいてつくられた。

　戦争によって家族の大黒柱である夫や父親が出兵することは，家族にとって危機的な状況であった。こうした危機的状況をどのように乗りこえ，適応していくかについての道筋をモデル化したものが，ジェットコースターモデル，ABCXモデル，二重ABCXモデルである。

### ●ジェットコースターモデル

　ジェットコースターモデルは，危機的状況発生から回復の過程を時間軸にそって示したものである（▶図11-2）。危機的なできごとに遭遇（そうぐう）することによって，家族は解体し，家族の組織化の水準が低下する。その後，家族内部にある均衡をたもつ作用がはたらき，回復の過程をたどっていく。この回復期間には組織化の水準は上昇し，再組織化によって安定する。このように家族組織の解

---

[1] 石原邦雄：家族のストレスとサポート，改訂版．pp.97-114，放送大学教育振興会，2008．

体から再組織化にいたる水準の変化は，ジェットコースター型になる。

## ●ABCXモデル

ABCXモデルは，危機的状況発生の構図を示したものである(▶図11-3)。①ストレス源となるできごと(A)，②家族の危機対処資源(B)，③できごとに対する家族の意味づけ(C)との相互作用の結果として，家族危機(X)が生じる。このモデルでは，夫や父親が出兵するというできごとが，必ず家族危機を引きおこすわけではなく，それに対処するための家族の資源と，意味づけによって家族危機が生じるかどうかが異なることを示している。

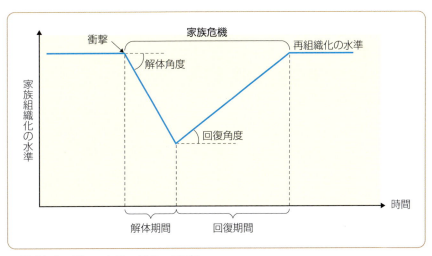

▶図11-2　ジェットコースターモデル

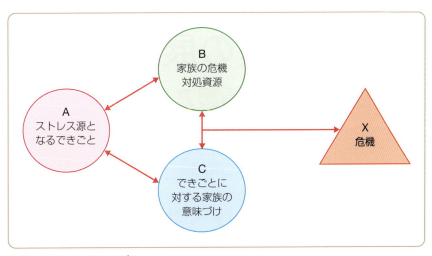

▶図11-3　ABCXモデル

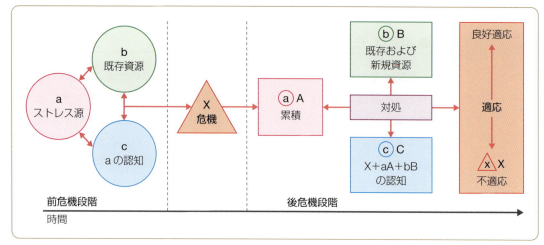
▶図 11-4　二重 ABCX モデル

### ●二重 ABCX モデル

　二重 ABCX モデルは，上記の 2 つの理論がより精緻化された理論であり，長期的な視野にたって家族ストレスを分析するモデルとなっている（▶図 11-4）。時間の流れが，危機が発生する前の危機段階と後の危機段階とに大きく分けられ，後危機段階が危機状態への適応過程として位置づけられた点に特徴がある。

**看護支援での活用▶**　これらの家族ストレス対処理論を用いることで，家族に累積していくストレスの変化を，時間軸にそって全体的にとらえることができる。これによって家族の問題だけでなく，家族のもつ資源をとらえることが可能となり，家族の強みをいかした看護支援を展開することにつながる。

## B 家族看護の展開

### ① 家族の問題への看護アプローチ

**3 つのアプローチ▶**　家族看護学の立場から，家族の問題について 3 つの異なるアプローチの方向性が示されている。

　1 つ目は，患者の健康問題の背後に，家族のあり方や家族関係そのものが関与している場合である。この場合には，家族の変容に向けたアプローチが必要であり，多職種と協力して家族全体を対象としたかかわりが必要となる。

　2 つ目は，患者の健康問題の発生を契機として，家族に問題が引きおこされる場合である。看護実践では，日常的で身近な問題であり，影響を受けている

家族も患者と同じように看護ケアの対象となる。

3つ目は、家族のもっている力が患者の疾病からの回復や健康の維持に影響する場合である。患者が在宅での療養を希望する場合に、疾病からの回復の状態が同じであっても、家族が退院を受け入れる場合と、そうでない場合がある。そこには患者を支える家族の力が関与している。

## ② 家族をエンパワーメントするための看護モデル

**看護モデルの開発**　患者を支える家族の力を的確にアセスメントし、家族支援に結びつけていくために、近年、家族支援モデルやアセスメントモデルが開発されている。ここではわが国で開発された家族看護エンパワーメントモデルを取り上げる。

**家族看護エンパワーメントモデル**は、「家族みずからがもてる力を発揮して、健康問題に積極的に取り組み健康的な家族生活が実現できるように、予防的・支援的・治療的な援助を行うこと」[1]を目ざして開発されたモデルである。このモデルには、次の4つの前提がある[2]。

(1) 家族は自分で決定し、家族の福利のために行動する能力を有している。看護師は、家族の自己決定する力を尊重する姿勢が大切である。
(2) 家族エンパワーメントが生じる条件は、家族との相互尊敬、ともに参加する関係/協働関係、信頼である。
(3) 看護師は家族をコントロールしようとする欲求を放棄し、協力関係を形成し、家族のニーズを優先していく必要がある。
(4) 看護師は、家族が健康的な家族生活を維持・促進することができるように支援していく必要がある。

**看護支援の5段階**　看護支援は、①家族の病気体験の理解、②援助関係の形成、③家族アセスメント、④家族像の形成、⑤家族への看護介入という5段階で進められる。このモデルでは、11領域にわたるアセスメントの視点と、具体的な介入の方法のバリエーションが提示されており、実践で活用しやすい（▶表11-5）。

## 1 家族と看護師のかかわり

### ●家族とのかかわりにおいて大切なこと

家族への看護支援において、最も大切なことは、家族自身の力によって、家族を維持していけるように支援することである。その基本は、患者と家族の気持ちを十分に傾聴し、その家族が大切にしてきた価値観や習慣を尊重し、看護

---

1) 鈴木和子・渡辺裕子：家族看護学――理論と実践，第4版．p.9，日本看護協会出版会，2012．
2) 野嶋佐由美監修：家族エンパワーメントをもたらす看護実践．p.8，へるす出版，2005．

▶ 表 11-5　家族看護エンパワーメントモデルにおけるアセスメントと介入の視点

| アセスメントの視点 | エンパワーメントを支援する看護介入 |
|---|---|
| ①家族構成 | 家族の発達課題の達成へのはたらきかけ |
| ②家族の発達段階 | 家族の日常生活，セルフケアの強化 |
| ③家族の価値観 | 家族の役割調整 |
| ④家族の日常生活，セルフケア | 家族への情緒的支援，家族カウンセリング |
| ⑤家族の役割や勢力関係 | 家族教育 |
| ⑥家族の人間関係，情緒的関係 | 家族の危機へのはたらきかけ |
| ⑦家族の希望，期待 | 家族の意思決定への支援・アドボカシー |
| ⑧家族のコミュニケーション | コミュニケーションの活性化 |
| ⑨家族の対処方法 | 家族関係の調整・強化 |
| ⑩家族の適応力や問題解決能力 | 家族の対処行動や対処能力の強化 |
| ⑪家族の資源 | 親族や地域社会資源の活用 |

（野嶋佐由美監修：家族エンパワーメントをもたらす看護実践．p.13，へるす出版，2005 を参考に筆者作成）

師と患者・家族との間に信頼関係を構築することである。これによって，その家族の本質に近づくことが可能となり，家族のどの部分を強化すればよいのか，その力は家族のどこにあるのか，どのようにはたらきかければ新たな関係性がつくられるのかを考えていくことにつながる。

## ● 家族とのかかわりにおいて注意する点

　家族に看護を提供するための出発点は，家族にどのようなできごとが発生し，それによって家族内部にどのような影響が生じているのかを正確にとらえることである。この際に注意しなければならない点は，看護師自身がもつ家族像である。夫婦はこうあるべきだ，子どもは親に対してこのような態度をとるべきだなど，看護師自身がもつ価値観を基準にみると，家族の本質を見誤ってしまうおそれがある。

　看護師が家族にかかわる目的は，家族が自分たちの力で家族を維持できるように支援することであり，家族のあり方を評価したり，一定の型にはめこんだりすることではない。多様な家族のあり方を尊重し，その家族にとっての最善を考えるために，看護師はつねに中立の立場で家族員に接しなければいけない。

## ● 効果的な家族介入を行うために必要なプロセス

　アセスメントでは，家族のセルフケア機能が発揮されていない原因を明らかにすることが必要である。家族に問題が生じているときには，家族間のコミュニケーションが阻害され，これによって家族員で受けとめ方の食い違いや誤解

が生じていることがある。それらの状況を正確にとらえるために，複数の情報源から得た情報を多面的・全体的にとらえて支援計画を組みたてていく。同時に，情報収集を通じて，家族のもっている資源をとらえることも必要である。

　問題の原因を特定することが，家族の支援に向けた有効な計画の立案へとつながる。最終的にかなえたい家族の状況を長期目標にすえ，それをかなえるためのステップとして短期目標をたてていく。家族をたて直す力を家族の中から引きだすためには，看護の目標も家族によって共有される必要がある。変化に向けてのしかけづくりは看護師の役割であるが，家族システムをたて直していくのは家族の力である。こうした効果的な介入によって，家族システムはよい方向へと転換する。

## 2　家族が危機を乗りこえるための看護師のかかわりの実際

**事例から考える▶**　家族員の健康問題を契機に家族システムに生じた揺らぎについて，1つの事例を通してみてみよう。

### 事例①-1　家族員の健康問題によって生じた家族システムの揺らぎ

　Aさんは35歳であり，8歳の長女と4歳の次女の子どもをもつ母親である。夫婦と子ども4人の核家族世帯であり，夫は会社員，Aさんは専業主婦である。あるとき，乳房にしこりを発見し受診した結果，乳がんが発見され，手術をしなければならなくなった。

　Aさんのこれまでの日課は，2人の子どもの世話を中心に組みたてられていた。子どもたちが寝たあとは，夫婦での時間を楽しんでいた。夫婦生活も円滑で，夜の営みは夫婦にとって充実した時間だった。

　Aさんの入院によって，これまでAさんが専業主婦として担ってきた日課が中断された。夫は子どもよりも早く出勤して遅く帰ってくる状況で，Aさんが不在の間は子どもの食事や送り迎えが問題となる。ほかの誰かのたすけが必要な状況であるが，近くに頼れる親族がおらず，たいへん困った状況が発生していた。

　医師から手術が必要と告げられた日の夜，夫婦で話し合いをしたが，夫はおろおろするばかりだった。Aさんは，自分の入院中に子どもたちの生活をどうするかが最大の心配事だった。入院の日が近づいてきて，夫と相談したいと思うものの，帰宅後に話を切り出しても，夫はAさんを避けるようにしてお風呂に入ったり，寝てしまったりした。Aさんはしだいに，相談にのってくれない夫に怒りを感じるようになった。夫婦の会話が減り，食卓に険悪な雰囲気がただようようになった。子どもたちは敏感にそれを感じとり，次女は甘えてAさんから離れなくなり，夜尿をするようになった。長女はAさんの言葉にしばしば反抗するようになった。Aさん自身もイライラがつのり，夫や子どもにきつくあたるという悪循環をおこしていた。

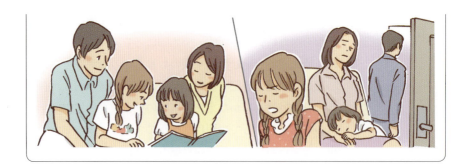

● 問題状況の整理とアセスメント

　家族看護エンパワーメントモデルの表11-5(▶234ページ)で示したアセスメントの視点を活用して，Aさんの家族システムについて，情報を整理し分析した。この結果，家族の情緒的関係，家族のコミュニケーションに問題が生じていること，さらにこの問題により，家族の問題解決能力が発揮できない状況に陥っていることが明らかになった。一方，病気に罹患する前のAさん家族は，あたたかな感情の交流があり，健康な家族システムであったことがわかった。

　現在のこの家族に生じている問題状況は，「入院中の子どもの対応について話し合いができていない」ことだった。この背後にAさんの夫への怒りの感情があり，夫婦間のコミュニケーションを阻害し，相互理解ができていない状況に陥っていた。Aさんの怒りの原因は，夫が相談にのってくれないことにあるが，一方で夫が相談にのろうとしないという事実の背後にはなにがあるのだろうか。ここにある情報は，どれもAさんからのものであり，夫からの情報が不足していることがわかった。

● アセスメントにおいて注意すべきこと

　アセスメントにあたっては，情報が客観的な事実なのか，家族が感じたことなのかを区別してとらえることが大切である。入院中の子どもの対応について話し合いができていないという事実を，Aさんは「夫が相談にのってくれない」と表現し，看護師は相談にのらない夫が存在している事実があるように解釈しがちである。しかし，それは事実ではなく，夫の行動についてのAさんの受けとめ方である。家族員の健康問題は，患者が担っていた家族機能だけでなく，家族員それぞれの気持ちや行動にも影響を及ぼし，家族全体の問題へと広がっている。怒りや不安といった感情は，ものの見方を狭めたり，ゆがめたりすることがある。看護師はこのことを頭において，家族員それぞれの考えや受けとめ方をていねいに聞きとり，そこでおきている事実を明らかにしていくことが必要である。

● **問題解決に向けたかかわりの実際**

問題解決に向けた看護師の意図的なかかわりについて，その後のAさん家族の経過をみてみよう。

> **事例①-2　家族システムをたて直すための看護師の意図的なかかわり**
>
> 　看護師は，Aさんの面会帰りの夫に声をかけた。「少しお話させていただいてよろしいですか？　ご主人も奥様の病気についてお聞きになって，どんなにか驚かれたかと思います。ご心配ですね」と切り出した。すると，これまで看護師によそよそしかった夫の表情が急に泣き顔にかわり，「実は，私の母と姉は乳がんで逝ってしまいました。姉はちょうどいまの妻と同い年でした。妻が乳がんと聞いて，妻も母や姉のように失ってしまうのではないのかと感じ，足がすくんでしまって，なにも考えられなくなってしまいました」と涙ながらに語った。「そうだったのですね。それではとても心配で，奥様と向き合うのも，どんなにかおつらかったでしょうね」と声をかけた。看護師はさらに続けて，「こんなにAさんを心配されているのに，いまのご主人は奥様からは無関心であるようにみえてしまっているかもしれませんね」と事実を伝えた。そして，「Aさんから遠ざかるのではなく，Aさんががんになって，ご主人もAさんと同じかそれ以上につらい気持ちでいるということを伝えてみてはいかがでしょうか」と提案した。
>
> 　またAさんには，「病気になる前はご主人とはどのような関係でしたか」と問いかけ，Aさんは病気になる前の夫について，「とても子煩悩で，夫としてもやさしく思いやりのある人だったのに……」と応答している。そこで，「いまもおかわりないのですね。ご主人はAさんをとても大切に思っているのですね。ご自身が病気になるよりもつらそうにみえます」と，看護師は夫についての感想を伝えている。

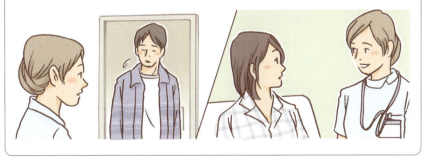

● **患者と家族の思いを傾聴する**

　アセスメントの結果，まずは夫の思いについて情報を収集することが必要と判断した。看護師は，患者との関係が密接であるために，患者の感情に巻き込まれる危険がある。Aさんの感情に巻き込まれて，看護師が夫に批判的な思い

をもつと,「なぜ奥様と話し合わないのですか」「奥さんがとても困っていますよ」といったAさんの側にたったはたらきかけになってしまう。この言葉には,「夫であるあなたに問題がある」というメッセージが含まれている。看護師は,自分が中立な立場で患者とその家族とかかわれているかについて,つねに注意が必要である。「とても心配なのですね」「驚かれたのですね」「つらいのですね」という夫を気づかうメッセージを込めることで,夫は自分も尊重され,尊厳をおびやかされることがないということを感じられる。こうした声かけによって,はじめて夫のもつ本当の思いにたどりつくことができる。

### ●家族の中にある問題解決の糸口をつかむ

看護師の共感的なはたらきかけによって,夫は自分の心に秘めていた思いを語ることができた。夫の気持ちを理解することで,看護師は解決に向けた1つの糸口をみつけることができた。妻の病状を正しく理解してもらうことで,夫の不安を解消できる可能性が高いことがわかり,医師による病状説明の場を設定した。これによって夫は気持ちが前に向かい,本来もっている調整能力を発揮することにつながった。

### ●患者と家族の気持ちの調整をはかる

看護師は夫の苦しい気持ちを受けとめて,共感を伝えた。そのうえで,Aさんと夫との気持ちの調整に向けて,いまの夫の態度が,他者からはどのように見えているかという事実を伝えている。感情や評価を交えず,ただ事実としてそれを表現している。そのうえで,遠ざかるのではなく,相手に気持ちを伝えることを,方法も含めて具体的に提案している。このことが,夫がAさんに気持ちを伝えることにつながった。

またAさんに対しては,夫への怒りの感情をしずめるかかわりが必要であり,病気になる前の関係について問いかけ,Aさんの中から病気になる前のあたたかな夫婦の関係を思い出せるように方向づけている。さらにAさんの応答を受けて,夫はAさんをとても心配しており,そこにかわらないやさしさを感じるという看護師のありのままの感想を伝えている。Aさんは看護師の言葉によって視点がかわり,「自分だけがつらい」と思っていたことに気づくことになった。母親としてだけの自分ではなく,妻としての自分を取り戻し,夫をせめる気持ちから,気づかう気持ちへと変化が生じた。

### ●健康な家族システムの回復

看護師のかかわりにより,Aさん夫婦は互いの力を引き出し合える関係へと調整された。この後必要に応じて具体的な援助を展開していくが,Aさん家族の場合には,この調整によってすでに問題が解決の方向に向かっている。このように,わずかな調整によって家族は本来もっている力を回復することができ

# C さまざまな状況・患者と家族の看護

## ① 終末期患者と家族，遺族

### 1 家族の誰かを失うということ

終末期患者の家族には，2つの役割が期待される。1つは死を目前にして揺れ動く患者を支えることであり，もう1つは患者と医療者との間にたって，さまざまな調整や意思決定をすることである。しかし，家族も自分の家族が死を宣告されることで動揺し，冷静でいることはむずかしい。

▶予期悲嘆　家族の1人が終末期患者になることで，ほかの家族には**予期悲嘆**(ひたん)という現象が生じる。予期悲嘆は，①家族の気持ちが混乱し，家族が死に向かっているという事実を打ち消そうとする時期，②事実と向き合わなければならない時期，③事実を受けとめ，家族のためにできることを考える時期の3つに分けられる。

▶喪失への恐怖・不安　さらに家族には，もう1つの受けとめなければならない課題がある。それは患者である家族がいなくなったあとも，家族のいない世界と時間とを生きつづけなければならないということである。家族は，大切な家族を喪失することへの恐怖と不安とに直面している。家族が患者とともに死に向かうプロセスをどのように過ごすかは，患者の死後，家族がそれを受け入れ，おだやかに生きつづけていくことができるかどうかを左右する。終末期の家族のケアとは，そのような性質をもったかかわりである。

### 2 家族に生じる変化

健康な家族システムをもつ家族であっても，家族の誰かが死に向かうという事実は，家族に衝撃を与え，大きな動揺を引きおこす。患者が死によってその家族から離れることは，家族システムの構造そのものの変化を意味しており，家族システムそのものを再構築する必要に迫られる。看護師は，患者が家族から離れることによって生じる変化を考慮したうえで，家族の日常生活や，役割・勢力関係，資源などについてのアセスメントを行う必要がある。

## 3 終末期患者の家族と看護師のかかわり

### ● 家族の思いを支えるかかわり

終末期になると、家族は迫りくる患者の死について大きな恐怖をいだくことになる。しかし、東洋文化圏における感情のコントロールの特徴(▶188ページ)で示したように、家族が自分の中にある恐怖や不安を看護師に表現することは多くない。家族は気丈にふるまい、苦しんでいる患者に心配をかけないように努力している。看護師は、家族が不安をかかえきれなくなったときにはいつでもたすけになるというメッセージを折にふれて伝え、家族の気持ちのそばに存在している必要がある。家族の気持ちのそばにいることは、物理的にそばにいることよりもむずかしいかもしれない。死にゆく患者の尊厳をまもり、患者らしさを最期まで大切にしようとする看護師のケアの姿勢が、家族と看護師の距離を近づける。

### ● 家族に生じるさまざまな負担への配慮

終末期患者を支える家族には、精神的負担のみでなく、身体的にも経済的にも負担が発生する。介護者が妻で養育の必要な子どもがいる場合、日中は病院で夫のケアをし、家では子どもの世話をしなければならない。夫が家計を支えていた場合には、経済的にも問題が生じ、妻も仕事をしなければならない状況になることもある。看護師は、こうした家族の状況を理解し、家族の健康についても十分に観察する必要がある。

### ● 家族の努力に意味を見いだすかかわり

終末期患者の家族は、家族の中での関係性にも変化が生じる。たとえば、母親の気持ちが終末期の夫に集中すると、子どもたちはこれまでとは違う母親にとまどうことになる。また、終末期を迎えた患者が子どものうちの1人である場合には、両親の気持ちが病気の子どもに集中する結果、残されたほかのきょうだいは孤独とさびしさの中におかれることになる。

患者の健康障害によって生じる家族の負担を、家族の誰か1人が背負うことは、家族の間に葛藤を生じさせる。看護師は、家族員が皆同じ目標に向かえるようにするために、その負担を家族で共有し、分担することを提案する必要がある。母親が不在の間、子どもが孤独に耐えている状況は同じであっても、自分の孤独だけをみつめていることと、きょうだいのために自分もまた努力をしていると考えることとでは、家族の中に違う意味をつくり出す。

### ● 家族の感情を引き受ける覚悟

家族が患者に対してなにもできないと感じるのと同じように、看護師もまた

家族に対してなにもできないと感じて患者や家族から足が遠のきがちである。しかし，看護師はこの道のりに寄り添って，家族のつらい気持ちと身体症状とを受けとめることが大切な役割である。泣いている家族，怒っている家族，混乱している家族に向かい合うと，看護師はなんとか慰めて泣かないように，怒らないように，混乱を整理するようにはたらきかけようとあせりがちである。しかし，その必要はない。看護師の役割は，家族が思い切り泣けるように，思い切り怒りを表出できるように，混乱した気持ちを表現できるように場をつくることと，家族の感情を引き受ける覚悟をすることである。

## 4 家族とのかかわりの実際

**事例から考える** ▶ 終末期患者の家族とのかかわりについて，1つの事例を通して考えていく。

### 事例② 終末期患者の家族に生じる役割の変化と苦悩

58歳のBさんは，大手電機メーカーの会社役員であり，妻と大学生の娘の3人暮らしである。Bさんは精神的にも経済的にも家族の中心であり，これまで家族を束ねてきた。順風満帆の人生を歩んできたと感じていたが，昨年肺がんと診断され，すでに手遅れの状態であることがわかった。Bさんと家族は，突然のこの衝撃的な事実に圧倒されながらも，できる限りの治療を受け，回復に向けて努力してきたが，病状は刻々と悪化し，ついに数日前からかなり深刻な状態となっていた。その日，妻は主治医に呼ばれ，「ご家族はご主人をどこで看取ることを希望しますか」とたずねられた。しかし，これまで大切なことはすべてBさんの判断にゆだねていたため，妻はどうしていいかわからず途方に暮れていた。娘はBさんの弱っていく姿を見るのがつらくて，病院にお見舞いにも来られない状況だった。

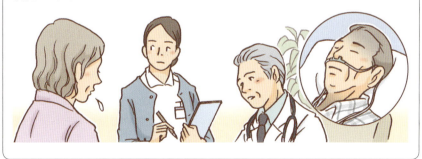

この家族は，Bさんを中心とした健康的な家族システムをもっていた。しかし，Bさんが終末期となり，夫婦サブシステムと親子サブシステムであった形態から，夫婦サブシステムが解体された状態へと変化することになる。これまでBさんによって行われてきた家族の意思決定も，妻の役割へと変化する。しかし，妻は突然にその重要な役割を担わなければならなくなり，最も相談し

たい夫に意見を聞くこともできない状況の中で，死に場所の選択という重大な意思決定をしなければならない立場におかれる。妻は夫を失う恐怖におののきながら，現実に迫ってくる事態に対処しなければならず，精神的重圧を負うことになる。

　Bさんが不在となった家族システムでは，家族機能を回復するために，家族内部の資源だけでは不足が生じている。そこで家族が外部の力を受けとり，それによって再度家族の力を回復できるようなはたらきかけが必要となる。また娘が，いまは家族として機能できない状況となっている。看護師は，娘のかかえている不安や恐怖に関心を寄せ，娘が家族の一員として父親の死に向き合えるように支援することも大切である。こうした看護師のはたらきかけは，家族の内的・外的な資源を強化することにつながる。

## 5 遺族へのケア

**悲嘆のプロセス▶**　終末期患者には，やがて必ず命の終わりのときがくる。愛する家族を亡くすことによって，家族にはさまざまな情緒的反応が生じる。デーケン Deeken, A. は，愛する人と死別後に生じる一連の情緒的反応には，**12段階の悲嘆のプロセス**があることを示している（▶表11-6）。この12の段階は，愛する人との死別が，ただ悲しいだけのプロセスではなく，人としての成長のプロセスでもあることを示している。すべての人がこの段階を順番にたどるわけではないが，死別後の反応を理解するためには有益である。

　愛する家族との死別は，誰にとってもつらく，悲しいできごとである。しかし，どんなに厳しい現実であっても，時間はとまってはくれないし，誰も過去に居とどまることはできない。その苦しみを乗りこえて，いまという時間を進んでいくことが，生きている者の務めである。家族が新しい希望をもって，患者のいなくなった世界を生きていくためには，終末期に患者と家族がどのようなかかわりをもち，またどのように看取ることができたのかが非常に重要なカギとなる。

　多くの患者は，自分がいなくなったあとも，家族がそれを乗りこえて幸せに生きてくれることを望んでいる。看護師は，患者のそうした思いを家族が感じられるように，日々のかかわりの中で機会をとらえて家族にフィードバックす

▶表11-6　愛する人との死別後に生じる12段階の悲嘆プロセス

| | |
|---|---|
| ①精神的打撃と麻痺状態 | ⑦空想形成，幻想 |
| ②否認 | ⑧孤独感と抑うつ |
| ③パニック | ⑨情緒的混乱と無関心 |
| ④怒りと不当感 | ⑩あきらめ |
| ⑤敵意と恨み | ⑪新しい希望──ユーモアと笑いの再発現 |
| ⑥罪意識 | ⑫立ち直り──新しいアイデンティティの誕生 |

（曽野綾子・デーケン，A.編：生と死を考える．pp.56-84，春秋社，2000による）

ることが大切である。人は死んでも，生きている家族の中で生きつづけることができる。そして，こうして患者が残した思いは，家族を勇気づけ，患者のいなくなった家族が再び動き出すことをたすける力となる。

**看取りの場の調整▶** また，家族が望む看取りの場を整えることも大切である。最も身近で患者の変化を詳細に観察している看護師は，最後のときがいつ訪れるかを予測しやすい立場にある。看取りの場にふさわしい人や環境を整え，この世から去っていく人とその家族のために最高の舞台を演出することは，看護師の重要な役割である[1]。

## ② 在宅療養中の患者と家族

### 1 わが国の在宅医療

高齢化が今後さらに進展するわが国では，高齢者が住み慣れた地域で安心して最後まで暮らせる社会を目ざして，地域包括ケアシステムの構築が進められている。これにより，病院という施設中心だった医療の場が，今後自宅へと移りかわっていく。そうした状況のなかで，看護師が在宅の患者・家族とかかわり，良質なケアを提供していくことについて，社会から大きな期待が寄せられている。

### 2 在宅で患者をケアする家族の経験

病院であれば患者のセルフケアが不足した日常生活を看護師が援助するが，在宅ではそれらの援助を全面的に家族が行い，加えて医療的な処置や判断も家族にゆだねられることになる。さらに，患者をかかえることによって，家族は自由に外出したいと思っても制限され，その結果，対人関係にも変化が生じることになる。ストラウス Strauss, A. L. は，こうした慢性疾患患者を在宅でケアする家族が日常生活で出会う問題をあげている（▶表 11-7）。

家族は，疲労や肩こり，頭痛，腰痛などの身体的ストレスや，不確かな将来への不安や役割葛藤などの精神的ストレスなど，大きな負担をかかえている。しかし，こうした負担があっても患者は家族にとってかけがえのない存在であり，患者をケアすることによるプラスの影響も報告されている。それは患者をケアすることへの満足感や充実感，自己の力の再発見や人生の意味の再発見，さらには家族のきずなの深まりや，家族としての自信などである。

---

1) 戈木クレイグヒル滋子：最期の場を整える――看護技術としての子どもの死の時期の予測．日本看護科学会誌 21(3)：50-60, 2001．

▶表 11-7　慢性疾患患者を在宅でケアする家族が日常で出会う問題

- 医学的危険の予防，いったん発生すればその管理
- 症状の管理
- 処方された治療法を実践すること，それを実践するにあたって生じる問題の管理
- ほかの人々との付き合いが少なくなるために生じる社会的疎外の予防もしくはがまん
- 病気の過程に生じる変化への適応（たとえそれが悪化したとしても，または寛解したとしても）
- ほかの人々との付き合いにしても，生活のありさまにしても，常態化しようとする努力
- 完全に失業したとしても，また一部失業したとしても，治療費を支払うための財源（必要なお金をみつけること）
- かかわりのある人に，結婚上の，また家庭的で心理的な問題に直面させること

（ストラウス，A. L. ほか著，南裕子監訳：慢性疾患を生きる．p.21，医学書院，1987 による）

## 3　看護師のかかわり

### ●在宅への移行支援

　これまでは希望する家族のみが，在宅医療を活用し，在宅療養をかなえてきた。しかし，今後は家族の希望の有無にかかわらず，在宅での療養を必要とする患者が増加することになる。在宅療養をかなえるためには，家族の機能や資源，対処能力を十分に考慮した体制づくりが必要である。そのためには，退院してからではなく，入院中からの退院調整・退院支援が重要であり，退院後の状況を想定しながら家族にとって無理のない計画を立案することが求められる。

　看護師は，患者の家族との関係，家族の生活の状況，患者が家に戻ったときに想定されること，そして患者の気持ち，家族の気持ちについて十分に情報を収集し，アセスメントをして，患者と家族が在宅療養にスムーズに移行できるように準備することが重要である。また，それを実現するためには，病院の看護部門と在宅でケアにあたる看護師間の連携が必要である。

### ●臨機応変な看護の提供

　在宅看護を行う看護師は，短い訪問時間の間に，患者の健康状態を把握し，必要な処置やケアを提供し，同時に家族にもかかわる。在宅での看護にあたっては，看護師には，患者の病状を的確に把握しアセスメントする力と，洗練された看護技能が求められる。在宅ケアは，家族が継続できる方法をともに考え，家族の状況に合った臨機応変な看護の提供の仕方を提案することが求められる。そうした看護師の卓越した看護スキルは，患者をケアする家族の実質的なたすけとなり，それを通じて家族との間の信頼関係の構築につながる。

　在宅でケアする家族は，患者の体調が悪化すれば，自分の対応がわるかったのではないかと罪悪感をいだいたり，自信をなくしたりする。また身体的な疲労がかさみ，拘束感を強く感じてくると精神的にもまいってくる。このように，

在宅患者をかかえる家族は，日々気持ちの揺らぎを体験している。看護師は刻々とかわる家族の状況を敏感に察知しながら，いたわりの言葉かけや，ケアを行っていることへのねぎらいの言葉を伝え，社会資源の活用や地域との連携なども含めて調整し，家族が患者へのケアを続けられるように支援しなければならない。

### ●医療依存度の高い患者の家族への支援

在宅看護を必要としている患者は，入院患者よりも疾患や症状が軽いわけではない。現在は，人工呼吸器をつけたり，透析をしていたり，全身に麻痺があったり，褥瘡があるなど医療依存度の高い状態でも，在宅で医療が継続提供できるようになった。在宅看護は家族の力があってはじめて成立する。在宅療養をする患者の家族と看護師とは二人三脚である。家族の力をどのようにいかすことができるのかを家族とともに考え，実現に向けて調整していくことが，家族にとっても，患者にとっても重要なことである。そのためには，患者や家族が安心して看護師に相談でき，ともに考えていく関係が不可欠である。

## ③ 保護を必要とする患者と家族（子ども・高齢者）

▶保護を必要とする人

人は皆かわらぬ尊厳をもち，自立した存在である。しかし，自立の途上である子どもや，自立が困難になった高齢者や障害をもった人は，日常生活を営むにあたり，誰かの保護が必要である。多くの場合，この保護の役割は家族によって担われている。

看護の対象が子どもであっても，高齢者であっても，その基本的な考え方にかわりはない。看護の機能は，患者のセルフケアの不足した部分を補うものであり，病院では看護師が担ってきたこれらの役割は，退院後，家族へと引き継がれていく。誰かの保護を必要とする人に健康問題が生じたときには，家族はもともと必要なケアに加え，新たなケアの役割を引き受けなければならない。家族とケアを受ける人との関係性の変化にも注意しながら，家族全体がよりよい状況となるようかかわっていく必要がある。

### 1 保護を必要とする子どもと家族

#### ●子どもの病気と家族システムの変化

子どもはどのような状態にあっても，つねに成長・発達をとげている存在である。子どもに健康問題が生じ，入院や治療が必要になったとしても，子どもはその間も成長・発達をとげている。しかし，子どもの病気によって母子関係が非常に強固になることがある。母親の不安が強くなり，子どもを自分の手もとに引き戻し，保護的で過干渉になるような場合である。このような場合の母

子は，内部境界が不明瞭となり，閉鎖的で柔軟性を欠いたシステムとなりやすい。親の心情を考えれば，当然の行動であるものの，子どもの成長・発達の面から考えると望ましいことではない。

### ● 健康問題をもつ子どもの家族に生じやすい混乱

　看護師は，密着しすぎた母子関係を正常に戻す支援が求められる。まず必要な支援は，母親のかかえている不安を十分に傾聴し共感することである。母親は，「自分が重要な症状を見逃してしまったのではないか」「もっと早く受診させていればこのようなことにならなかったのではないか」など強い自責の念をいだくことがある。こうした思いによって母親の視界が狭まり，病気の子どもだけしか見えなくなると，家族全体の関係性が大きく変化することになる。たとえば，ほかに養育が必要なきょうだいに気持ちが向けられなくなったり，夫との会話がなくなったりなどする。逆に，強い自責の念が，母親を子どもから遠ざけてしまうこともある。いずれの場合にも，看護師として大切なことは，母親の行動の背後にある思いに目を向けることである。自責の念の背後には，子どもを失うことへの恐怖があり，そこを支えることなしには行動の変化はおこらない。

　そのうえで，母親だけではなく家族全員が子どもの健康回復に向けた目標を共有し，子どもにかかわれるようなしくみづくりが必要である。それによって家族は，家族全員で子どもを支えているという思いをもつことができるようになる。

### ● 健康問題をもつ子どもの家族とのかかわりの実際

**事例から考える▶**　事例から健康問題をもつ子どもの家族へのかかわりについて考えてみよう。

---

**事例③　病児の母親の不安が引きおこす家族への影響**

　5歳の男児C君は，幼稚園児である。小児喘息（ぜんそく）の持病をもっており，季節のかわり目やストレスが喘息発作の引き金（がね）となる。専業主婦の母親は，C君が心配でたまらず，つねに母親の目はC君に集中している。C君には1歳年上の姉と，1歳年下の弟がいる。姉や弟は自由に外に出て遊ぶのに，C君だけはいつも母親が一緒で，気候のいい季節のあたたかな時間しか外遊びもできない。ある日，父親の「もうすぐ小学校に入るんだから，もう少し自分のことは自分でさせるようにしたらどうだ」という発言によって，夫婦関係が急激に悪化することになる。この両親の不仲をきっかけに，C君は喘息発作が頻発するようになった。

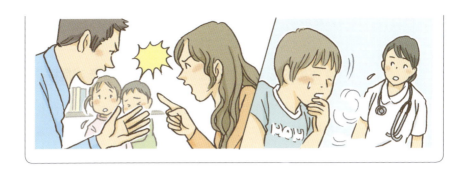

　小児喘息をもつC君家族の家族システムをアセスメントすると，母子サブシステムが非常に強固である。それは母親と3人の子どもたちではなく，母親とC君との間に築かれた特別なサブシステムである。もともと，家族システムにひずみがあり，父親の言葉によってシステムに揺らぎが生じた。夫婦関係はあやうくなり，より一層母親とC君との関係を強める結果となってしまった。C君にも複雑な力が作用し，喘息発作の頻発というかたちで問題が表面化している。したがって，母親とC君との内部境界を明確にし，C君の成長・発達に向けた適切な家族機能が発揮される家族システムへの転換が必要である。ただし，無理に母親とC君とを引き離すことは適切ではない。まずは，母親の心配を十分に傾聴することが必要である。母親とC君の関係の変化は，家族システム全体の変化につながることであり，健康な家族システムの構築に向けての大きな課題である。

## 2　保護を必要とする高齢者と家族

### ● 家族員が高齢である家族の特徴

　わが国の家族の特徴でみてきたように，夫婦のみの核家族世帯の3割は夫婦いずれかが65歳以上に達している（▶225ページ）。高齢夫婦の場合には，退院する患者も，また受け入れる家族も予備能力の低い状況である。夫婦だけで生活が維持できるのかどうか，配偶者が無理をして健康障害をおこしてしまうことはないかどうかを見きわめることは，看護の重要な役割である。問題がある場合は，家族以外のどこに支援を要請できるのかも含めて，十分に検討する必要がある。

　高齢者の多くは，家族について伝統的価値観をもっている。その中では，家族が家族内の病人の日常生活を世話することや，ともに療養生活を歩むこと，病人の心を支えることはごくあたりまえのこととしてとらえられている。しかし，3世代同居でたくさんの人手が家族にあることが一般的であったときには可能であったこれらのことは，高齢夫婦のみの世帯が増加した現在では1人の家族に負担が集中することになる。こうした高齢者の心の奥底にある心情をく

みながら，現実と折り合える生活をともに見つけることは，高齢者の家族を支えるうえで大切な看護の役割である。

### ●保護を必要とする高齢者の家族にひそむ危険

　家族は密室性の高い集団である。入院している間は多くの人の目によって患者も家族もまもられているが，自宅に戻ると，そこは第三者の目の届かない閉ざされた場である。虐待が発生する危険もあり，その介護される側の要因として，認知症による言動の混乱，身体的自立度の低さ，排泄介助の困難さなどがあげられている。一方，虐待をしてしまう側の要因には，介護負担やストレスの蓄積があげられている[1]。こうした事態を防ぐためには，国としての法を含めた整備が必要であるが，看護師としてできることもある。面会時に十分に介護者となる家族員とかかわり，家族員が病気になったという体験を受けとめることは大切である。

　とくに家族と患者との心的距離が近い場合には，家族自身の自己概念の大きな部分を占めている可能性がある。この場合，精神的には自分が病気になって障害が発生するのと同じくらいのダメージを受けていることを理解することが必要である。健康障害によって変化した患者を，家族が本当の意味で受容できているのかどうかを知ることは，退院後の家族の機能をアセスメントするうえで重要である。それをふまえたうえで，退院後の患者と家族の生活を十分に検討してみること，家族とともにそれが実現可能かどうかを検討し，検討の途中で生じる家族の気持ちにも耳を傾けることが大切である。

### ●保護を必要とする高齢者の家族とのかかわりの実際

**事例から考える▶**　事例から，保護を必要とする高齢者の家族システムへのかかわりについて考えてみよう。

> **事例④**　認知症の夫の在宅ケアで生じた妻の心理的問題と行動
>
> 　75歳のDさんは，85歳の夫Eさんと夫婦であり，半世紀にわたってともに歩んできた。すでに独立した子どもがいるが海外に赴任しており，夫婦だけで生活を維持してきた。DさんにとってEさんは尊敬する夫であり，とても頼りになる夫であった。これまで家族における重要な選択は，すべてEさんの決断により進められてきた。
> 　しかし昨年，Eさんは多発性脳梗塞を発症し，認知症の症状が急速に悪化した。退院後，自宅に戻ってきたEさんは，Dさんの心の中にあるEさんとはあらゆ

---

[1] 髙崎絹子監修：実践から学ぶ高齢者虐待の対応と予防．pp.3-4，日本看護協会出版会，2010．

る面で違っていた。Dさんは，最初は一生懸命ケアをしていたものの，しだいに怒りが込み上げてきて，「自分の夫はこんなことができない人ではない」「こんなのは私の夫ではない」「倒れる前のEさんに会いたい」という思いが強くなり，Eさんをどなる，無視するなどの精神的虐待や，つねる，たたくなどの身体的虐待，食事をつくらない，着がえをさせないなどの介護放棄（ネグレクト）をするようになった。このことは，Dさんの一部であった，りっぱな夫・頼りになる夫という自己概念に揺らぎが生じたためにおきたDさんの混乱を示している。久しぶりに帰国した息子が家に帰り，この状況を知ることとなり，脱水や栄養失調，けがを負うなど最悪の事態はあやういところで回避された。

退院する段階では，「認知症になっても夫は夫，自分にとってはなにもかわらないからだいじょうぶです」と笑顔を見せていたDさんであった。Eさんには認知症の症状はあるものの，ADLは比較的高く保たれており，杖が必要ではあるものの，排泄や入浴などのセルフケア行動はとれていた。医療チームは，年齢が離れており，比較的健康で体力もあり，社会性も高いDさんなら，Eさんを在宅でケアすることに問題ないと認識しており，退院して自宅に戻ることについて問題を感じていなかった。

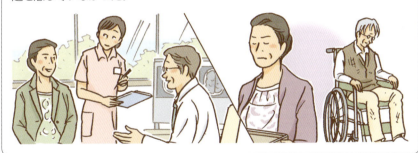

75歳のDさんと85歳の夫Eさん家族は，高齢の核家族世帯である。家族のセルフケア機能は著しく低下しており，Eさんの健康問題が生じることで解体へと向かっている。Eさんが担っていた機能が欠如すると，もはや家族システムとして機能することは困難である。しかし，そうした家族の状況についてアセスメントが十分でないまま，Dさんの力だけを頼りに療養の場を在宅へと移行している。

家族システムの視点から，DさんとEさんとの関係をアセスメントすると，Eさんの健康問題によって生じたDさんへの影響を知ることができ，そこからこうした危険についても予測することができたはずである。このように保護を必要とする余力のない家族の支援にあたっては，脆弱な家族システムに負荷をかけるのではなく，外部資源をどのように活用すればシステムを補強できるかを考えることが必要である。

## ゼミナール
### 復習と課題

❶ 自分の居住している地域の家族の特徴について調べてみよう。
❷ 自分の家族について,構造的側面,機能的側面からアセスメントしてみよう。
❸ 夫婦と未婚の子ども(18歳,15歳)の核家族世帯に,認知症の父親(70歳)を引き取ることになったという状況を想定し,日常生活の中で変化することを書き出してみよう。

**参考文献**
1) 小山眞理子:看護の対象.日本看護協会出版会,2011.
2) 無藤隆ほか:発達心理学入門Ⅰ──乳児・幼児・児童.東京大学出版会,1990.
3) 吉田沙蘭:がん医療における意思決定支援──予後告知と向き合う家族のために.東京大学出版会,2014.

人間関係論

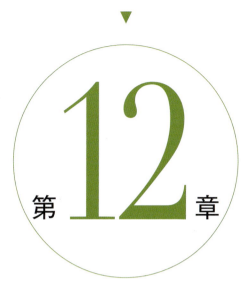

第12章

# 地域をつくる人間関係

> **本章で学ぶこと**
> □ 地域（コミュニティ）や社会の力について学ぶ。
> □ 地域の中での人間関係の力について学ぶ。

**地域とは** ▶ これまで保健医療における人間関係として，患者を取り巻く人間関係について学んできた。このほかにも，それぞれの人の暮らしの中にある人間関係，つまり**地域**の中での人間関係も，人の健康に影響を与える。

地域という言葉にはいろいろな意味がある。地域という表現で，単に場所や地方をさすこともあるが，この章で扱う地域とは，それにとどまらず人々の集まりや社会を含んでいる。**コミュニティ** community という言葉で表現されることもある。

**地域の人間関係と** ▶ 地域の中での人間関係のやりとりは，人の健康や安寧，幸福感に影響を及ぼ
**看護実践** すことがわかっている。地域での人間関係の力について理解することは，入院患者の退院支援や，地域で暮らす人の健康増進・回復を支援する看護実践に不可欠である。この章では，地域の中での人間関係と，地域をつくる人間関係について学ぶ。

# A 個人を取り巻く人間関係

人は誰ともかかわらずに生きることはできない。そして，たいていの場合には，居住している地域や，学校，職場，家族・親戚など，なんらかの特性をもった人の集まりとかかわりをもちながら暮らしている。地域での他者とのかかわりやつながりを**ソーシャルネットワーク**といい，ソーシャルネットワークの中で得られる支えを**ソーシャルサポート**という。

## ① ソーシャルサポートの定義

**ソーシャル** ▶ **ソーシャルサポート** social support は，人が他者とやりとりをする中で生じ
**サポートとは** るサポートのことである。ソーシャルサポートは私たちのまわりでも日常的に生じているし，私たちも頻繁に提供し，受け取っているものである。

あなたの家族や親しい人，知り合いで，なにかたいへんな経験をしている人がいた場合，あなたはどうするだろうか。たとえば，その人の話を聞いたり，慰めたりするかもしれない。自分が同じような経験をしたときの話，自分にとって役にたった対処方法や，相手の役にたちそうな情報を伝えるかもしれない。買い物を手伝ったり，かわりに家事を行ったりもするかもしれない。それらは

すべて，ソーシャルサポートである。なにかに向けてがんばろうとしている人を励ましたり応援したりすることなどもソーシャルサポートである。

このように，ソーシャルサポートは，人が社会の中で生きる際に出会うストレスや生活上の困難に対処しやすくなるような他者とのやりとりやその過程をいい，その範囲は広く多岐にわたる。

# ② ソーシャルサポートの分類

## 1 ソーシャルサポートの機能による分類

ソーシャルサポートの代表的な分類方法として，そのサポートがどのようなたすけとなるか，その機能で分類する方法がある。

**2つの分類▶** たとえば，苦しいときに話を聞いてもらうこと，体調がわるく買い物に出かけられないときにかわりに買い物をしてきてもらうことは，どちらもたすけとなる。これらのたすけを，その機能により，話を聞いてもらうことで心理的なたすけとなる**情緒的サポート**と，かわりに買い物をしてきてもらうことで実際的・実質的なたすけ（たとえば物理的・時間的なたすけ）となる**道具的サポート**（**手段的サポート**ともいう）の2つに分類する考え方がある。

**3つの分類▶** また，この2つに，自分の必要としているものを得る手段（入手できる場所や方法）を教えてもらうというような，情報や知識を得るたすけとなる**情報的サポート**も加えて3つに分類する考え方もある。

**4つの分類▶** ここまであげたのは，誰かの行動が誰かのたすけになっている（一方がなにかを提供して，もう一方が受け取る）という例であったが，サポートを提供することやサポートを得ることを意識していなくても，誰かの支えとなったり，たすけとなったりすることもある。たとえば，仲間と過ごすだけで気持ちが晴れた経験はないだろうか。このような，仲間と過ごすことや誰かとの交流も，お互いに意図はしていなくても，結果としてその相互関係からサポートを得ているととらえ，ソーシャルサポートの一分類（**交友的サポート**）とする考え方もある。

このように，ソーシャルサポートの考え方は幅広く，その機能による分類方法はいくつも提案されている。ここでは，①情緒的サポート，②道具的サポート，③情報的サポート，④交友的サポートの4つに分類する考え方を**表12-1**に示す。

## 2 ソーシャルサポートの提供元による分類

ソーシャルサポートを機能によって分類するほかに，提供元によって分類することもできる。

**個人と集団▶** ソーシャルサポートが発生する関係という視点から考えてみると，個人と個

▶表 12-1　ソーシャルサポートの機能による分類

| 分類 | 情緒的サポート | 道具的サポート | 情報的サポート | 交友的サポート |
|---|---|---|---|---|
| サポートを提供する側の行動の例 | ●話を聞く，共感する，見まもる | ●家事を手伝う・かわりに行う<br>●金銭的支援をする | ●役にたちそうな情報や資源を伝える | ●一緒に過ごす |
| サポートを受ける側への影響 | ●受けとめられたと感じる<br>●自分には価値があると感じる | ●実質的なものを得る<br>●自分の時間を得る | ●状況を理解するたすけとなる<br>●自分で対処することに役だてられる | ●交流を楽しむ，気晴らしができる<br>●所属感を得られる |

(Cohen, S. and Wills, T. A.：Stress, social support, and the buffering hypothesis. *Psychological Bulletin*, 98(2)：310-357, 1985 を参考に筆者作成)

人のやりとりのほかに，グループの集まりなど，集団の中でのやりとりからもソーシャルサポートは発生する。

▶私的な関係と公的な関係

また，家族や友人など，個人的なつながりや私的な関係の中でのサポート(**私的サポート，インフォーマルサポート** informal support)のみをソーシャルサポートとしてとらえる考え方もあるが，役所の職員や民生委員，訪問看護師などのサービス提供者や専門職などとの間の公的な関係から得られるサポート(**公的サポート，フォーマルサポート** formal support)もソーシャルサポートに含める考え方がある。

▶サポートの分類整理と看護実践

人により有している人間関係は異なり，また地域によって資源は異なり，個人を取り巻くサポート源は異なる。どのサポートがよいといった正解があるわけではない。ただ，いまあるつながり(ネットワーク)やサポートを整理してみることで，今後活用できるソーシャルサポートを考えたり，サービスを調整したりすることに役だてることもできる。

# ③ ソーシャルサポートの効果

▶サポートと仕事の関係

ソーシャルサポートから得るよい影響としては，状況に対処することのたすけになる，気分がよくなる，やっていけると思えるようになる，体調がよくなることなどがおこりうる。たとえば，看護師の職場の上司や同僚からのソーシャルサポートが高いと，仕事に対する満足度が高く，ストレス反応やバーンアウトの度合い，欠勤日数や離職率は低いことが研究で示されている。

▶サポートと健康の関係

職場の人間関係に限ったことではなく，ソーシャルサポートは，人の感情や認知，行動にはたらきかけて，精神的健康や身体的健康に影響を与えることがさまざまな研究により明らかになっている。ソーシャルサポートは，疾患に罹患するリスクやその悪化，あるいは疾患からの回復にかかわっているといわれており，ソーシャルサポートの有無・程度と死亡者数，精神疾患や身体疾患へ

の罹患率，慢性疾患への順応や回復との関連が実証されている[1]。

**効果に影響する要素** ▶ ただし，ソーシャルサポートは，タイミングやサポートの提供者，サポートの機能の種別によっても効果が異なる。ソーシャルサポートの効果に影響するものを表12-2に示す。

**サポートの授受** ▶ また，ソーシャルサポートは，周囲から受け取るばかりではなく，周囲に提供しているものでもある。サポートを提供しようと思って行っていることではなかったとしても，誰かを支える，誰かの役にたつということは，提供する側にもよい効果をもたらす。そして，受け取るだけ，提供するだけでなく，相互性があるということも重要な点である。サポートの関係に相互性がない場合には，不公平感や腹だたしさ，罪悪感や恥の感覚などのマイナスの影響もおこりえることが指摘されている[2]。

地域在住高齢者のソーシャルサポートの授受について28の研究結果を分析した山埜らの調査によると，サポートを受けることよりもサポートを提供することのほうが，健康状態によい影響を与えたり，生活満足度を向上させたりする効果がある，ソーシャルサポートの授受のバランスがとれていることが心理的な健康の促進に重要であるといった研究結果が報告されていた[3]。

このように，ソーシャルサポートは，受け取ることだけではなく，誰かとのサポートのやりとり全体に，その効果や意義があると考えられる。また，人間関係の中のやりとりを，サポートを受け取ることと与えることに厳密に分けることはできないため，ソーシャルサポートの効果を考える際には，授受どちらも含めて考えるとよいだろう。

▶ 表12-2 ソーシャルサポートの効果に影響するもの

- サポートの量
- サポートのタイミング
- サポートを提供する人が誰であるか（配偶者，友人，上司，同僚など）
- ソーシャルネットワークの構造（ネットワークの密度など）
- サポートの機能（情緒的サポート，道具的サポートなど）

(Shinn, M. et al.：Social interaction and social support. *Journal of Social Issues*, 40(4)：55-76, 1984 による)

---

1) シェルドン・コーエンほか編，小杉正太郎ほか監訳：ソーシャルサポートの測定と介入. pp.3-34, 川島書店，2005.
2) Buunk, B. P. and Hoorens, V.：Social support and stress：The role of social comparison and social exchange processes. *British Journal of Clinical Psychology*, 31(4)：445-457, 1992.
3) 山埜ふみ恵ほか：地域在住高齢者のソーシャルサポートの授受に関する文献検討. 大阪医科大学看護研究雑誌 6：94-103, 2016.

# B ピアサポートを通した人間関係

先に述べたように，他者と人間関係をもつことは，互いへのサポートにつながっており，集団に参加することで，健康によい影響がもたらされることも多い。どのような人と人とのつながり，どのような集団であっても，人と人との支え合いは生じる。それが，先に述べたソーシャルサポートであるが，とくに共通の経験や困難を有する人との関係や，それらの人との間で経験する支え合いをピアサポートとよぶ。

## ① ピアサポート

### 1 ピアサポートとは

ピア peer とは，仲間，友人，同級生，同僚など，対等な関係にある者であり，**ピアサポート peer support** とは，ピアによるサポート，つまり対等な関係にある者によるサポートである。たとえば，仲間どうしで勉強を教え合う，友人どうしで悩みを話し励まし合う，などはピアサポートである。これに対して，教員から勉強を教わる，カウンセラーに悩みを話すことなどはサポートではあるが，立場の異なる者とのやりとりなので，ピアサポートとはいわない。

医療の場面でピアサポートという場合には，ある障害や疾患，困難を経験した者どうしなど，困難に関する属性を共通してもつ者どうしのサポートをさすことが多い。

### 2 ピアサポートの効果

ピアサポートは，同じ立場にいる仲間どうし，同じ経験をもつ者どうしなので，互いの困難について理解しやすい，共感しやすいという点が，一番のメリットであると考えられる。その状況を体験したことのない人には想像できないことも，その体験をした者どうしでは，説明をしなくてもわかってもらえたり，自分では言葉にできなかったことを言葉にして言ってもらえたりということがピアサポートの場ではおこりやすい。

また，同じ経験を経た人の体験を聴くことで，自分なりの対処法を見つけるきっかけになることもある。さらには，仲間どうしの支え合いにより，所属の感覚を得ることができたり，自分も誰かのたすけになれる，と自己効力感が向上したりすることが報告されている[1,2]。

## 3 ピアサポートの提供される形態

　ピアサポートには，個人的な関係の中で自然発生的に生じるほかに，ピアサポートが生じるような場をつくって提供される形態もある。たとえば，同じ経験を有する者どうしで集まることで，ピアサポートが生じやすくなる。このほかに，ピアサポートを提供するための構造をつくり，ピアサポートが提供されることがある。

　ピアサポートが提供される形態を**表 12-3** に示す。

▶**セルフヘルプグループ**　ピアサポートが提供される場としてまずあげられるのが，**セルフヘルプグループ**（自助グループ）とよばれる，仲間（ピア）どうしのグループである（▶258 ページ）。セルフヘルプグループは，そこに参加する人々（ピア）が互いに支え合うことがほとんどであり，通常の場合はたすける人やたすけられる人といった固定された役割はない。

▶**サービス提供者の雇用**　このほかに，既存の組織や機関でピアサポートを提供する人（サービス利用者と同様の経験を有する人）を雇用し，サポートサービスを提供するという形態もある。この場合には，サービスを提供する側とサービスを利用する側という区別は生じる。しかし，利用者と同様の経験を有するわけではない支援専門職だけによるサービスよりも，利用者と同様の経験を有する（ピアである）サービス提供者がいることで，より利用者の役にたつサービスを提供できたり，利用者と同様の経験を有するわけではないスタッフの理解が深まったりすることが報告されている[3]。

▶表 12-3　ピアサポートの形態

| 形態 | 内容 |
|---|---|
| 個人的な関係 | 仲間や友人など，個人的な関係の中で支え合う。 |
| セルフヘルプグループ，サポートグループ | 共通の経験を有する人たちが集まり，互いに対等な立場で互いに支え合う。対面の集まりのほか，インターネットを介してのグループなどもある。 |
| ピアサポートを提供する人の雇用 | サービスを提供する組織にピアサポートを提供する人が雇われて，ピアによるサポート（支援，相談・カウンセリングなど）を提供する。 |
| ピア運営プログラム | ある経験をした人たちで組織を運用し，共通の経験を有する人たちにサポート（サービス）を提供する。 |

1) Miyamoto, Y. and Sono, T.：Lessons from peer support among individuals with mental health difficulties：A review of the literature. Clinical Practice & Epidemiology in Mental Health, 8：22-29, 2012.
2) 金文美ほか：事例でわかるピアサポート実践——精神障害者の地域生活がひろがる．中央法規出版，2014.
3) Miyamoto, Y. and Sono, T.：前掲論文.

**ピア運営プログラム**　また，当事者で組織を運用し，同じ困難を有する人（ピア）へのサポートを提供したり，その困難について社会にはたらきかけたりすることでその困難を有する人の暮らしに貢献するような，ピア運営プログラムの形態もある。

## ② セルフヘルプグループ

**セルフヘルプグループとは**　セルフヘルプグループ self-help group は，自助グループともよばれ，共通の経験あるいは困難やニーズをかかえる人たちが自発的に参加し，互いの支えとなったりする場であり，ピアサポートが相互に提供される場である。世界，日本の各地にあり，さまざまな経験を有する人たちによるグループが広がっている。セルフヘルプグループの例を**表 12-4** に示す。

**効果と機能**　セルフヘルプグループには，互いの経験について理解しやすく，共感しやすいというピアサポートの効果がある。

このほかにも，これまでは支援を受ける立場だった自分が，誰かの支援をする役割を果たすことができる，と自分に対する認識や自己効力感が向上する効果や，ほかの人の考え方を知ることで自分の困難に対するとらえ方がかわるなど，さまざまな効果がある。セルフヘルプグループの効果と機能を**表 12-5** に示す。

なお，自発的・自主的な参加であるということが，セルフヘルプグループの特徴であり，集まるように言われて誰かに集められるグループはセルフヘルプグループではない。セルフヘルプグループの条件を**表 12-6** に示す。

**支援専門職のかかわり**　共通の経験や問題を有する対等な人々の集まりであるということを重視して，支援専門職がいないことをセルフヘルプグループの条件とする考え方もあり，

▶表 12-4　セルフヘルプグループの例

| 参加者 | グループの例 |
|---|---|
| アルコール依存症を経験した本人 | アルコホリクス-アノニマス Alcoholics Anonymous（AA），断酒会 |
| 薬物依存症を経験した本人 | ナルコティクス-アノニマス Narcotics Anonymous（NA） |
| 薬物依存の問題をもつ人の家族や友人 | ナラノン Nar-anon |
| ギャンブル依存を経験した本人 | ギャンブラーズ-アノニマス Gamblers Anonymous（GA） |
| ギャンブル依存の問題をもつ人の家族や友人 | ギャマノン Gam-anon |
| 摂食障害を経験した本人 | オーバーイーターズ-アノニマス Overeaters Anonymous（OA） |
| 自死遺族 | 自死遺族の会，分かち合いの会 |

ほかにも，セクシャルマイノリティ（性的少数者，LGBT），家族を介護する人，性暴力や性被害にあった女性の参加する会などがある。

▶表12-5 セルフヘルプグループの効果と機能

- 被援助者であった人がセルフヘルプグループでは援助者の役割を果たす。
- 自分が役にたっていると感じ、自尊感情を回復できる。
- 自分自身の問題を理解しやすくなる。
- 新たな考え方が示されることで新たなとらえ方ができる。
- 仲間集団をもつことで孤独感から解放され、居場所と役割を得ることができる。
- メンバーの中に「目標像」「先輩」「反面教師」などのモデルを見つけることができる。
- 体験的知識(メンバー自身が経験したことから得た知識)に基づいた援助を得ることができ、実用的で包括的である。

(谷本千恵:セルフヘルプ・グループ(SHG)の概念と援助効果に関する文献検討――看護職はSHGとどう関わるか.石川看護雑誌1:57-64, 2004を参考に筆者作成)

▶表12-6 セルフヘルプグループの5条件

| 条件 | 内容 |
| --- | --- |
| ①会の目的 | 会のメンバーが問題に対処したり、心理的機能を向上し、効果的に暮らしていくことを支援したり、たすけたりする。 |
| ②会の創設や承認 | 外部の機関や権威からではなく、そのグループのメンバーによるものである。 |
| ③支援者 | メンバーはピア(仲間)としての関係性の中で互いをたすける。グループのメンバーの技術・知識・関心が支援のみなもとであり、専門職者が参加したとしても補助的な役割である。 |
| ④構成 | 共通の人生経験や問題を有するメンバーにより構成される。 |
| ⑤管理 | 構造や運用はメンバーの管理下にある。 |

(Levy, L. H.:Self-help groups:Types and psychological processes. *The Journal of Applied Behavioral Science*, 12(3):310-322, 1976による)

セルフヘルプグループへの支援専門職のかかわりはつねに議論されている。支援専門職がかかわっているセルフヘルプグループもあるが、支援専門職との距離によっては、これまでの支援関係や依存関係がグループ内にもち込まれてしまうこともある[1]。

▶サポートグループ　なお、特定の困難や障害をかかえる人たちが対象であることは同じだが、支援専門職などの当事者以外がかかわるグループをサポートグループとよぶこともある。サポートグループとセルフヘルプグループをとくに使い分けずによぶこともあり、これらの違いはあいまいである。

## ③ 患者会

▶患者会とは　ある特定の疾患を有する患者の集まり、あるいは同じ病院を利用する患者の

---

1) 相川章子:精神障害ピアサポーター――活動の実際と効果的な養成・育成プログラム. p.10, 中央法規出版, 2013.

▶表12-7　疾患別患者会の例（2023年8月現在）

- 1型糖尿病（IDDM）全国インターネット患者会
- PADM 遠位型ミオパチー患者会
- アイザックス症候群りんごの会
- ウィルソン病友の会
- 日本アレルギー友の会
- つくしの会　軟骨無形成症患者・家族の会
- PID つばさの会　原発性免疫不全症候群患者と家族を支える会
- ベーチェット病友の会
- リンパ脈管筋腫症患者と支援者の会
- 全国膠原病友の会
- 再発性多発軟骨炎（RP）患者会
- 口唇・口蓋裂友の会
- 表皮水疱症友の会（DEBRA JAPAN）
- 線維筋痛症友の会
- 血管腫・血管奇形の患者会
- 特発性大腿骨頭壊死症友の会
- 骨形成不全友の会　など

集まりなどに，**患者会**がある。患者会も互いに共通の経験を有する者の集まりである。

**種類と規模▶**　患者会は，患者によって自発的に結成され，自主的に運用されるセルフヘルプグループの形式であることもあれば，病院職員など組織職員や家族が運用を行って患者は参加者として参加する形式のものもある。

　また，疾患別の患者会や，さまざまな疾患が含まれる患者会（難病，精神疾患などの大きなくくりなど），医療機関が運用している患者会，行政主導の患者会などがあり，ある特定の小さな地域での患者会もあれば，全国組織を有する患者会など，さまざまである。表12-7に疾患別の患者会の一部を示す。

**効果と機能▶**　患者会は，セルフヘルプグループの効果や機能（互いにたすけ合い支え合う，自分の状態の理解をたすけ知識を深める）のほかに，社会へはたらきかけるという役割を有していることもある。患者の経験について社会へ知らせ，環境整備や対応の必要性について社会にはたらきかけるといったことがある。

---

**事例　地域の資源を患者につなぐ**

　Aさんは大学に通う20代の女性。ふらふらして歩けないなどの症状があり，いくつかの医療機関を受診したあとに，多発性硬化症の疑いで神経内科のある病院へ入院した。診断が確定したAさんは，看護師から多発性硬化症のことや今後の再発予防のための治療に関する情報と，多発性硬化症を有する人たちの患者会について教えてもらい，その患者会の開催する交流勉強会のチラシをもらった。

　それまで患者会というものの存在を知らなかったが，退院後にチラシに記載されていた交流勉強会に参加してみた。自分が罹患するまで聞いたことのなかった多発性硬化症という病気を有する人たちが全国にはたくさんいることを知り，また，同じ病気を有する人たちの生活の工夫や治療について聞くことができた。いまではその患者会に入会し，同じ病気を有する人たちと学んだり，励まし合ったりしている。

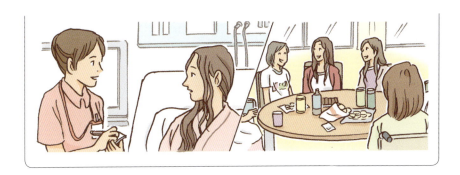

看護師のかかわり ▶ 上記の事例にあるように，看護師は医療だけでなく患者会などの情報を伝え，地域にある資源に患者をつなぐことも役割の1つである。情報を伝える場合には，できるだけ具体的に，チラシやパンフレットがある場合にはそれらを渡しながら患者に伝えることで，患者は行動をおこしやすくなる。

## ④ エンパワメント

ここまで，ピアサポートや，セルフヘルプグループなどの同じ経験を有する人の集まりについて紹介してきた。ピアサポートや，経験を同じくする人たちの集まりには，エンパワメントの力がある。

エンパワメントとは ▶ エンパワメント empowerment とは，本来もっている力を発揮できない環境や状況にある人がその力を発揮できるようになっていくこと，本来もっていた力を奪われた状態にあった人がその力を取り戻していくことである。力を発揮できない状況とは，たとえば，社会への参加を妨げるような物理的な環境であったり，社会的に虐げられる状況（誰かからのレッテルはり，偏見や差別など）であったり，自分を弱い存在であると感じるような状況である。そのような状況では，自分の考えを発言したり，自分の権利を主張してはならないと感じたり，自分のことを決める力が自分にはないと感じたりする。そのような状況にある人が，本来の力を発揮し，自分自身の暮らしや環境をコントロールできる状態へとかわるその過程や，自分には力があると感じるようになることも，エンパワメントに含まれる。

当事者の権利・力 ▶ 社会や外的環境が誰かの力を奪っていたり，力を発揮できていない状況にしているとしたら，その環境を是正したり要因を除去したりすることはエンパワメントにつながる（▶図12-1）。エンパワメントの考え方は，障害を有する人などが，社会の中で奪われているあたり前の権利を取り戻して本来の力を発揮していこうとする権利擁護の動きとも関係している。

看護師のかかわり ▶ 人が自分の力に気づき，自分の力を取り戻すにあたっては，ピアサポートはとても有用である。また，ピアサポートの関係でなくても，エンパワメントを支援することは可能である。支援に携わる際には，たとえ自分の力を発揮でき

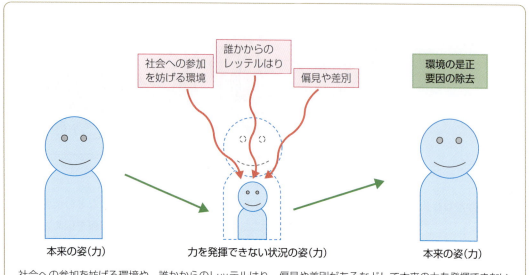

▶図12-1 エンパワメントとは

なくなったとしても，自分の力を自分で取り戻すことが人には可能であるということを，支援者がいつも知っている必要があるだろう。

対象者に対して支援者が力を与えるわけではない。また，そこにある問題を支援者が勝手に解決するのでもない。対象者が自分のもっている力や可能性に気づき，対象者が自身で自分の本来の力を取り戻すことに協力する，ということがエンパワメントの考え方において重要である。

## ⑤ リカバリー

**リカバリーとは** ▶ ピアサポートやエンパワメントを考えるにあたって重要な概念が**リカバリー** recovery である。リカバリーとは回復のことである。医療の分野で回復というと，状態や機能の回復を思い浮かべることも多い。この意味の回復のほかに，おもに精神保健領域では，人間性の回復，自分の人生を取り戻すことをリカバリーとよぶ。

リカバリーの考え方のルーツには，重度の身体障害のある人やその家族によって始められた，自立生活運動がある。これは，障害や病を有することと，自分の望む暮らしをしていくことができないということは同じではなく，機能が戻らなくても自分の望む暮らしや人生は実現可能である，という考え方である。

**当事者の権利・力** ▶ 当事者といわれる人々が自分の経験や自分の望むことについて声をあげはじめたことから，この考え方がいかに重要であるかに医療者も気づきはじめた。

それまで，障害や病を有する人は「治療や支援の必要な人」「患者」「障害者」として扱われ，1人の人間や地域社会の構成員として扱われることは少なかった。そして，意見を聞かれることなく，医療者や周囲の者がその人にとってよいと思う環境を提供することが多かった。

しかし，障害を有していてもいなくても，人間には1人ひとりにさまざまな願いや好みがあり，自分の人生を自分で決める権利もあるし，その力もある。支援者などの他者にそれまで奪われてしまっていた自分の人間性や人生を取り戻すこと，自分に力があるという感覚を回復することをリカバリーという。リカバリーは，精神保健領域で近年とくに重視されているが，精神障害を有する人に限らず，どのような障害でも，あるいは障害の有無にかかわらず，重要な考え方である。

**看護師のかかわり ▶** とくに医療者は，患者や対象者の機能の回復や疾病の治癒に焦点をあてたり，保健医療サービスを患者が受療するかにばかり目がいってしまいがちである。人間1人ひとりにもともと力があることを知っていること，個人の周囲にはさまざまな人間関係があること，人が集まることにより生じる力があることに意識を向けることが重要である。

# C 人間関係の集合としての地域の力

これまで，人の集まりや人間関係の中にあるつながりや支え合いについて学んできた。この項では，このような集団の中のつながりや支え合いを，その社会のもつ力ととらえる考え方について学ぶ。

## ① ソーシャルキャピタル

### 1 ソーシャルキャピタル（社会関係資本）とは

ソーシャルキャピタル social capital は，日本語では**社会関係資本**と訳される。資本といっても，金銭や利益に換算してはかるものではなく，その地域における人々の間のつながりや協調性など，地域社会（コミュニティ）のもつ"力"を資本としてとらえる考え方である。

ソーシャルキャピタルについて，稲葉は，「わかりやすく言えば，人々が他人に対していだく『信頼』，それに『情けは人の為ならず』『お互い様』『持ちつ持たれつ』といった言葉に象徴される『互酬性の規範』，人や組織の間の

『ネットワーク（絆）』ということになる」と説明している[1]。

**ソーシャルキャピタルの測定** ソーシャルキャピタルは，信頼，互酬性の規範，ネットワークなどさまざまな軸があるため，その程度を一概に比較することはできない。しかし，なにか困っていそうな人がいるときに，声をかけたりお互いにたすけ合う地域，日ごろからつながり合っている関係性のある地域は，コミュニティの力，つまりソーシャルキャピタルがゆたかな地域であるといえる。ソーシャルキャピタルのゆたかさの測定には，その地域に暮らす人々の他者に対する信頼感，ボランティアグループや市民活動への参加，選挙の投票率，犯罪発生率など，さまざまな指標が用いられている。

## 2 ソーシャルキャピタルの効果

**地域住民の健康への影響** ソーシャルキャピタルがゆたかであると，犯罪率の低さ（治安のよさ），健康や教育，経済によい影響を及ぼすということがいわれており，とくに現在は，ソーシャルキャピタルと健康の関係が注目されている。ソーシャルキャピタルが，その地域住民の健康によい影響を及ぼすメカニズムが明らかになっているわけではないが，地域社会が結束している（ソーシャルキャピタルが高い）ことで，ソーシャルサポートの提供が容易となる。地域社会が結束していると健康上の規範が強化され，逆に孤立していると喫煙・飲酒・過食に陥りやすい。地域社会が結束していると質の高い医療サービスを確保しやすいなどの事例が報告されており[2]，こういったこともソーシャルキャピタルが健康に影響を及ぼすことに関係していると考えられる。

**さまざまな対象者の健康への影響** ソーシャルキャピタルは，集団の中でのつながりや信頼関係を生み出す資源・力である。地域のソーシャルキャピタルと地域住民の健康の関係以外に，職場のソーシャルキャピタルと従業員の健康の関係，学校でのソーシャルキャピタルや家族内でのソーシャルキャピタルと子どもの健康の関係など，さまざまな研究が進められている。

# ② ソーシャルキャピタルを高める取り組み

**保健補導員制度** 地域の力が高まり，その地域の人々の健康にもよい影響を及ぼしている取り組みとして有名なものに，長野県の保健補導員制度がある[3,4]。

> 保健補導員制度は，終戦直前の 1945（昭和 20）年 4 月に，高甫村（現在は須坂市）で，当時の食糧不足，過労，寄生虫，伝染病，母乳不足などの対応に奮闘してい

---

1) 稲葉陽二：ソーシャル・キャピタル入門――孤立から絆へ．p.1, 中央公論新社，2011.
2) 稲葉陽二：上掲書．pp.88-107.
3) 稲葉陽二：上掲書．p.101.
4) 今村晴彦ほか：コミュニティのちから――"遠慮がちな"ソーシャル・キャピタルの発見．pp.11-106, 慶應義塾大学出版会，2010.

た保健婦（大峡美代志さん）の活動に協力したいという村人ら住民の申し入れによりつくられた。最初は婦人会のメンバーが任期2年，15名で協力しており，その後近隣の村にも広がって，1958（昭和33）年には須坂市全域に保健補導員制度が導入された。保健補導員は，結核や伝染病の予防，母子・乳幼児の健康保持，民生委員との連携，健康に関する啓発活動，栄養改善，検診の手伝いや検診の通知配布などの活動を実施してきた。

　保健補導員は研修会に参加し，みずからが健康についての知識を得て，それらを地域のほかの人にも伝えるという役割をもち，この過程で保健補導員は健康について学習し，自身の家族や周囲に広げる存在となる。保健補導員の任期が終わると，また別の地域住民がその地区の保健補導員となり，研修を受ける。自分たちの健康を自分たちでつくり，まもるという意識をもち，周囲の人々とつながりのある市民が増えていくという制度である。現在もこの制度は続いており，保健補導員の体験者は須坂市だけで，50年間で6,150人をこえている。

　現在，保健補導員（ほかの呼び名もあり）は長野県のほぼ全市町村に組織されている。

　このように，その地域を構成する住民が知識を得たり，地域の中で役目を得て他者とつながるしくみをつくったりすることも，地域の力を高め，引き出しやすくする1つの方法であろう。

**看護師のかかわり** ▶　このような決められた役割やしくみがない地域でも，たとえば，医療機関に勤務する看護師が積極的に地域の防災会議や医療福祉連携会議，地域での催しに参加することで，地域で活動する人々と顔見知りになり，地域でおきていること，地域に存在している資源や必要とされている支援を知ることができる。また，医療者が地域に出るだけでなく，病院の催しを地域の人に公開することも，地域の中で組織や個人とのネットワークを築くことにつながり，地域の力を高めることに貢献できる。

**7つのツール** ▶　このほかに，その地域の力を発揮しやすくするための方策として，コミュニケーションをよくするなどの7つのツールを今村らが提案している（▶表12-8）。

▶表12-8　地域の力を発揮しやすくするための7つのツール

① コミュニケーションをよくする
② きっかけをつくる／誘う／巻き込む
③ 一緒に汗をかく
④ 自分から動く
⑤ 成果の可視化／共有
⑥ 論理で正面突破する（論理的，合理的なルールをつくる）
⑦ 実践を促進するためのルールをつくる

（今村晴彦ほか：コミュニティのちから——"遠慮がちな"ソーシャル・キャピタルの発見．pp.302-304，慶應義塾大学出版会，2010による）

**多様性と暮らしやすさ**

さらに，自殺の少ない地域の特徴を検討した岡の調査では，自殺の多い地域ではみられなかったが自殺の少ない地域でとくにみられた要素として，「いろんな人がいてもよい，いろんな人がいたほうがよい」という多様性を重視する価値観，既存の枠組みにとらわれない「人物本位主義」，「どうせ自分なんて，と考えない」といった主体的に社会とかかわる姿勢，「病は市に出せ」「ゆるやかにつながる」といった弱さを出してたすけを求めやすい環境，をあげている[1]。

「病は市に出せ」の病とは，病気のことだけでなく，家庭内のトラブルや生きていくうえでのあらゆる問題を意味しており，また，市とは公開の場をさす。体調がおかしかったり，なにかトラブルがあったりしたときにはとにかく早く開示することで，周囲がなにかしら対処法を教えてくれる。また，悩みやトラブルを隠して耐えて取り返しのつかない事態にいたる前に周囲に相談せよという教えである。他者はたすけとなり信頼できる存在であるという価値観が根底にある考え方であろう。

多様性を重視する価値観があること，弱さを出したりたすけを求めたりしてよいと思える環境は，誰にとっても暮らしやすく，それぞれの力を発揮しやすい環境であると考えられる。地域をこのようなものとしていくための考え方や取り組みについて，次項で紹介する。

# D 人間関係の力が最大になる社会

ここまで地域の中の人間関係が有する力について学んできた。それでは，その人間関係が有する力が最大になるような社会とはどのような社会だろうか。それを考えるにあたって，重要な概念であるノーマライゼーションと共生社会について，さらにそれらを実現する施策についてここで紹介する。

## ① ノーマライゼーション

**ノーマライゼーションとは**

ノーマライゼーション normalization とは，障害をもつ人などの生活を，人間として通常の（ノーマルな）生活にできるだけ近い生活にしていくこと，その生活の質を高めていくことである。もとは知的障害を有する人たちの生活を考えるにあたって，デンマークのバンク-ミケルセン Bank-Mikkelsen によって提唱され，スウェーデンのニィリエ Nirje, B. によって，どのような社会のどの

---

1) 岡檀：生き心地の良い町――この自殺率の低さには理由がある．p.94，講談社，2013．

ような年齢層にも適用できる原理として定義された（▶表 12-9）。いまではさまざまな障害を有する人，社会的少数者（マイノリティグループ）や，貧困・高齢などさまざまな理由によりふつうの生活を送りにくくなっている人の環境や処遇の改善にも，大きな影響を与えている。

▶ 環境・社会への はたらきかけ

ノーマライゼーションは，ふつうの生活を送りにくくなっている人（対象者）を訓練して「ふつう」の人に近づけようという考え方ではない。ノーマライゼーションは，対象者がふつうの生活を送ることをさまたげている環境（社会の構造やサービスの構造，人々の考え方など）にはたらきかけ，誰もが人間としてふつうの生活，あたり前の生活を送れるようにすることである。

その地域社会を構成している人々すべてにノーマライゼーションの原理が適用されているかという視点で考えてみると，この社会にも改善すべき箇所がまだまだたくさんあることに気づくだろう。たとえば，支援や介助を受けている人々の暮らすグループホームや障害者福祉施設，児童養護施設，高齢者施設での生活はどうだろうか。

▶ 表 12-9　ノーマライゼーションの原理の 8 つの要素

| 要素 | 内容 |
| --- | --- |
| ① 1 日のふつうのリズム | ●ベッドから出る。着がえて顔を洗う。食事をする。<br>●大人数での食事があったとしても，あたり前の家族的環境，気が休まり楽しめるような環境である。 |
| ② ふつうの生活上の日課 | ●ふつうは，住んでいる場所とは別のところにある職場や学校に通い，さまざまな場所で余暇活動をする。このため，たとえば，生活している場所で訓練や治療を受けたり，レクリエーションをしたりしているとしたら，ふつうとはいえない。 |
| ③ 1 年のふつうのリズム | ●ふつうは，年間行事として家族にとっての大切な日を祝ったり，長期休暇でリフレッシュしたりする。<br>●季節に応じた服装をして，季節に応じて休む期間がある。 |
| ④ ライフサイクルを通じてのふつうの発達的経験 | ●子どもは子どもに適した環境で育ち，その世話をする大人が頻繁に交代したりはしない。<br>●若年期や青年期に同じ世代の人たちと過ごす。<br>●成人したら大人として扱われ，できるだけ自立した生活を送る。老年期になってそれまでの住居から離れることになっても，できるだけ住み慣れた地域に近いところに住む。 |
| ⑤ 本人の選択や願いの尊重 | ●可能な限り本人の選択や願いが尊重される。 |
| ⑥ 自然なかたちで男女がともに住むこと | ●ふつうの社会と同じように，どちらの性もいる環境で暮らす。 |
| ⑦ ふつうの経済水準 | ●基本的生活を送ることのできる経済水準を保障する。<br>●住まいなどの必要経費のほか，自分の使うものを自分で選んで買うことができるようなお金も必要である。 |
| ⑧ ふつうの環境水準 | ●ふつうの地域のふつうの家に住み，ふつうの市民と同じように暮らす。 |

(Nirje, B.：The normalization principle and its human management implications. *The International Social Role Valorization Journal*, 1(2)：19-23, 1994 を参考に筆者作成)

## ② ソーシャルインクルージョンと共生社会

**社会的包摂と社会的排除** ▶ ソーシャルインクルージョン social inclusion とは，**社会的包摂**とも訳され，どのような人も社会の構成員として社会に参加することをさす。一方，物理的には存在しているのに，まるでその社会の一員ではないような扱いを受けていたり，社会に参加できずに排除されていたりする状況をソーシャルエクスクルージョン social exclusion，**社会的排除**とよび，この状況は重大な社会的課題の1つである。障害がある，住む家がない，貧困などの状況にいることで，社会的排除をされることがあるという現状がある。

**共生社会とは** ▶ 多様で違いのある人々がいる状況で，社会的排除をされている存在をそのままにすることなく，社会を構成する人々がそれぞれの多様性や違いを認め合う社会，どのような特徴を有していても社会に参加し，社会を構成している存在であると自身で感じられる社会，どのような人も社会に貢献できるような社会となるよう取り組む対応が，社会的包摂である。そして，これらが実現された社会が**共生社会**である。社会的排除がおきている状態と，社会的包摂が実現された社会の模式図を，**図 12-2** に示す。

共生社会とは，多様な人々がともに暮らす社会，これまで社会参加できるような環境になかった障害者なども社会に参加し，社会に貢献することができる社会である。先の項でも述べたように，多様性を認め合って暮らすことのできる地域は，誰にとっても生きやすい。多様性を認め合える社会を実現するためには，多様な存在が地域でともに暮らし，ともに参加する社会を形成することが必要である。

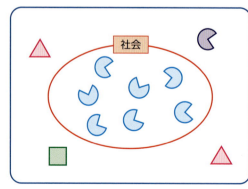
a. 社会的排除がおきている社会
社会の外に排除されている人々がいる。

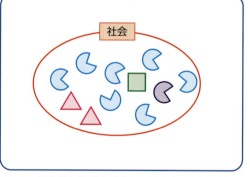
b. 社会的包摂が実現された社会（＝共生社会）
多様な人々がともに社会を構成している。

▶ 図 12-2　社会的排除と社会的包摂の模式図

# ③ バリアフリーと障害者差別解消法

　共生社会を目ざしていくためには，誰もが社会に参加できる，誰もが生活しやすい環境をつくる必要がある。このような環境をつくるために重要な考え方がバリアフリーである。

　また，障害の有無にかかわらず，誰もが分け隔てなく社会に参加できることを目ざした「障害を理由とする差別の解消の推進に関する法律」（障害者差別解消法）が 2016（平成 28）年に施行された。

## 1 バリアフリー

**バリアフリーとは▶**　バリアフリーとは，バリア barrier をなくす free ことである。ここでいうバリアとは，社会生活に参加しにくくさせているものをさし，生活するうえでの物理的な障害や，社会に参加するにあたっての障壁をさす。

**さまざまなバリア▶**　たとえば，車いすを利用する人にとっての段差や階段は，生活するうえでの物理的な障害である。段差がない場所であれば，自分でどこにでも移動できるのに，その段差があることで誰かに介助を依頼しなければならないということは社会参加にあたっての心理的な障壁にもなる。このように，段差のある場所や階段しかない場所は，車いすを利用する人にとってのバリアである。また，参加したいと思っている場（仕事や余暇など）に，車いすで利用できるトイレがない，エレベーターがないなどの理由で参加できない状況もバリアといえる。

**バリアのなくし方▶**　このため，段差をなくす，誰でも使えるエレベーターを設置する，車いすでも利用できるトイレを設置することはバリアフリーの 1 つである。ただし，バリアがあるのは，車いすを利用する人，身体障害のある人だけに限ったことではない。精神障害，知的障害，高次脳機能障害，視覚障害，聴覚障害などの障害を有する人，さらに高齢者や乳児づれの人など，それぞれの人の有する困難や特徴に応じて，社会に参加するうえでの妨げとなっているバリアはさまざまである。また，社会に存在する差別や偏見などもバリアである。社会生活に誰もが参加できるようにするために，環境側にあるバリアをなくすことがバリアフリーの考え方である。

## 2 障害者差別解消法

　障害者差別解消法は，すべての国民が，障害の有無によって分け隔てられることなく，相互に人格と個性を尊重し合いながら共生する社会の実現に向け，障害を理由とする差別の解消を推進することを目的に施行された。障害のある人もない人も，互いにその人らしさを認め合いながら，ともに生きる社会をつくることを目ざしている。ここでは，不当な差別的取り扱いを禁止し，合理的配慮の提供を求めている。

## 3 合理的配慮

**合理的配慮とは** ▶ バリアフリーは，社会全体で取り組むことであるが，社会に参加するうえでなにがバリアになるかは個人により異なり，社会の環境整備が進んだとしても，個別の対応は必ず必要である。このため，障害のある人がバリアを感じ，そのバリアを取り除くための対応を必要とした場合には，周囲（役所や事業者）は負担が重すぎない範囲でその対応に努めることが求められる。このように，それぞれの人がその障害があるために困っていること，必要としていることに対応する（配慮する）ことを**合理的配慮**とよぶ。合理的配慮はその人に応じて行うものであるが，その代表的な例を表 12-10 に示す。

▶ 表 12-10　代表的な合理的配慮の例

| 種類 | | 合理的配慮の提供の例 |
|---|---|---|
| | 全般 | ●障害の特性に応じた休憩時間の調整などのルール・慣行の柔軟な変更を行う。 |
| 障害種別 | 視覚障害 | ●驚かせることのないように正面から「私は○○ですがなにかお手伝いしましょうか？」と声をかける。<br>●「こちら」「あちら」などの指示語ではなく「30 センチ右」「2 歩前」というように位置関係をわかりやすく伝える。<br>●資料を拡大文字や点字によって作成したり，資料の内容を読み上げて伝えたりする。<br>●パソコンなどで読み上げ機能を使えるように資料のテキスト形式データを提供する。<br>●本人の意思を十分に確認しながら書類の記入やタッチパネルの操作などを代行する。 |
| | 聴覚・言語障害 | ●筆談・手話・コミュニケーションボードなどの目で見てわかる方法を用いて意思疎通を行う。<br>●字幕や手話などの見やすさを考慮して座席配置を決める。<br>●窓口で順番を知らせるときには，アナウンスだけでなく身ぶりなどによっても伝える。<br>●難聴者がいるときには，ゆっくりはっきりと話したり，複数の発言が交錯しないようにしたりする。<br>●言語障害により聞き取りにくい場合にわかったふりをせず，内容を確認して本人の意向にそうようにする。 |
| | 盲ろう | ●障害の程度（全盲ろう，全盲難聴，弱視ろう，弱視難聴）に応じたコミュニケーション方法を確認して用いる。<br>●手のひらに○，×，文字などを書いて周囲の状況を伝える。<br>●模型などを用いて触覚によって把握できるようにする。 |
| | 肢体不自由 | ●車いす利用者のために段差に携帯スロープを渡す。<br>●高い所に陳列された商品を取って渡す。<br>●列に並んで順番を待つことがむずかしいときには，列から外れて順番を待てるようにする。<br>●脊髄損傷などにより体温調整が損なわれているときには，エアコンなどの室温調整に配慮する。<br>●本人の意思を十分に確認しながら書類の記入やタッチパネルの操作などを代行する。 |
| | 知的障害 | ●ゆっくりはっきりと話したり，コミュニケーションボードなどを用いたりして意思疎通を行う。<br>●資料を簡潔な文章によって作成したり，文章にルビを付したりする。<br>●実物・写真・絵などの視覚的にわかりやすいものを用いて説明する。 |
| | 精神障害 | ●細かく決まった時間や多人数の集団で行動することがむずかしいときには，時間やルールなどの柔軟な運用を行うようにする。<br>●曖昧な情報や一度に複数の情報を伝えると対応できないときには，具体的な内容や優先順位を示すようにする。<br>●情緒不安定になりそうなときには，別室などの落ち着ける場所で休めるようにする。 |

▶ 表 12-10 （つづき）

| 種類 | | 合理的配慮の提供の例 |
|---|---|---|
| 障害種別 | 発達障害 | ●書籍やノートなどを用いた読み書きに困難があるときには、タブレットなどの補助具を用いることができるようにする。<br>●感覚過敏があるときには、それをやわらげるための対処（たとえば聴覚過敏に耳栓使用）を行えるようにする。<br>●作業手順や道具配置などにこだわりがあるときには、一定のものを決めておくようにする。 |
| | 内部障害・難病等 | ●症状に波があるので、症状に応じた柔軟な対応を行うようにする。<br>●継続的な通院や服薬が必要なときには、休暇や休憩などについて配慮する。<br>●ペースメーカーや人工呼吸器などが必要なときには、それらの機器の使用について配慮する。 |
| 場面別 | 医療・福祉 | ●施設内放送を文字化したり、電光表示板で表示したりする。<br>●車いすの利用者が利用しやすいようカウンターの高さを配慮する。<br>●患者が待ちやすい近くの場所で待てるようにする。<br>●外見上、障害とわかりづらい患者の受付票に連絡カードを添付するなど、スタッフ間の連絡体制を工夫する。<br>●障害の特性に応じた時間調整など、ルール、慣行を柔軟に変更する。 |
| | 教育 | ●聴覚過敏の児童生徒のために机・いすの脚に緩衝材をつけて雑音を軽減する。<br>●視覚情報の処理が苦手な児童生徒のために黒板周りの掲示物の情報量を減らす。<br>●支援員等の教室への入室や授業・試験でのパソコン入力支援、移動支援、待合室での待機を許可する。<br>●意思疎通のために絵や写真カード、ICT機器（タブレット端末等）を活用する。<br>●入学試験において、別室受験、時間延長、読み上げ機能等の使用を許可する。 |

（内閣府：合理的配慮等具体例データ集 合理的配慮サーチ〔https://www8.cao.go.jp/shougai/suishin/jirei/〕〔参照 2022-08-18〕による）

**当事者との対話** ▶ バリアフリーも合理的配慮も、どちらもバリアをなくす対応をすることを環境側（障害や困難を感じた人の周囲）に求めるものである。しかし、その対応を周囲が勝手にやっておけばよいということではない。対応していく際には、そのバリアを感じている当事者と対話することがなにより重要である。どのようなところに不自由を感じているのか、どのような対応がよさそうかを話し合い、試行錯誤する機会を重ねていくことが必要である。このような取り組みの積み重ねが地域のそれぞれの場で行われることは、誰にとっても参加しやすい社会をつくっていくために重要である。

## ゼミナール
### 復習と課題

❶ ソーシャルサポートとはなにか。あなたの周囲のソーシャルサポートを考えてみよう。
❷ 患者会やセルフヘルプグループの特徴について調べてみよう。
❸ あなたの地域の力と、その力をもっと大きくするためにできそうなことについて考えてみよう。
❹ 違いのある多様な人々とともに暮らしていくこと、ノーマライゼーション、バリアフリーについて考え、あなたの実行できることを考えてみよう。

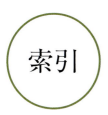

## 事項索引

### 数字・欧文・略語

5つのコラム 122
AA 258
ABCXモデル 231
ABC法 35
AHRQ 177
CNS 166
DESC法 147
Facebook 98
GA 258
GREE 98
ICF 126
ICT 96
IPE 180
IT 96
Iメッセージ 134
LGBT 258
LINE 98
mixi 98
Mobage 98
M型 74
M機能 73
NA 258
NP 166
OA 258
PM型 74
pm型 74
PM理論 73
P型 74
P機能 73
SBAR 177
SNS 98
Twitter 98
Ustream 99
X 98
YouTube 98

### あ

愛他主義 111
アイデンティティ 10
アクセシビリティ 42
アサーション 142
アサーション度チェックリスト 148
アサーティブ-コミュニケーション 142
アサーティブな自己表現 144
アサーティブネス 143
アドボケイト 166
アルコホリクス-アノニマス 258
アンバランスな認知 116

### い

怒り 211
意識 109
意思決定 70
遺族 239
一次的コントロール 188
一貫性のルール 45
一般システム理論 229
イド 109
委任的リーダーシップ 76
意味的ノイズ 90
医療安全 177
医療研究品質局 177
医療事故 170
医療事故情報収集等事業 181
医療施設認定合同機構 174
インシデント 169
印象形成 18
陰性転移 221
インターネット 96
インターネット依存 101
インフォーマルサポート 254
インフォーマルな組織 6
インフォームドアセント 217
インフォームドコンセント 217

### え

栄光浴 16
映像メディア 91
栄養サポートチーム 164
エス 109
エックス 98
エディプス期 112
エディプスコンプレックス 112
エロス 52
円環型 63
援助 54
援助成果 57
援助要請 57
エンパワメント 261

### お

応報戦略 31
『狼にそだてられた子』 5
オーバーイーターズ-アノニマス 258
オープンクエスチョン 133
おきかえ 111
オピニオンリーダー 94
オペラント条件づけ 114

### か

介護放棄 249
解読 82
解離 111
カウンセリング 104, 127
鏡に映った自己 13
核家族世帯 225
学習説 56
学習理論 113
拡大解釈 116
過小評価 116
家族 224
──，再婚者どうしの 225
──，在宅療養中の患者の 243

## 索引

――，終末期患者の　239
――，同性カップルの　225
――，保護を必要とする高齢者の　247
――，保護を必要とする子どもの　245
――の多様化　225
――の定義　226
――の発達課題　228
――の発達段階　228
家族維持機能　227
家族員　226
家族関係論　224
家族看護　232
家族看護エンパワーメントモデル　233
家族システム理論　229
家族ストレス対処理論　230
家族発達理論　228
カタルシス　54
価値の引き下げ　111
活字メディア　91
活動記録表　121
過度の一般化　116
下方比較　14
カメレオン効果　25
関係的自己　13
関係的存在　4
看護サマリー　156
『看護の基本となるもの』　186
『看護の探求』　190
『看護の理論化』　190
看護要約　156
看護理論　189
　　――，ペプロウの　190
　　――，トラベルビーの　190
観察学習　114
患者アドボケイト　166
患者会　259
患者役割　185
感情的決めつけ　116
感情の隔離　111
完全主義　116
感染制御チーム　164
完全連結型　63
緩和ケア　210
緩和ケアチーム　164

### き

危機状態　197
危機モデル　198

記号化　82
議題設定効果　94
機能分析　114
規範的影響　68
規範と役割の水準　32
希望　212
客我　12
逆転移　113, 221
ギャマノン　258
ギャンブラーズ-アノニマス　258
強化　114
共感的利他性説　56
共生社会　268
協同関係　119
共同の関係　30
協同的経験主義　117
強力効果説　93
協労の行動　75
局所論　109

### く

鎖型　63
クライエント中心療法　107
グリー　98
クリティカルケア　196
グループ　60
クローズドクエスチョン　133
群集　60

### け

計画的行動理論　47
ゲシュタルト　18
解脱　212
結論の飛躍　116
権威勾配　172
原因帰属　33
幻覚　220
言語的コミュニケーション　85
限定効果説　93

### こ

口腔ケアチーム　164
攻撃　52
攻撃的な自己表現　144
攻撃本能説　52
高コンテクスト　88
口唇期　112
公正バイアス　34
構造論　109
公的サポート　254
行動アセスメント　114

行動活性化　121
口頭でのコミュニケーション　86
行動の水準　32
行動分析　114
行動療法　113
行動理論　113
行動論　72
衡平モデル　29
肛門期　112
交友的サポート　253
合理化　111
合理的配慮　270
コーシャスシフト　70
コーチ　126
コーチング　126
呼吸サポートチーム　164
国際コーチ連盟　126
互恵性の規範　30, 45
互恵モデル　30
後光効果　19
個人化　116
個人的傾性の水準　32
誤伝達　175
古典的条件づけ　113
子どもとの関係構築　215
コミュナス　82
コミュニケーション　82
　　――，医師・看護師間の　152
　　――，看護師どうしの　154
　　――，患者・看護師間の　149
　　――，口頭での　86
　　――，書面での　87
　　――の2段階の流れ　93
　　――の機能　84
　　――の障害　90
　　――のチャネル　85
　　――の定義　82
　　――の文化差　88
　　――の目標　83
コミュニケーションエラー　174
コミュニケーション・説得マトリックス　49
コミュニケーションネットワーク　63
コミュニティ　252
コラム　122
コンサルティング　127
コンテクスト　88
　　――，医療における　89

# 事項索引

## さ

錯誤帰属　28
サポートグループ　259
参加的リーダーシップ　76
サンクコスト　44

## し

恣意的推論　116
ジェットコースターモデル　230
自我　109
自我同一性　10
自己概念　**12**, 107, 203
自己効力感　203
自己呈示　16
　――の内在化　17
自己認知　12
自己評価　14
自己評価維持モデル　15
自己理論　107
自死遺族の会　258
事実婚　225
指示的行動　75
支持的精神療法　105
指示的リーダーシップ　75
自助グループ　257, **258**
死生観　213
私的サポート　254
自動思考　116, 118
死にゆく人の心理プロセス　211
死の受容過程　210
死へのプロセス3段階モデル　212
社会関係資本　263
社会規範　37
社会的アイデンティティ　53
社会的学習　114
社会的機能説　53
社会的交換　28
社会的交換理論　**28**, 56
社会的自己　12
社会的証明　46
社会的ジレンマ　31
社会的促進　64
社会的手抜き　65
社会的排除　268
社会的比較　14
社会的包摂　268
社会的補償　66
社会的役割　37
社会的抑制　64
車輪型　63

周術期管理チーム　164
囚人のジレンマ　30
就巣性動物　4
集団　60
　――の構造化　61
集団維持機能　73
集団規範　61
集団凝集性　60
集団極性化　71
集団思考　71
集団同一視　61
周辺特性　18
周辺ルート　51
終末期　210
重要他者　13
主我　12
手段的・技能的機能　166
手段的サポート　253
受容　212
準言語的コミュニケーション　86
準備抑うつ　212
昇華　111
障害者差別解消法　269
障害受容危機モデル　198
障害を理由とする差別の解消の推
　進に関する法律　269
消去　114
状況対応理論　75
少数者の影響　69
情緒的サポート　253
情動発散説　52
情報格差　100
情報処理理論　115
情報的影響　68
情報的サポート　253
上方比較　14
省略　176
職業的礼儀　172
褥瘡対策チーム　164
書面でのコミュニケーション　87
進化心理説　56
心理教育　120
心理的ノイズ　90
心理療法　104

## す

スキーマ　116, 118
ステレオタイプ　20
スノーボールモデル　171
スプリッティング　111

## せ

生活習慣病　202
性器期　112
精神障害者　219
精神的自己　12
精神療法　105
精神力動的精神療法　109
生成効果　49
精緻化見込みモデル　51
性的少数者　258
正の強化　115
性欲動　111
生理的早産　4
セクシャルマイノリティ　258
摂食嚥下チーム　164
説得的コミュニケーション　44
説得的リーダーシップ　76
セルフケア機能　227
セルフスティグマ　222
セルフヘルプグループ　257, **258**
前意識　109
全か無か思考　116
潜在期　112
選択的抽出　116
専門看護師　166

## そ

相互協調的自己観　13
相互作用　5, **191**
相互独立的自己観　13
相補性の効果　25
ソーシャルインクルージョン　268
ソーシャルエクスクルージョン
　　268
ソーシャルキャピタル　263
ソーシャルサポート　252
ソーシャルネットワーキングサー
　ビス　98
ソーシャルネットワーク　252
ソーシャルメディア　98
ソクラテス式質問法　120
損失回避性　44

## た

ターミナル期　210
退行　111
対人葛藤　32
対人関係　24
対人コミュニケーション　84
対人認知　18

態度　42
対立の過大視　34
多職種連携　179
多職種連携教育　180
多職種連携教育および連携医療のための行動の枠組み　179
タナトス　52
段階的要請法　46
弾丸理論　93
男根期　112
断酒会　258
単純接触効果　26

## ち

地域　252
チーム　162
チーム医療　149, **163**
チームエラー　171
チームワーク　168
知性化　111
チャネル　85
チャレンジャー号　71
中心化されたネットワーク　63
中心特性　18
中心ルート　51
超自我　109
直系制家族　225
治療的なプロセス　190

## つ

ツイッター　98
突き放した関心　39

## て

抵抗　113
低コンテクスト　88
デカセクシス　212
敵意バイアス　34
転移　**113**, 221
電子掲示板　98

## と

ドア-イン-ザ-フェイス-テクニック　45
トイレットトレーニング　112
動因説　64
投影　111
動画共有サイト　98
道具的サポート　253
統計的根拠　50
投資モデル　28

同調　67
特性論　72
特定行為に係る看護師の研修制度　167
取り入れ　111
取り引き　211
トレーニング　127

## な

内的衝動説　52
内的な態度変化　69
ナラティブ　50
ナラノン　258
ナルコティクス-アノニマス　258

## に

二次的コントロール　188
二重 ABCX モデル　232
人間関係　4
　――, 医療チームにおける　164
　――, 家族を含めた　223
　――, 看護における　11
　――, クリティカルな状況の患者を支える　196
　――, 死に向かう患者を支える　210
　――, 地域での　252
　――, 慢性疾患をかかえて生きる患者を支える　202
　――, 構築がむずかしい患者　215
　――の発達　7
　――のプロセス　190
『人間関係の看護論』　190
人間関係論　4
『人間対人間の看護』　184, 187, **190**
認知行動モデル　117
認知行動療法　117
認知行動理論　117
認知再構成法　122
認知的概念化　**119**, 121
認知的不協和　42
認知的不協和理論　43
認知バイアス　33
認知療法　115
認知枠組み　189
認定看護師　167

## ね

ネガティビティ-バイアス　19
ネグレクト　249

## の

ノイズ　90
ノーマライジング　119
ノーマライゼーション　266
ノン-アサーティブな自己表現　144

## は

パーソナルメディア　91
バーンアウト　38
バイアス　19
培養理論　94
パターナリズム　149
発達課題　7
　――, 家族の　228
発達段階　7
　――, エリクソンの　8
　――, 家族の　228
パブロフの犬　113
バリアフリー　269
反映過程　16
晩婚化　225
晩産化　225
ハンド-リガード　7
反動形成　111
反応性抑うつ　212

## ひ

ピア　256
ピア運営プログラム　258
ピアサポート　256
比較過程　15
皮下注射効果モデル　93
ピグマリオン効果　21
非言語的コミュニケーション　86
非公式な組織　6
非婚化　225
非指示的アプローチ　108
非主張的な自己表現　144
悲嘆のプロセス　242
否認　111, 211
ヒューマンエラー　171
表出的機能　166

## ふ

ファザーコンプレックス　112
フィードバック　82, **134**
夫婦サブシステム　229
夫婦制家族　225
フェイスブック　98

フォーマルサポート　254
不快解消説　56
不合理な思考　34
父子サブシステム　229
物質的自己　12
物理的ノイズ　90
プリセプターシップ　154
プレパレーション　217
ブログ　98
プロセスレコード　193
　──の記入例　195
分散化されたネットワーク　63
分裂　111

## へ
ペーシング　133
べき思考　116

## ほ
防衛機制　**110**, 111
傍観者効果　54
防護エラー　171
ホーソン実験　6
保健信念モデル　47
保健補導員制度　264
母子関係　224
母子サブシステム　229

## ま
マイナス思考　116
マザーコンプレックス　112
マスコミュニケーション　91
マスメディア　91
慢性疾患　202

## み
ミクシィ　98

## む
無意識　109

## め
メッセージ　82
メディア　91
メディアリテラシー　95
メンター　127

## も
妄想　220
燃えつき症候群　**38**, 142
目標達成機能　73
モデリング　114
モバゲー　98
問題解決型危機モデル　198
問題解決技法　120

## や
役割　62
役割葛藤　38
役割期待　37
野生児　5

## ゆ
ユーストリーム　99
ユーチューブ　98
ユーモア　111
『夢の解釈』　109

## よ
陽性転移　221
予期悲嘆　239
抑圧　**110**, 111
抑うつ　212
抑制　111

予言の自己成就　21
欲求不満説　52

## ら
来談者中心療法　107
ライン　98
ラポール　191

## り
リーダーシップ　72
リカバリー　262
リスキーシフト　70
理想化　111
離巣性動物　4
リテラシー　95
リフレイン　133
リフレクション　191, **192**
リフレクティブ-サイクル　192
『臨床看護の本質』　190

## る
類似性の効果　25

## れ
レスポンデント条件づけ　113
レッテルはり　116

## ろ
ロー-ボール-テクニック　46
ロールモデル　10
論理療法　35

## わ
歪曲した見方　116
分かち合いの会　258
わるい知らせ　212

# 人名索引

## 欧文

**[A]**
Aguilera, D. C.　198
Albert, E.　34
Alberti, R. E.　143
Asch, S. E.　18, 67
Axelrod, R.　31

**[B]**
Bank-Mikkelsen　266
Barraclough, J.　203
Bavelas, A.　63
Beck, A. T.　115
Bertalanffy, L. V.　229
Blanchard, K. H.　75
Braiker, H. B.　32
Buckman, R.　212

**[C]**
Cacioppo, J. A.　51
Caplan, G.　**197**, 198
Chaldini, R. B.　45
Cooley, C. H.　13

**[D]**
Darley, J. M.　20, 55
Deeken, A.　242
Deutsch, M.　68
Dewey, J.　192
Dickinson, T. L.　169
Dlin, B. M.　198
Dollard, J.　53

**[E]**
Emmons, M. L.　143
Erikson, E. H.　8

**[F]**
Festinger, L.　43
Fink, S. L.　198
Frankl, V. E.　190
Freud, S.　52, **109**
Friedman, M. M.　226, 227

**[G]**
Gerard, H. B.　68
Gerbner, G.　94
Gibbs, G.　192
Gouldner, A. W.　30

**[H]**
Hall, E. T.　88
Hanson, S. M.　226
Havighurst, R. J.　7
Henderson, V.　186

Hersey, P.　75

**[J]**
James, W.　12
Jenny, J.　166
Johnson, M.　166

**[K]**
Kahneman, D.　43
Katz, E.　93
Kelley, H. H.　32
King, I. M.　190
Kübler-Ross, E.　210

**[L]**
Latané, B. W.　55, 65
Lazarsfeld, P.　93
Leavitt, H. J.　63
Lorenz, K.　52
Lyubomirsky, S.　57

**[M]**
Markus, H. R.　13
Martin, H.　166
Mayo, G. E.　6
Mcguire, W. J.　49
McIntyre, R. M.　169
Midlarsky, E.　57
Moscovici, S.　69

**[N]**
Nirje, B.　266

**[O]**
Orlando, I. J.　190

**[P]**
Patterson, M. L.　84
Peplau, H. E.　190
Persons, T.　185
Petty, R. E.　51
Portman, A.　4

**[R]**
Roethlisberger, F. J.　6
Rogers, C. R.　107
Rosenthal, R.　21
Rusbult, C. E.　28

**[S]**
Schmitt, B. H.　64
Simmel, G.　5
Strauss, A. L.　243

**[T]**
Tannenbaum, P.　27
Tedeschi, J. T.　53
Tesser, A.　15
Travelbee, J.　184, 187, **190**

**[W]**
Wallach, M. A.　70
Walster, E.　29
Wiedenbach, E.　190
Williams, K. D.　66
Wood, J. V.　14
Wright, L. M.　226

**[Z]**
Zajonc, R. B.　26, 64

## あ

アーロン=ベック　115
アギュララ，D. C.　198
アクセルロッド，R.　31
アッシュ，S. E.　18, 67
アルバート，E.　34
アルベルティ，R. E.　143

## い

岩坪奇子　198

## う

ウィーデンバック，E.　190
ウィリアム，K. D.　66
ウォラック，M. A.　70
ウォルスター，E.　29
ウッド，J. V.　14

## え

エモンズ，M. L.　143
エリクソン，E. H.　8

## お

オーランド，I. J.　190

## か

カーネマン，D.　43
ガーブナー，G.　94
カール=ロジャーズ　107
カシオッポ，J. A.　51
カッツ，E.　93
ガリソン，J.　198

## き

北山忍　13
ギブス，G.　192
キャプラン，G.　**197**, 198
キューブラー=ロス，E.　210
キング，I. M.　190

## 人名索引

### く
クーリー, C. H. 13
グールドナー, A. W. 30

### け
ケリー, H. H. 32

### こ
ゴーラン, N. 198
コーン, N. 198

### さ
ザイアンス, R. B. 26, 64

### し
ジェームズ, W. 12
ジェニイ, J. 166
ジェラルド, H. B. 68
シュミット, B. H. 64
ジョンストン, R. 187
ジョンソン, M. 166
シヨンツ, F. C. 198
ジンメル, G. 5

### す
ストラウス, A. L. 243

### た
ダーリー, J. M. 20, 55
大坊郁夫 84
ダラード, J. 53
タンネンバウム, P. 27

### ち
チャルディーニ, R. B. 45

### て
ディッキンソン, T. L. 169
デーケン, A. 242
テダスキー, J. T. 53
テッサー, A. 15

### と
デューイ, J. 192
ドイチェ, M. 68
ドゥリン, B. M. 198
トマス=レナード 126
トラベルビー, J. 184, 187, **190**

### に
ニィリエ, B. 266

### は
バーヴェラス, A. 63
ハーシー, P. 75
パーソンズ, T. 185
ハヴィガースト, R. J. 7
パターソン, M. L. 84
バックマン, R. 212
バラクロー, J. 203
バンク-ミケルセン, N. E. 266
ハンソン, S. M. 226

### ふ
フィンク, S. L. 198
フェスティンガー, L. 42
フランクル, V. E. 190
ブランチャード, K. H. 75
フリードマン, M. M. 226, 227
ブレーカー, H. B. 32
フレデリック, C. 198
フロイト, S. 52, **109**

### へ
ベック, A. T. 115
ペティ, R. E. 51
ペプロウ, H. E. 190
ベルタランフィ, L. V. 229
ヘンダーソン, V. 186

### ほ
ホール, E. T. 88
ポルトマン, A. 4

### ま
マーカス, H. R. 13
マーチン, H. 166
マクガイアー, W. J. 49
マッキンタイア, R. M. 169

### み
三隅二不二 73
ミドラルスキー, E. 57

### め
メイヨー, G. E. 6
メズィック, J. M. 198

### も
モスコヴィッチ, S. 69

### や
山勢博彰 198

### ら
ライト, L. M. 226
ラザースフェルド, P. 93
ラズバルト, C. E. 28
ラタネ, B. W. 55, 65

### り
リーヴィット, H. J. 63
リュボミルスキー, S. 57

### る
ルース=ジョンストン 187

### れ
レスリスバーガー, F. J. 6
レナード, T. 126

### ろ
ローゼンタール, R. 21
ローレンツ, K. 52
ロジャーズ, C. R. 107

# 図表索引

## 第1章

図 1-1 「ヒト」から「人間」へと成長する過程　5
図 1-2 乳児のハンド-リガード　7
図 1-3 ジェームズによる自己の構造　12
図 1-4 自己評価維持モデルによる調節のしくみ　15

表 1-1 エリクソンによる8つの発達段階と心理・社会的課題　8

## 第2章

図 2-1 外見と中身の評価　26
図 2-2 論理療法のABC法　35

表 2-1 夫婦の名字と数　24
表 2-2 解決方法の種類と有効性（％）　36

## 第3章

図 3-1 計画的行動理論の概要　48
図 3-2 精緻化見込みモデルの概要　51
図 3-3 援助の動機，行動，幸福との相互関係　58

## 第4章

図 4-1 さまざまな役割間の葛藤　62
図 4-2 さまざまなコミュニケーションネットワークの型　63
図 4-3 ラタネらによる社会的手抜きの実験結果　65
図 4-4 アッシュによる同調の実験で用いた刺激（線分）　68
図 4-5 集団極性化のイメージ　71
図 4-6 状況対応理論による4つのリーダーシップ　76

表 4-1 ウィリアムによる社会的手抜き・社会的補償の実験結果　67
表 4-2 PM理論によるリーダーのタイプ　73

## 第5章

図 5-1 コミュニケーションのモデル　83
図 5-2 各メディアの信頼度　92
図 5-3 インターネットの利用者数と人口普及率の推移　97
図 5-4 年齢階層別インターネット利用の目的・用途（複数回答）　97

表 5-1 対人コミュニケーションのチャネルの分類　85
表 5-2 インターネット上の医療情報の利用の手引き　101

## 第6章

図 6-1 意識の3層　110
図 6-2 機能分析　114
図 6-3 5つの領域の関連図　118

表 6-1 防衛機制　111
表 6-2 歪曲した見方（アンバランスな認知）　116
表 6-3 活動記録表　121
表 6-4 認知再構成法（5つのコラム）　122

## 第7章

図 7-1 コーチングの原理　130

表 7-1 3つの「認める」　131
表 7-2 「認める」の具体的な方法　131
表 7-3 「聴く」の具体的な方法　132
表 7-4 「質問する」の具体的な方法　133
表 7-5 「フィードバックする」の具体的な方法　134
表 7-6 事例①の看護師が用いたコーチングスキル　137
表 7-7 事例②の教育担当看護師が用いたコーチングスキル　139

## 第8章

表 8-1 自己表現のタイプ　145
表 8-2 アサーション度チェックリスト　148
表 8-3 DESC法　148

## 第9章

図 9-1 チーム医療における人間関係　165
図 9-2 チームワークのモデル図　169
図 9-3 ヒューマンエラーとチームエラーの関連性　172
図 9-4 さまざまなコミュニケーションエラー：誤伝達　175
図 9-5 さまざまなコミュニケーションエラー：省略　176

表 9-1 医療チームの具体例　164
表 9-2 専門看護分野・認定看護分野一覧　167
表 9-3 情報伝達の定型化の例：SBAR　178

## 第 10 章

図 10-1　医療の場における患者と看護師　186
図 10-2　ギブスのリフレクティブ-サイクル　192
図 10-3　危機状態とその対応の流れ　197
図 10-4　死にゆく人の心理プロセス　211
図 10-5　プレパレーションの例　218

表 10-1　プロセスレコードの記入例　195
表 10-2　危機モデルとその特徴　198

## 第 11 章

図 11-1　家族システムとシステムの階層性　229
図 11-2　ジェットコースターモデル　231
図 11-3　ABCX モデル　231
図 11-4　二重 ABCX モデル　232

表 11-1　世帯構造別世帯数と平均世帯人員の年次推移　225
表 11-2　家族看護における家族の定義　226
表 11-3　フリードマンの家族機能の分類　227
表 11-4　家族の発達段階と発達課題　228
表 11-5　家族看護エンパワーメントモデルにおけるアセスメントと介入の視点　234
表 11-6　愛する人との死別後に生じる 12 段階の悲嘆プロセス　242
表 11-7　慢性疾患患者を在宅でケアする家族が日常で出会う問題　244

## 第 12 章

図 12-1　エンパワメントとは　262
図 12-2　社会的排除と社会的包摂の模式図　268

表 12-1　ソーシャルサポートの機能による分類　254
表 12-2　ソーシャルサポートの効果に影響するもの　255
表 12-3　ピアサポートの形態　257
表 12-4　セルフヘルプグループの例　258
表 12-5　セルフヘルプグループの効果と機能　259
表 12-6　セルフヘルプグループの 5 条件　259
表 12-7　疾患別患者会の例　260
表 12-8　地域の力を発揮しやすくするための 7 つのツール　265
表 12-9　ノーマライゼーションの原理の 8 つの要素　267
表 12-10　代表的な合理的配慮の例　270